本著作系国家社会科学基金项目
"近代中国公共卫生意识变迁研究"（18BZS153）的阶段性成果

张玲
司丽静 著

中国近代医学
社会史九讲

ZHONGGUO

JINDAI

YIXUESHEHUISHI

JIUJIANG

中国社会科学出版社

图书在版编目（CIP）数据

中国近代医学社会史九讲／张玲，司丽静著 . —北京：中国社会科学
出版社，2021.1
ISBN 978 - 7 - 5203 - 7779 - 9

Ⅰ . ①中… Ⅱ . ①张…②司… Ⅲ . ①中医学—医学史—中国—
近代 Ⅳ . ①R - 092

中国版本图书馆 CIP 数据核字（2021）第 005572 号

出 版 人	赵剑英	
责任编辑	郭　鹏	
责任校对	刘　俊	
责任印制	李寡寡	

出　　版	中国社会科学出版社
社　　址	北京鼓楼西大街甲 158 号
邮　　编	100720
网　　址	http://www.csspw.cn
发 行 部	010 - 84083685
门 市 部	010 - 84029450
经　　销	新华书店及其他书店

印　　刷	北京明恒达印务有限公司
装　　订	廊坊市广阳区广增装订厂
版　　次	2021 年 1 月第 1 版
印　　次	2021 年 1 月第 1 次印刷

开　　本	710 × 1000　1/16
印　　张	24.75
字　　数	340 千字
定　　价	98.00 元

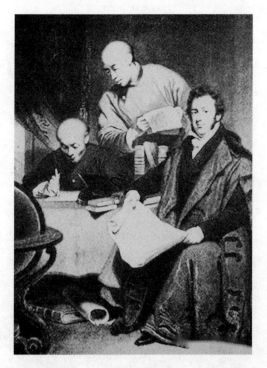

马礼逊译经图，左起依次为梁发、梁滔和马礼逊

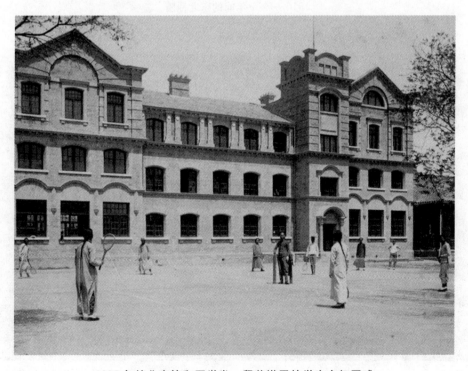

1905 年的北京协和医学堂，留着辫子的学生在打网球

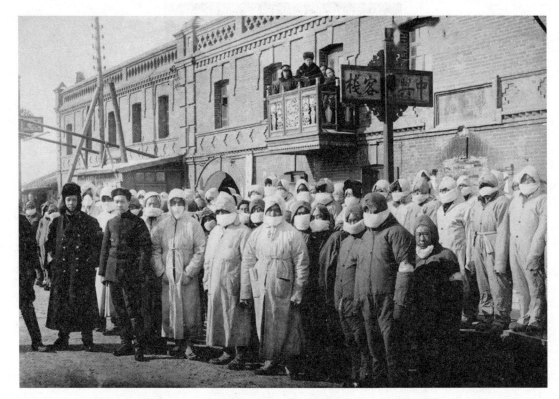

1910—1911 年间的东北鼠疫

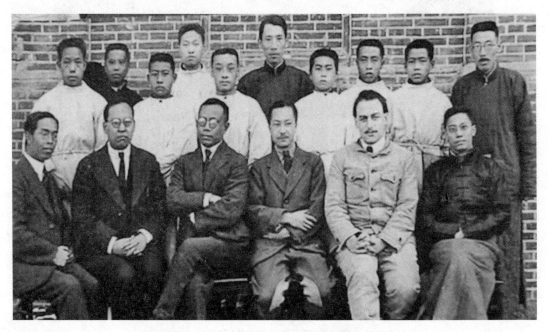

伍连德（前排左三）与他领导的抗击鼠疫组成员

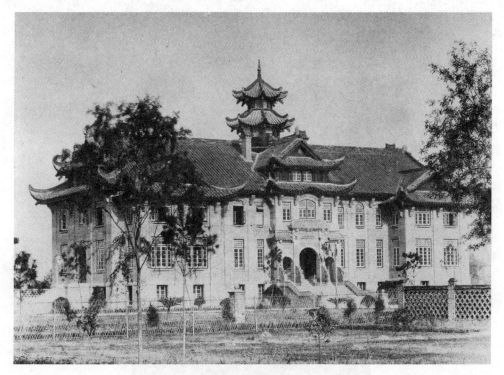

华西协和大学旧照

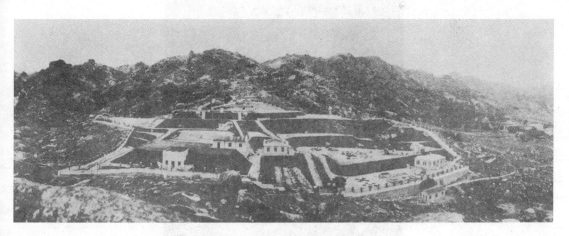

20 世纪 20 年代厦门自来水厂之滤池及化验室

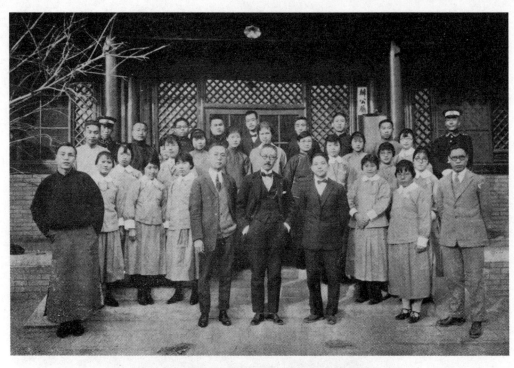

1927 年京师警察厅公共卫生试办处职员

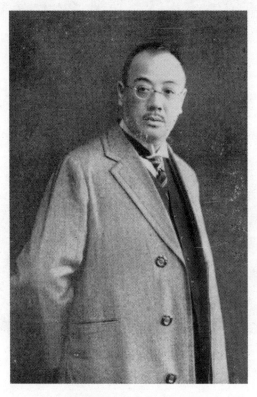

余云岫像，摄于 1930 年前后

衞生運動
ANTI-CHOLERA PROCESSION

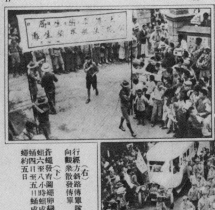

（左）大隊發軔
童子軍出
會執事
前導

(Left) Boy Scouts and Girl Guides joining the Anti-Cholera Parade staged recently in Shanghai.

六月間上海公共租界衞生局及法租界公
共衞生處爲預防霍亂起見聯合租界各市
政局於六月二十三日至二十五日舉行公共衞生運動大會沿途發散傳單並在各路口喚起市民之注意以川流不息經過馬路散發傳單及沿途注射防疫針全市民衆莫不爭先恐後加意隨時防染傳單注意四事公告市界南北各處物隊以防蠅子果以為宏

（右）經行方斜路
隊發散傳單

蒼蠅蛆蛹
約四至六
五日至八
日至五小時
蛆成蛹
蛹成蠅
蠅生卵

(Right) Distribution of Handbills (Below) A Picture showing the wonderful Growth of our Enemy "Fly"

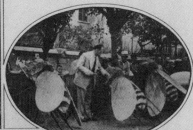

（上）蒼蠅模型
Models of Flies

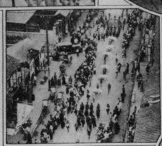

（上）中途之儀仗
The Procession Marching

（下）上海市衞生局分派臨行醫療替路旁馬市人聚在注防疫
(Below) Doctors Offering Free Anti-Cholera Injection to All and Sundry

（下）注射防疫針之情形
(Below) An Injection

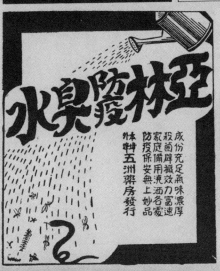

亞林防疫臭水

五洲藥房發行

成份充足　氣味濃厚
殺菌辟穢　效力富速
家庭備用　灑各處
防疫保安　無上妙品

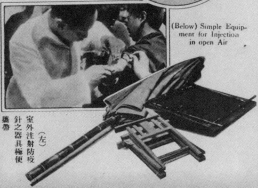

(Below) Simple Equipment for Injection in open Air

（左）室外注射防疫
針之器具極便攜帶

1931 年上海市衛生局衛生運動集影

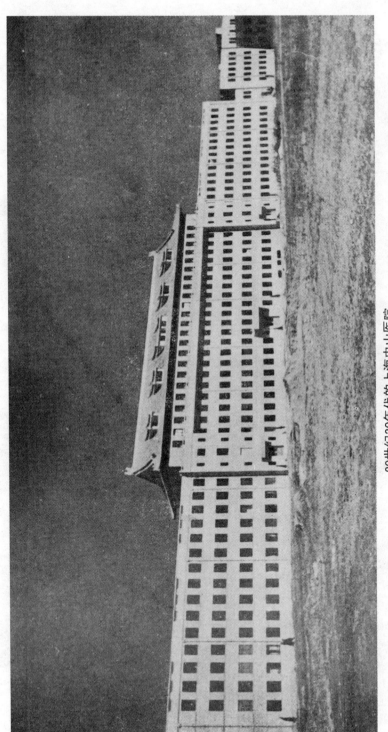

20世纪30年代的上海中山医院

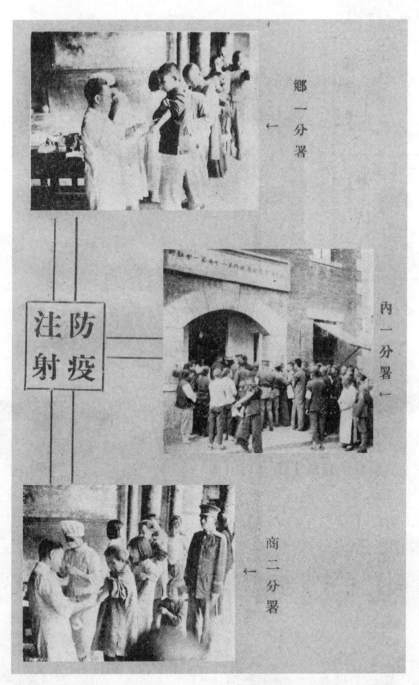

20 世纪 30 年代山东省会警察署防疫注射情形

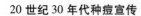

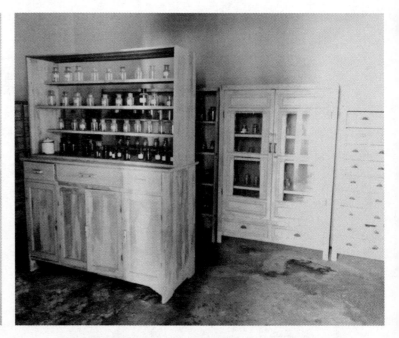

20 世纪 30 年代种痘宣传　　　　中国工农红军中央看护学校前身福建长汀福音医院药房

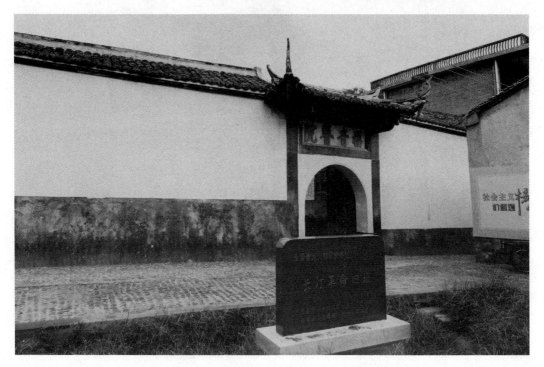

中国工农红军中央看护学校前身福建长汀福音医院旧址

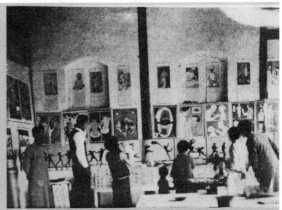

（一）高桥卫生事务所卫生展览

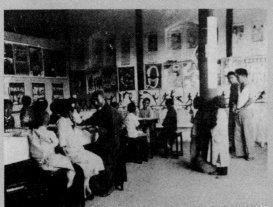

（二）高桥卫生事务所卫生展览

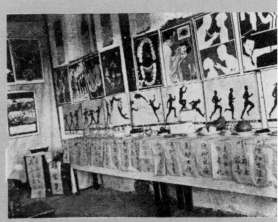

（三）高桥卫生事务所卫生展览

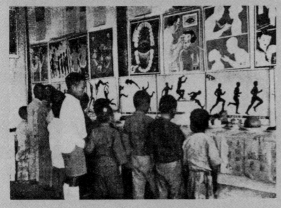

（四）高桥卫生事务所卫生展览

20 世纪 30 年代上海市高桥卫生事务所举办的卫生展览

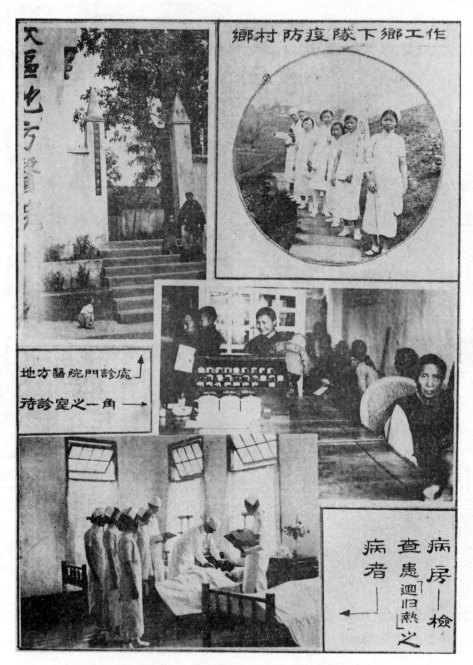

1937 年重庆北碚卫生设施及乡村防疫队下乡工作情形

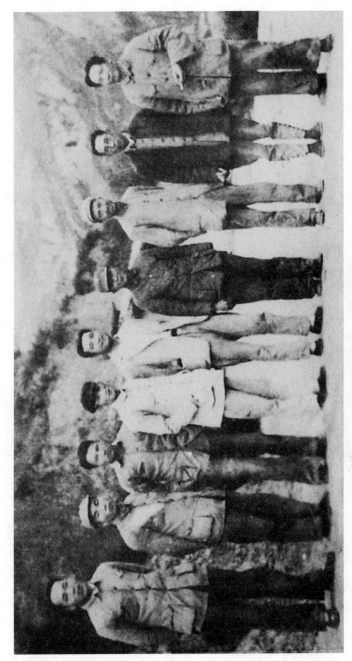

1941年毛泽东在延安中央医院看望病员后与中央医院的医生们合影

目　录

第一讲
近代中国中西医关系素描

近代中国的历史，也是一部中西文化冲突、交流与融合的历史。随着西方资本主义的迅速发展，清朝统治者"天朝上国"的幻梦被打破，资本主义发展的浪潮不断地冲击着中国旧有的经济结构、政治制度，也包括延续数千年的文化体系，正如马克思所言，资本主义的发展"把一切民族甚至是最野蛮的民族都卷到了世界近代化运动中来了"①。而中国也被迫开启了近代化的艰难转型历程。随着社会转型，中国医学也开始出现了一些新的变化。从传统中医的一家独大，到近代西医传入并逐步建立起对中国医学的主导地位，中国的医学事业也在深刻地发生着转型。对传统中医是摒弃还是继承？对西方医学是接纳还是抗拒？西化与守旧，科学与传统，反复发生着碰撞，构成了中国医学史上一幅最瑰丽的画卷。

一　西医东渐背景下的中国医学

我们今天所认知的"中医"，从概念上来看是指起源和发展于中国的医学体系，是在中国起源、经过几千年发展所形成的整个医学

---

① ［德］马克思、恩格斯：《共产党宣言》，摘自《马克思恩格斯选集》（第1卷），人民出版社1995年版，第276页。

体系的抽象和概括；而"西医"则是指起源和发展于西方的医学体系，是对起源于古希腊、在西方发展几千年所形成的整个医学体系的抽象和概括。① 但在西方医学传入中国之前，并不存在"中医"与"西医"两种相互区别的概念，中国人也并没有将自己传统的医学体系冠以"中"字。"中医"的概念是伴随着西方医学的传入为和"西医"相区分而产生的。"西医"概念在 19 世纪中后期逐渐形成，当时出现了所谓"西医""西国医士""西药"等术语，如英国传教士合信的《西医略论》、美国传教士嘉约翰的《西药略释》以及江南制造局翻译馆翻译的《西药大成》《西药大成补编》等，"西医"的概念得以被国人所认知并流行起来。

随着西方医学的传播和"西医"概念的逐步成型，中国传统医学被逐渐归纳为"中医"。1832 年，传教士医生郭雷枢在一份报告中使用了"中医生"的概念。1839 年，英、美教会分别在上海开设"中国医院"。1855 年美国传教士在武昌、衡阳开设了"中国药房"。1858 年陆以湉的《冷庐医话》中评述合信的《西医略论》时使用了"西国医士""中国医人"的概念。此后，常用的有"中国医学""国医""华医"等称谓，到 19 世纪末，"中医"逐渐成为与"西医"相对应的概念。② 正是由于西方医学的传入，使近代中国医学领域逐渐呈现中医与西医两种不同的医学体系并存的局面。

（一）西学东渐与西医东渐

所谓"西学东渐"，是指从明代晚期以来，西方学术不断向中国传播的历史进程。在 17 世纪前后，耶稣会传教士利玛窦、汤若望、罗雅各、南怀仁等人相继来华，当时这些传教士为了方便在中国传教，积极践行"自我儒化"的路线，同时为了迎合中国士大夫的兴趣，他们将很多天文、历法、地理及数学之类的西方知识带到了中

---

① 祝世讷：《中西医学差异与交融》，人民卫生出版社 2000 年版，第 51 页。
② 郝先中：《近代中医废存之争研究》，博士学位论文，华东师范大学，2005 年，第 7 页。

国，如利玛窦与徐光启合译的《几何原本》前六卷及其与李之藻绘制的《坤舆万国全图》、汤若望的《历法西传》、南怀仁的《欧洲天文学》等。这些知识给当时的中国社会带来了一定的影响，但彼时西方尚未开始科技革命，同时传教士本身所掌握的科学知识也相当有限，再加之清乾隆时期开始实施的闭关禁教政策，这一时期西学传播的成果相当有限。

从 19 世纪中后期开始，西学东渐的风潮再次兴起，而不同于其早期的传播，这次西学传播是伴随着西方列强的坚船利炮而来的，其传播的深度与广度皆远胜以往。在西方列强一次次的军事侵略中，他们的实力展露无遗，西学传播也不断地深化，中国人对于西学的认识从最初的"奇技淫巧"到"中体西用"再到几近于全面的学习与认可。西学的形象也从最初的"夷学"渐次转变为"新学"，与此同时，中国传统文化和知识体系则成为"旧学"，被戴上了愚昧、落后、迷信的帽子。近代西方数学、物理学、化学、地质学、医学、农学、政治学、经济学、哲学等众多学科体系开始在中国立足并不断发展。① 面对着数千年未有的历史变局，近代早期的中国知识分子开始开眼看世界，开启了向西方学习的历史进程。一大批介绍西方科学技术知识的译作也不断问世，目录学家姚明达在《中国目录学史》中说："自曾国藩创办制造局，以译西书为第一义。数年之间，成者百种。而京师同文馆及西士设教于中国者，先后译录，迄光绪二十二年，可读之书，约三百种。"② 西学所带来的冲击对近代中国产生了深远的影响，东西方文化在这一时期的碰撞、交融，使整个社会呈现出前所未有的复杂面貌。

当然，西学东渐的过程同时也是西医东渐的过程。西方医学是以古希腊、古罗马医学为基础，随着自然科学的进步逐渐形成和发展起来的。而西方医学传入我国的历史，最早可追溯到汉唐时代。

---

① 姚彬彬：《现代佛学思潮与中国文化转型》，宗教文化出版社 2015 年版，第 20 页。
② 姚明达：《中国目录学史》，上海古籍出版社 2002 年版，第 271 页。

但中国的汉唐至宋元时期，西方的医学本身还很落后，对中国的影响甚微。明末清初，来华传教士将天主教带到中国的同时，也带来了一些西方的科技文化知识，其中就包括医药学。明隆庆三年（1569），传教士在澳门设立医院，为人治病，这是西方近代西医传入中国的开端。同时在内地一些地方，也有人开始尝试西医医药。但由于当时传入的医学知识比较浅显，且当时西医在临床和治疗技术上并不优于中医，所以影响并不大。①

17—18世纪，随着近代西方资本主义的萌芽和发展，西方的科学文化也取得了长足的进步。哲学上培根提出经验唯物主义，倡导实验观察，主张一切知识来自经验，提倡归纳法；笛卡尔主张唯理论，重视思维能力，同时又把机械论观点用于生理问题研究，使机械唯物主义思想占主导地位。自然科学方面，伽利略把数学方法和实验方法结合起来研究物理现象，取得了巨大的成就，同时也在方法上为后世科学家作了示范。这些都直接影响并促进了医学的发展。

17世纪英国生理学家哈维发现血液循环，将生理学确立为一门科学，同时期，意大利解剖学家莫干尼发表了《论疾病的位置与原因》一书，描述了器官的病变，提出疾病是与器官内发生的解剖学变化有联系的，把疾病归结于器官形态学的改变，建立了病理解剖学，为研究疾病的生物学原因开辟了道路。②

18世纪欧洲天花流行严重，死亡人数众多，英国乡村医生琴纳发明了通过种牛痘来预防天花的方法，并广泛地传播到世界各国，极大地推动了公共卫生事业的进步。

不断更新的科学理论与不断发展的技术手段使近代西方的医学事业产生了质的飞跃，也为其在中国的立足与传播奠定了基础。

西方医学开始在中国产生影响是在19世纪初，主要表现为牛痘

---

① 张大萍、甄橙、陈丽云编：《中外医学史纲要》，中国协和医科大学出版社2007年版，第218页。

② 罗再琼主编：《中西医结合导论》，四川科学技术出版社2000年版，第82页。

接种法与西医外科治疗技术的传入。1805 年，英国医生皮尔逊在广州进行牛痘接种，对牛痘接种术进行推广。由于中国人是人痘接种术的发明和传播者，所以牛痘接种术很快就被中国人所接受并得到传播。随着牛痘接种术的推广，中国各地也陆续建立起许多种痘所，这些种痘所在一定程度上传播了西方医学。

在西医未传入中国之前，中医一直承担着为中国社会各阶层保健、祛病的重任，经过数千年的发展，中医早已成为中国人民生活的一部分。西医要被中国人所接受，就必须在某个方面建立起相对于中医的优势，而确立这个优势的却是一把小小的手术刀，一次眼科治疗白内障的外科手术。1834 年基督教美国公理会国外布道会总部派遣传教士医生伯驾来华，次年在广州珠江畔的外国商馆区成立了眼科医局，后更名为博济医局。在当时的中国，因患白内障而失明的患者很多，处境十分艰难，而中医治疗白内障的效果欠佳，伯驾的眼科医局开设后，靠眼科手术打开了西医治疗的局面。手术的实效在病人中一传十，十传百，求诊的病人蜂拥而至，为保证医治环境，医院有时甚至不得不打发病人离开。① 伯驾的眼科医院在广州为西医的传播打开了一个窗口，伯驾本人也被称为"以一把手术刀打开了中国大门"② 的人。

鸦片战争之后，中国与西方列强相继签订了一系列的不平等条约，这些不平等条约迫使中国开放通商口岸，并允许外国传教士在通商口岸开设医院、建立教堂和自由传教，于是教会医院在近代中国日益增多。据统计，到 1905 年，中国的教会医院已遍及全国 20多个省份达 166 所，诊所 241 处，教会医生 301 人（男 207 人，女94 人）。③ 教会医院的设立，成为西医在中国传播的重要基地。

教会医院的发展与设立，需要大量的医生，而仅仅靠国外派遣

① 亓曙冬主编：《西医东渐史话》，中国中医药出版社 2016 年版，第 12 页。
② 张大萍、甄橙、陈丽云编：《中外医学史纲要》，中国协和医科大学出版社 2007 年版，第218 页。
③ 邓铁涛、程之范主编：《中国医学通史·近代卷》，人民卫生出版社 2000 年版，第 323 页。

医生和师带徒的方式培养医生已远不能满足需要，于是教会开始出资在中国兴办医学院校并鼓励中国学生出国留学学习西医。

1866年，中华医学传道会在广州博济医局内设立博济医学校，这是外国教会在我国建立的第一所教会医学校。在中国医学教育领域产生重要影响的协和医科大学、华西协和大学医学院、湘雅医学院、上海震旦大学医学院、山东齐鲁大学医学院等，都是在教会的支持之下设立的，这些由教会创办的医学院校对近代以来的中国医学教育产生积极和深远的影响。

西方列强认识到要实现其统治中国的梦想，就要培养为他们服务的知识分子。因此，吸引留学生成为西方国家文化侵略的一种手段。同时，清政府为了维持其统治而开展的洋务运动内容之一就有派遣留学生。因此，在19世纪末20世纪初，我国近代史上掀起了第一波留学高潮。

1901年《辛丑条约》签订之后，大批留学生到日本及欧洲各国留学。1907年日本和清政府签订了接收中国留学生的协议及办法，由各省公派留学生赴日，短期之内赴日留学生达万人以上。1908年美国政府通过决议，将清政府偿付庚子赔款半数作为派遣赴美留学生之用，此后赴美留学生人数也显著增加。在留洋学生中，有相当一部分人学习医学类专业，他们学成归国后，大部分成为了国家医学院校的骨干，成为了传播西方医学的重要力量。

西方传教士医生在开办医院、建立医学院校及派遣医学留学生的同时，也开始翻译西方医学著作。最早翻译西方医学著作的是英国传教士医生合信，后美国传教士医生嘉约翰、英国人傅兰雅、德贞以及我国学者丁福保等都翻译出版了一些西方医学著作。从19世纪50年代至辛亥革命前，约有100余种外国人译注的西医书籍在中国流传。① 传教士除了翻译医书之外，还编译中英文医学刊物。1880年由嘉约翰主办，广州博济医院出版的《西医新报》，是国内最早出

---

① 傅维康主编：《中国医学史》，上海中医学院出版社1990年版，第448页。

版的西医刊物。1886 年博济医院助理医师尹端模主编的《医学报》
在广州出版，这是中国人自办的最早的医学刊物。1887 年中国医学
传教会（又称"博医会"）在上海编辑出版《博医会报》，1932 年 1
月与《中华医学杂志》英文部分合并，更名为《中华医学杂志外文
版》，即今天的《中华医学杂志》英文版，该医学期刊源流已过百
年，成为我国最悠久的医学刊物，为促进中外学术交流发挥了重要
作用。文字是知识的载体，西医学知识随着大量医学书刊的出版和
流行得到了更为广泛的传播。

　　作为建立在近代自然科学基础之上的西方医学，它的传入在客
观上为中国社会带来了一些新的科学知识，随着西医医院的建立、
西医人才的出道、西医药院校的开办和西医书刊的出版，我国近代
医学事业得到了长足的发展。与此同时，在西方医学潮流的冲击之
下，中医一家独大的局面被打破，不少西医及亲西医人士开始对中
医进行全面系统的批判，最终发展为中西医之争，也给中医的生存
与发展带来了严峻的挑战。

（二）近代国人对西医认知的转变

　　西医东渐改变了中国传统的医疗格局，也深刻地影响着近代以
来中国人的社会生活。社会各阶层虽地位有所不同，但皆有生老病
死，都会和医药行业产生交集。随着国人对西医了解、接触的深入，
对待西医的态度也从怀疑、猜忌、排斥到试用、接受进而再到信任
甚至崇拜，这也折射出近代以来中国人接受、吸纳外来文化的心路
历程。

　　一般认为，西医同中国官方最早的接触应始于康熙年间，当时
法国传教士洪若翰和葡萄牙传教士刘应曾使用金鸡纳治愈了康熙帝
的疟疾。法国传教士樊国良在其所著的《燕京开教略》中记载：
"康熙偶患疟疾，洪若翰、刘应进金鸡纳……皇上以未达药性，派四
大臣亲验，先令患疟疾者服之，皆愈。四大臣自服少许，亦觉无害，

遂请皇上进用，不日疟瘳……特于皇城西安门赐广厦一所。"① 得益于实际效果，康熙帝逐渐对传教士医生产生信任。此后众多来华的传教士开始充当起宫廷御医的角色，其中著名的有罗怀忠、罗德先、安泰、巴新、巴多明等。②

康熙帝的认可和传教士御医的出现，并不能代表着西医就受到了官方的信任，相反早期清朝统治者对这种西来之学更多的是保持着一种怀疑与好奇的态度。康熙帝在接受传教士医师使用金鸡纳为其治疗疟疾时，并没有立即服用，而是请他人先行服用以观效果，这也在一定程度上反映了其对西医的不信任。康熙帝还曾与传教士医生乌尔达开玩笑："你治死了多少人？想是尔治死的人，比我杀的人还多了。"③ 从这种戏谑的语气中不难发现，在天朝上国的文化优越感支配下，当时的清朝统治者并没有以一种客观的态度来看待西来之学，且当时西医学相较于中医学并未建立起特别的优势地位，再加之雍正时期开始禁止天主教传播，清前期来华传教士医生的处境十分艰难，西医的传播也只能处于停滞不前的境地。

如前文所述，随着牛痘接种法与西医外科治疗技术的传入，西方医学开始重新在中国立足，特别是在鸦片战争之后，随着一系列不平等条约的签订，列强强迫清政府允许其开设医院和传教，西医的影响力才开始逐步显现出来。

西医在中国的广泛传播是从民间开始的。社会中上层人士虽然具有较高的文化水平，但往往也具有根深蒂固的文化优越感，而普通民众在对待新事物上则要实际得多，他们一般不会过多地考虑文化认同上的问题，而是关心是否能给自己带来切实的好处，这就在一定程度上决定了中国普通百姓对西医的接受态度。但西洋医学毕竟是舶来品，对于普通民众来讲无疑是天外来客。中国民众最初对

---

① 樊国良：《燕京开教略》中篇，清光绪三十年北京救世堂铅印本，第 37 页。
② 卢嘉锡主编：《中国科学技术史·医学卷》，科学出版社 1998 年版，第 476 页。
③ 马伯英等：《中外医学文化交流史——中外医学跨文化传通》，文汇出版社 1993 年版，第 309 页。

这些金发碧眼的传教士不远万里，漂洋过海来到中国，开设医院，免费为病人行医施药的行为是不理解的，认为这些传教士背后暗藏阴谋。同时，西医在诊治原理、医疗手段和医疗工具上都和中医有着明显的差别，特别是西医为了研究病症常使用尸体解剖等手段，并会将一些脏器藏于器皿之中，不使其腐烂，而这显然与中国文化中保守尸体的传统是相冲突的。因而西医挖眼、剖心、食人、杀人等谣言也由此而起。连思想较为开明的魏源也将关于西医的传闻言之凿凿地写进了《海国图志》之中：

> 查西洋之天主教不可知，若中国之天主教，则方其入教也，有吞受药丸、领银三次之事，有扫除祖先神主之事，其同教有男女共宿一堂之事，其病终有本师来取目睛之事……凡入教，人病将死，必报其师。师至，则妻子皆跪室外，不许入。良久气绝乃许入，则教师以白布裹死人之首，不许解视，盖睛已去矣。有伪入教者，欲试其术，乃佯病数日不食，报其师至，果持小刀近前，将取睛，其人奋起夺击之，乃踉跄遁。闻夷市中国铅百斤可煎文银八两，其余九十二斤，仍可卖还原价，惟其银必以华人睛点之乃可用，而西洋人睛不济事。①

从各种传闻中不难发现，无论是普通百姓还是社会精英，对于刚进入中国的西医，都有较为强烈的陌生与疑虑。因而西医在中国早期的传播是相对较为困难的。

局面的转机来自于西医先进的医治手段和准确快速的治疗效果，药到是否病除，妙手能否回春，无需多加说明，通过效果便能得到验证。在很多地方，传教士医生及其开设的医院，通过免费行医施药，树立自身的形象，建立西医的信誉。在健康欲望与贫穷状况的

---

① （清）魏源撰：《海国图志》二（卷十三至卷三十六），岳麓书社 2011 年版，第 881—882 页。

驱使之下，部分中国老百姓开始放下成见，选择接受西医的治疗，这也给西医提供了一个与中医进行竞争，显示自身价值的机会。通过实际的疗效，西医逐渐在民间得到了认可。如伯驾的眼科医局在开设之初，乏人问津，但其凭借着高超的医技，逐渐在病人中赢得了声誉。一大批病人通过其亲手诊治而痊愈，对西医的疑惧心理也渐渐消失，就医人数日益增加。在其他教会医院也是如此，西医在老百姓中的影响通过其实际的效验得以扩散开来。

社会底层民众是西医医院最早的就诊者。而社会中上层人士生活条件往往较为优越，可以聘请名中医治病，再加上文化上的优越感，让他们相较于普通百姓而言，对西医这种"蛮夷之学"多了分疑忌与不屑，形成了"中户以上不乐西医"的现象。但下层社会接受西医治疗的灵验效果久而久之也对中上层社会产生了影响，特别是中医在治疗一些疾病无效时，西医治疗就成为了可能。①

传教士医生们在打开老百姓口碑的同时，仍积极与上层交好，希望得到官方的认可。1839年伯驾在广州行医时，就曾托人给患有疝气的林则徐送去疝气带，并专门为林则徐立了病历书，林则徐为表达感谢，还向其赠送了水果等礼物。鸦片战争爆发前夕，中国政府通知伯驾停办医院。1842年，鸦片战争结束之后，伯驾重开在广州的医院。次年，时任钦差大臣耆英到伯驾的医院看病，伯驾一开始心存疑虑，但出人意料的是，耆英及随行的清朝官员都对医院赞不绝口。事后，耆英不仅给伯驾赠送了一些小礼物，还赠送了书有"妙手回春"和"寿世济人"的两个匾额。1877年，清廷重臣荣禄腰部生瘤，先后请了数十名中医诊治，未见好转，反而病情日益加重，痛苦不堪。迫于无奈，他最后请了在北京的英国传教士医生德贞为其诊治。德贞使用麻醉为荣禄进行了两次手术，不久患处便有起色，两个多月便恢复痊愈。荣禄大赞其医术，称"术技精深绝妙，

---

① 亓曙冬主编：《西医东渐史话》，中国中医药出版社2016年版，第13页。

竞克臻此，夫乃叹人之少见者"①。洋务运动时期，一些洋务派官员甚至主动要求发展西医。1881年李鸿章聘请传教士医生马根济建立了中国第一所官办医学校——北洋医学堂。一些传教士医生还被政府聘请参与海关检疫及战争救护等工作。在1904年颁布的《奏定学堂章程》中，西医学教育也被列入其中，可见此时西医学在清朝统治者眼中已是举足轻重的学科了。经历了排斥、怀疑与接受之后，清朝上层人士开始在心理和行为上认可并支持西方医学。

《申报》曾有时评总结了西医西药在近代中国得到认可的过程：

　　　　自中国通商以后，西医之至中国者，各口岸皆有之，非徒来医西人，而且欲医华人。但华人不识西国药性，不敢延请西医，故初时华人均不肯信西国医药。于是西医邀请中西商富，先集巨资，创立医馆；次集岁费，备办药材，以为送医之举。初则贫贱患病、无力医药者就之，常常有效；继则富贵患病、华医束手者就之，往往奏功；今则无论贫富贵贱，皆有喜西药之简便与西药之奇异，而就馆医治者日多一日，日盛一日也。②

近代西医在中国的传播可谓是"开低走高"，不平等条约带来的利好政策，再加之自身较为先进的医疗技术及效果，使西医逐渐渗透到了中国社会的各阶层，深刻地改变了中国人的就医观念。西医在中国大地上扎根与传播，也开始对中医的生存局面造成影响。

（三）中国传统医学的困境

中医具有悠久的传统，数千年来一直与中国人民的社会生活紧密联系，和民众的生命健康休戚相关。中医在发展过程中结合了中国古代哲学思想，在元气论自然观的指导下，形成了以阴阳五行学

---

① 郝先中：《近代中医废存之争研究》，博士学位论文，华东师范大学，2005年，第16页。
② 《书上海虹口同仁医馆光绪三年清单后》，《申报》1877年12月12日。

说为核心的学科体系。中医学从诞生之时起，就不是单纯的自然科学或是一门技艺。溯其源流，不管是中医还是西医，其发展都与各自的文化背景和哲学思想密切相关。随着近代西方科学技术革命，医学同其他自然学科一样，从哲学中分离出来，以近水楼台之便，不断吸取科技革命的最新成果，取得了突破性的发展。但中医深深根植于中国传统文化和哲学之中，并没有融入近代自然科学体系。当近代西方医学在中国大地生根发展，中国传统医学便相形见绌，更凸显出中医在近代化浪潮冲击之下的发展困境。

首先，中医的从业人员复杂。在中国传统的医事制度中，朝廷设有太医院医馆，从医家子弟中选拔或由官吏奏保入充。民间的医生则主要由儒医担任，而儒医的成分复杂，有人决意功名专注于医，有人功名难遂，改行行医，以求自养。因为民间的名医多出自于儒门，所以又称其为儒医，在中国传统文化中有"不为良相便为良医"的说法。但至清朝时期，中国人口急剧增长，老百姓求医问药的需求大增，而清政府的医政管理却趋于颓败，也为庸医滥世开了方便之门，特别是到清朝末年，民生凋敝，许多为生计所迫的不学无术之人，改行转医，将行医作为养家糊口、维持生存的一种技能，于是游方郎中、江湖术士应时运而生。① 同传统儒医相比，这些游方郎中、江湖术士缺乏基本的文化知识和医学素养，他们充斥进中医队伍直接危害了国人的身体健康，同时也损坏了传统中医学的名誉，沦为西医眼中的笑柄。

英国伦敦会传教士麦高温，1860 年来华，在中国生活了 50 年，和中国社会各阶层人士都有较深的交往，是个有名的中国通。他在自己的著作中，对中国的游医曾有一段生动细致的描述：

> 无论男人还是女人，人人都可以不受任何限制地公开地行

---

① 郝先中：《近代中医废存之争研究》，博士学位论文，华东师范大学，2005 年，第 47—48 页。

医。中国没有大学考试，没有医院，没有对医药学和解剖学的研究，行医也不需要烦人的执照。只要那个人有一件长衫，一副有学识的面孔——就像在英国常见到的那种人一样，以及对于汤药和成药的肤浅知识，他随时都可以治疗令西医一流的内科医生头痛的疑难杂症……他们总是在搜索着每一个可能的病人。凭着自己特殊的直觉他们一眼就能看出谁是有病的人。漫长而丰富的阅历使他能够辨别人的性格，并知道如何才能成功地找到主顾……这类江湖郎中的人品尽人皆知，可总有许多人中他们的圈套。①

在麦高温看来，这些江湖游医不过是一群具有高超骗术的骗子。这也从侧面反映出，在中国医事制度不健全的情况之下，存在中医庸医化的状况。总的来说，混乱、复杂、良莠不齐便是近代中国中医从业人员的最大现状。

保守的师承方式是近代中医面临的另一困境。中医的学术传承一直恪守着师徒相授的传统模式，或个人带徒，或子承父业，而不是像西医那样利用学校教育培养人才，因此在人才培养的规模和效用上都远远落后于西医。而且，中医为了维护各自的生计与声誉，各自为政，缺乏交流，甚至相互攻讦，讥讽诋毁，往往对所谓的"家秘""祖传"秘而不宣，因此很多中医古方也相继失传。洋务人士薛福成在欧洲考察西方医学之后，对比中西医的特长，分析西医学不断发展的根源："惟中国名医，数世之后往往失其真传。外洋医家得良法，报明国家，考验确实，给以凭照，即可传授广远，一朝致富断无湮废之虞，所以其医学能渐推渐精，蒸蒸日上也。"② 两相比较，不难发现，中医保守的师承方式严重阻碍了其进步与发展。

---

① ［英］麦高温：《中国人生活的明与暗》，朱涛、倪铮译，时事出版社1998年版，第189—200页。

② （清）薛福成：《出使四国日记》，湖南人民出版社1981年版，第97页。

　　近代自然科学的发展，使西医取得长足进步。而中医在传统文化的制约下，理论体系趋于保守，进步缓慢。同时，相较于西医，中医的理论认识朴素粗糙，许多基本的概念源自于哲学语言，在文字表述上往往含糊不清，艰涩难懂，不够明确规范，这些理论都难以用现代科技手段进行研究，缺乏可证伪性。传统的中医在诊治的手段上，又有一些臆测的成分，在某些疾病的疗效上存在着偶然性。且由于缺乏完整明确的理论标准，使很多迷信的观点得以借中医之壳而流传，更折损了中医的可信度。如鲁迅在小说名篇《药》中，描述了旧时民间认为人血可医治肺痨，便有人在处决犯人时向刽子手买蘸过人血的馒头治病的迷信行为，并借此讽刺中国老百姓的愚昧落后。

　　近代著名中医学家恽铁樵曾云："晚近欧亚媾通，我黄农华胄，在在相形见绌，几无一长可录……百凡艺术之衰歇，医为尤甚。"[①]在与西医的比较中，中医暴露出其种种的不足，这也正是中医学的困境所在，它紧紧地束缚着中医学的发展。

二　中医存废之争

　　西医东渐之后，在中国形成了中西医两种不同的医疗体系并存的局面。最初双方各行其是，互不妨碍，彼此相安无事。随着西医在中国的传播发展，影响力逐渐增强，开始有人以西方医学作对照，对中医提出批评，甚至出现了"废医论"主张，但还并没有在社会上引发强烈的反响。20世纪初，一大批接受西方思想教育的知识分子登上历史舞台，他们对近代西方的文明进步和中国的落后愚昧有着深切的感受，对于改造积贫积弱的国家有着强烈的使命感。他们普遍崇尚西方科学文化，反对封建主义和中国旧有的文化传统，中

---

① 恽铁樵著，张家玮点校：《群经见智录》，福建科学技术出版社2006年版，第1页。

医不可避免地受到了批判。特别是在辛亥革命之后，西医的势力进一步扩大，许多接受西方教育的社会精英进入政治领域，西医更试图通过国家政权的力量一举消灭中医，从而引起了中医界的抗争，也使中医开始思考自身的生存发展之道。

（一）废止中医思想的产生和发展

近代最早明确提出废除中医学思想的是晚清学者俞樾，他率先提出了"医可废，药不可尽废"的观点，这也是中国近代废止中医思想的滥觞。

俞樾（1821—1906），字荫甫，号曲园居士，浙江湖州人，清末著名经学大师。他16岁入县学，24岁乡试中举，道光十年（1851）进京会试，中第46名进士。后参加保和殿复试，深得主考官曾国藩赏识，得入翰林院。咸丰四年（1854）出任河南学政，后因出科举试题犯忌被弹劾而罢官回乡。[1] 回乡之后，俞樾便远离官场，专心著述，其著述收入《春在堂全书》。他在治经之余，对中医药学也颇有研究，能知药治病。

俞樾本人享年86岁，可谓是高寿，但他的家人却屡遭不幸。俞樾19岁与表姐姚氏结婚，夫妻恩爱，伉俪情深，婚后两人育有二男二女。大约自1860年开始，疾病和灾难便接踵而来，使这个本该幸福的家庭蒙上阴影。先是长女婚后不久，丈夫突然病故。1866年次子祖仁又染重病，几近成废。1872年，时任福宁太守的长兄俞林溢然长逝。1879年4月，夫人姚氏病故。1881年长子英年早逝。两子一死一废，给俞樾带来了沉重的打击。1882年他最疼爱的小孙女又突然病逝，更使其几近崩溃。"一病原知事不轻，尚疑未至遽捐生。如何抛却青春婿，竟去黄泉伴母兄。""生后零丁事事非，二男六女痛无依，呢喃一队梁间燕，母死巢空四散飞。""老夫憔悴病中躯，

---

① 亓曙冬主编：《西医东渐史话》，中国中医药出版社2016年版，第118页。

暮景如斯可叹无。去岁哭儿今哭女，那教老泪不干枯。"① 这些诗句皆表现了俞樾内心的悲怆之情。1891 年他 70 岁大寿时女婿不幸病故，令他拒绝祝寿。1894 年，连孙媳彭氏都先他而去，年仅 29 岁。造化弄人，命运多舛，俞樾在《哭孙妇彭氏》一诗中写到："老夫何罪又何辜，总坐虚名误此躯，泡梦电云十年内，鳏寡孤独一家俱，自知佳世应非久，竟不忘情亦大愚，转为痴儿长太息，从今谁与奉盘盂。"② 流露出了人生的悲哀与无奈。

命运不幸，家境多舛，中医药在家人病亡时的无助，使其心态逐渐发生了转变，对中医产生了怀疑，这也是其提出废止中医思想的重要原因。

1879 年，俞樾在夫人姚氏病逝之后，开始撰写《俞楼杂纂》，凡五十卷，《废医论》一篇便收入其中。《废医论》分"本义""原医""医巫""脉虚""药虚""证古""去疾"等七个部分，俞樾分别从这七个方面对中国传统医学以考据学的角度加以批判，提出了"古之医巫一也，今之医巫亦一也，吾未见医之胜于巫也……巫可废而医亦可废……医之所以治病者药也，药则不可恃，脉虚、药虚，斯医亦虚矣……今之世为医者日益多，而医之技则日益苟且，其药之而愈者乃其不药而亦愈者，其不药不愈者，则药之亦不愈，岂独不愈而已，轻病以重，重病以死"等观点。最终得出了"医之不足恃，药石之无益"③ 的结论。对于俞樾的《废医论》，后人多批评其不通医理，逻辑混乱。

俞樾在其晚年又著有《医药说》一文，对其废医主张进行了一定的修正，提出："余固不信医也，然余不信医而信药，于是又有医药之说……药之始，固出于医，然此等医皆神而明之，非世俗之医也。余亦岂敢谓世间必无良医？然医之良不良，余不知也，必历试

---

① 俞樾：《春在堂全书·春在堂诗编》卷十，清光绪十一年刊本，第 9—11 页。
② 同上书，第 8 页。
③ 俞樾：《废医论》，摘自《春在堂全书·俞楼杂纂》卷四十五，清光绪十一年刊本，第 1—13 页。

而后知焉。身岂可试乎哉？……医不三世，不服其药"等主张，最后得出了"医可废，而药不可尽废"①的结论，基本形成了其"废医存药"的思想。

俞樾过分迷信古书中一些不可靠的材料，以考证和推断，主观臆断，对中医学进行了一些不客观的批判，留下了许多负面影响。俞樾"医可废，药不可尽废"的论点产生于西化风潮兴起，西医在中国立足传播的时期，正也好被近代主张"废除中医"者及"废医存药论"者所利用，直至 20 世纪 30 年代，在中医存废问题激烈论争时，从一些文章中仍能看到俞樾废医思想的影子。

在西医界最早系统提出废止中医主张，并且竭力使之实现的人是余云岫。余云岫（1879—1954），名岩，字云岫，号百之，浙江镇海人。1905 年赴日本留学，次年在日本体育会肄业，后转入大阪医科大学，1911 年回国参加救护工作，1913 年再度赴大阪医科大学学习，1916 年毕业回国，任公立上海医院医务长，次年在上海自行开业行医。曾任国民政府卫生部中央卫生委员会委员、内政部卫生专门委员会委员、中华民国医药协会上海分会会长、东南医学院校董会副主席、中国医药研究所所长、教育部医学教育委员会顾问、上海市医师公会首任会长、《中华医学杂志》主编等职，在民国医学界具有较大的影响力。

余云岫学贯中西，对于中西医学都有比较系统和深入的研究。在留学日本期间，受日本废除汉医思想的影响，结合其早年学习的中医知识和在留学期间学习到的西方医学知识，使余云岫立下了医学革命的志向，并开始对中医学理论进行全面的批判。

1917 年，余云岫所著《灵素商兑》一书出版，全书约二万五千字，是其全面批判否定中医的代表之作。《灵枢》《素问》是《黄帝内经》的两个组成部分，而《黄帝内经》则是中国重要的传统医学著作，奠定了中医在病理认识和诊断治疗上的基础，余云岫首先拿

---

① 俞樾：《医药说》，摘自《春在堂全集·宾萌集》卷六，清同治十年刊本，第 13—16 页。

《黄帝内经》开刀，就是希望为消灭中医而"堕其首都也，塞其本源也"。他认为："不歼《内经》，无以绝其祸根。"① 如果驳倒《内经》，就可以从理论上根本推倒中医学。《灵素商兑》一书从阴阳五行、五脏六腑、脏腑生理、经脉络脉、十二经脉、手脉详考、病变、病原、切脉等专题分篇，以当时西方医学知识印证并辩斥《内经》之"谬误"。其基本观点为：从"医源于巫"之角度考辨，将中医与巫术等量齐观；就医学备受阴阳五行荼毒展开，批驳其配属脏腑、色味、干支时节纯属"幻象"，不足为精审学术之根基；强调《内经》藏象理论无凭无据，以西方解剖、生理诸说印证其"穿凿附会，荒唐无经"；据微生物、病理学知识剖判《内经》之病因病机学说，讽嘲其为"门外汉想象之语"，等等。书后附有"砭新医"和"箴病人"两篇，针砭西学归来者之治病时弊，并箴劝病者改变不重视预防卫生、畏疑新医等陋习。② 该书以西方医学的观点片面曲解中医理论，而这些对中医的偏谬之见，正是余云岫后来提出废止中医的理论基础。此后，其不断发表文论，呼吁医学革命。

值得注意的是，余云岫废止中医思想在一定程度上还受到了俞樾"废医存药"思想的影响。余云岫曾发表《科学的国产药物研究第一步》一文，文中批判"阴阳、五行、十二经脉等都是谎话，是绝对不合事实的，没有凭据的"，但是又承认"中国的药品，确是有用的……中国的药，也可以医得病好"③。他一方面否定中医的阴阳、五行等学说，同时又认可了中药的实际疗效，认为应当摒弃中医理论，以科学的方法对中医的药理进行研究。余云岫在《我国医学革命之破坏与建设》一文中，指出中医的发展"宜去其夸大妄想，实事求是，以科学眼光搜讨医籍，以显扬古人、发表国光"。而"其

① 余云岫：《灵素商兑》，摘自祖述先编著《余云岫中医研究与批判》，安徽大学出版社 2006 年版，第 27 页。
② 裘沛然主编：《中国医籍大辞典》（上），上海科学技术出版社 2002 年版，第 28 页。
③ 余云岫：《科学的国产药物研究第一步》，《同德医药学》1923 年第 6 卷第 3 期，第 18 页。

它阴阳五行、六气、十二经绝对无新发展之希望"①。可以看到，余云岫对于中医药的看法，基本上秉承了俞樾《医药说》的观点，延续和发展了"废医存药"的思想，这也从另一个侧面反映出中医药不可否认的实际效用。

从俞樾的《废医论》到《医药说》，再到余云岫倡导的医学革命，废止中医的思潮随着西医的传播和发展影响逐渐扩大。"五四"时期欧化之风日盛，批判中医的言论更是日益激烈，并开始上升到文化层面。中医作为"旧学"的代表，成为了崇尚"新学"者所批判的标靶。

（二）西化思潮对中医的冲击

20 世纪初是中国近代历史的重要转型期。国门洞开、西学东渐、各种思想、主义如潮水般涌入。中国面临民族危亡、文化经济停滞、社会动荡的全面危机。国破家危刺激了社会精英对国家的前途和命运的思考，开始从制度与文化两个层面进行反思。制度反思的结果，是必须建立君主立宪制度或民主共和制度，而文化反思的结果则是面对历史的巨变，中国传统文化已经无法适应社会的进步。

在西方列强军事、经济、文化的冲击之下，中国人的文化优越感丧失殆尽，特别是社会精英阶层，不少人认为"中国之学，诚不足以救中国"，开始出现了"唯泰西是效"和"一切制度，悉从泰西"等主张，② 在反对旧传统、旧文化的社会背景之下，中医自然也成为批判的对象。特别是邻国日本，在明治维新之后，走上了全盘西化的发展道路，在医学方面也实行了废止汉医全盘西化的措施，更是进一步刺激了中国文化界对中医的否定。

早在 1900 年左右，否定中医药的思想就已经在学界流行。中国

---

① 余云岫：《我国医学革命之破坏与建设》，摘自祖述先编著《余云岫中医研究与批判》，安徽大学出版社 2006 年版，第 14—15 页。
② 郝先中：《近代中医废存之争研究》，博士学位论文，华东师范大学，2005 年，第 95—96 页。

近代启蒙思想家、教育家严复认为中医药缺乏实际的观察和逻辑推理，将中医药归为风水、星象、算命一类的方术，认为中医是一套纯属臆造的虚玄话语体系。在严复看来："中国九流之学，如堪舆、如医药、如星卜，若五行支干之所分配，若九星吉凶之各有主，则虽极思，有不能言其所以然者矣。无他，其例立根于臆造，而非实测之所会通故也。"① 他还曾在信中告诫自己的外甥女："听中医之言，十有九误，切记切记"②，从其思想言论中无不流露出对中医的批判与不信任。

清末桐城派代表人物、近代著名文学家、教育家吴汝纶，早年曾考察日本，对西方医学有一定的认识，对中医也抱持着一种批判的态度，他认为："中医之不如西医，若责育之于童子……故河间、舟溪、冬垣、景、岳诸书，尽可付之一炬。"③ 吴汝纶对中医始终怀着一种偏激的态度，在其临终前身患重病仍然拒绝中医。

至新文化运动时期，西化之风尤甚，反传统的社会精英纷纷将中医视为封建糟粕予以批判，"骂中医"甚至成为激进主义者的一种时尚。

陈独秀作为新文化运动的领袖，在竭力提倡科学与民主的同时，也对中医进行了抨击。他在《敬告青年》一文中表示："（中）医不知科学，既不解人身之结构，复不事药性之分析，菌毒传染，更无闻焉；惟知附会五行生克寒热阴阳之说，袭古方以投药饵，其术殆与矢人同科；其想像之最神奇者，莫如'气'之一说。其说且通于力士羽流之术；试遍索宇宙间，诚不知此'气'之为何物也。"④ 在《今日中国之政治问题》一文中，他再次批评了中医："那些和科学

---

① ［英］约翰·穆勒：《穆勒名学》，严复译，商务印书馆1981年版，第70页。

② 严复：《严复家书》，辽宁古籍出版社1996年版，第10页。

③ （清）吴汝纶：《答王合之》，摘自《吴汝纶全集》（第3卷），黄山书社2002年版，第145—146页。

④ 陈独秀：《敬告青年》，摘自林文光选编《陈独秀文选》，四川文艺出版社2009年版，第20页。

相反的鬼神、灵魂、炼丹、符咒、算命、卜卦、扶乩风水、阴阳五行，都是一派胡言，万万不足信的。"① 陈独秀站在科学主义的角度，将中医视为伪学。

胡适是新文化运动中另一位重要的代表性人物。在对待中医的态度上，胡适虽不如陈独秀般以激烈的言辞加以批评，但也曾表示过对中医的怀疑态度。胡适曾质疑"我们家里的阴阳五行的'国医'学在这个科学的医学史上能够占一个什么地位……我们现在尊为'国医'的知识与技术究竟可比人家第几世的进步"②。

著名地质学家丁文江是新文化运动时期反对中医的代表人物，他终身未请教过中医。丁文江曾表示"宁死不吃中药不看中医"③，也曾有一首"寿高梦旦联"："爬山、吃肉、骂中医，年老心不老；写字、喝酒、说官话，知难行亦难。"④

以戏谑的态度表达了对中医的否定。

近代文化名人鲁迅、郭沫若、傅斯年、周作人等人，也都曾有过对中医的批判。鲁迅对传统文化长期多持否定态度，抨击封建传统是吃人的礼教。对于中医，鲁迅也是不认可的，并在多部作品中都表现出贬低中医的思想，他曾说过："中医不过是一种有意无意的骗子。"⑤ 郭沫若曾表示："对于旧医术的一切阴阳五行，类似巫神梦吃的理论，却是极端憎恨，极端反对的。""中医和我没缘，我敢说我一直到死决不会麻烦中国郎中的。"⑥ 傅斯年也曾说："我是宁

---

① 陈独秀：《今日中国之政治问题》，摘自林文光选编《陈独秀文选》，四川文艺出版社2009年版，第125页。

② 胡适：《〈人与医学〉的中译本序》，摘自《胡适全集》（第20卷），安徽教育出版社2003年版，第597—600页。

③ 陈伯庄：《纪念丁在君先生》，摘自雷启立编《丁文江印象》，学林出版社1997年版，第67页。

④ 郝先中：《近代中医废存之争研究》，博士学位论文，华东师范大学，2005年，第99页。

⑤ 鲁迅：《呐喊》，春风文艺出版社2015年版，第2页。

⑥ 郭沫若：《"中医科学化"的拟议》，摘自《郭沫若全集·文学编》（第19卷），人民文学出版社1992年版，第492页。

死不请教中医的，因为我觉得若不如此便对不住我所受的教育。"①
周作人认为中国"成千上万的中医不是现代意义上的医生，全然是
行医的玄学家"。很显然郭沫若和傅斯年等学者，都把中医视为封建
糟粕，与自己所崇尚的新学是格格不入的。②

近代著名思想家、政治家梁启超向来是否定中医，推崇西医的。
他曾指责中医的五行学说是"二千年来迷信之大本营"，应当"辞
而辟之"。③ 1926 年 3 月，梁启超因患尿血症在北京协和医院接受肾
脏手术，但术后病情并未有明显好转，因此也流传出诊断的失误使
其被错割了好肾的说法。此事引起了很大的舆论反响，有舆论指责
协和医院"犯敷衍塞责之弊"，"以中国有名人物之生命为试验品"，
并指出"西医之治病，尚在幼稚时代也"④。但梁启超本人面对自己
的病情，仍为协和医院辩解，梁启超表示"右肾是否该割，这是医
学问题，我们门外汉无从判断"。他希望外界言论应对协和医院"常
取奖进的态度，不可取摧残的态度"，同时希望外界不应借他的病
"生出一种反动的怪论，为中国医学前途进步之障碍"⑤。从这一事
件也可足见其对西医的支持。

著名思想家梁漱溟曾在其《东西文化及其哲学》一书中，从文
化渊源、人生哲学的角度对新文化运动进行了总清算，他以中医为
例，分析了中国"有玄学而无科学"，没有走上科学道路的原因。梁
漱溟认为：

> 中国说是有医学，其实还是手艺。西医处方，一定的病有
> 一定的药，无大出入；而中医的高手，他那运施巧的地方都在

---

① 傅斯年：《所谓"国医"》，《独立评论》1934 年第 115 号，第 20 页。
② 周作人：《周作人自选文集·永日集》，河北教育出版社 2002 年版，第 93 页。
③ 梁启超：《阴阳五行说之来历》，摘自刘东编《梁启超文存》，江苏人民出版社 2012 年版，第 180 页。
④ 朱阜山：《梁任公在北京协和医院割肾记略》，《三三医报》1926 年第 3 卷第 33 期，第 4 页。
⑤ 梁启超：《我的病与协和医院》，《晨报副刊》1926 年第 57 期，第 1—2 页。

开单用药上了。十个医生有十样不同的药方，而且可以十分悬殊。因为所治的病同能治的药，都是没有客观的凭准的。究竟病是什么？"病灶"在哪里？并不定要考定，只凭主观的病情观测罢了！……西方人走上了科学的道，便事事都是科学的……中国一切的学术，都是这样单讲法子的，其结果恰可借用古语是"不学无术"……要去检查实验的，便是科学的方法。这种只是猜想直观的，且叫他作玄学的方法。①

在梁漱溟看来，中医缺乏科学检验，充满了主观臆测的成分，是非科学的知识。梁漱溟的思想也在一定程度上反映了新文化运动以来唯科学主义话语体系的确立，而在这种话语体系之下，西医自然能占据上风，而中医最终被推到了生存危机之中。

西化思潮不断地对中国传统文化进行着冲击，而社会精英对中医的批判，将中医的存废问题从学理讨论上升到文化的选择，并为政治上废除中医的行动提供了舆论基础。

（三）打压中医的政策与中医药界的抗争

民国成立之后，一大批接受西方思想洗礼的知识分子登上了历史舞台，部分人进入到政治领域，开始影响国家的政策与政府的施政。反映到医学领域则是强势的西医利用政治手段对中医进行打压。在生死存亡面前，中医药界也开始进行抗争，中医的存废问题最终从文化选择上升为政治斗争。

中华民国建立之初，百废待兴。以袁世凯为首的北洋政府②在各

---

① 梁漱溟：《东西文化及其哲学》，商务印书馆 1999 年版，第 34—37 页。
② 北洋政府，也称北京政府，是指民国初年袁世凯及其以后继任者建都在北京的中华民国政府，这是相对于孙中山等国民党势力在南方成立的广州军政府的称呼。北洋政府由北洋军阀等势力所操控，中华民国大总统与国务总理也由其选出，是当时被世界各国所承认的中华民国合法政府。1912—1928 年为北洋政府控制时期，以时间划分大致可分为袁世凯统治时期、皖系军阀统治时期、直系军阀统治时期、奉系军阀统治时期四个阶段。为了统一，本书采用北洋政府。

方面都有所建树，推行了一系列的新政策。1912 年 7 月 10 日至 8 月 10 日，北洋政府教育部召开第一届临时教育会议，拟定新学制，其后陆续颁布了各科学校令。在政府颁布的《医学专门学校规程令》和《药学专门学校规程令》中，均漏列中医中药。1913 年 1 月，教育部公布大学规程，大学共分为文、理、法、商、工、农、医七类，其中医类又分为医学和药学两门，但都没有把中医药科列入在内。这就是当时的"学校系统漏列中医事件"，反映了当时政府无视中医药客观存在的事实，人为地将中医药排斥于正规的国家教育体系之外。此案一出，引起了舆论的极大反响，中医药界因此掀起了近代历史上首次抗争救亡的运动。

最早发出抗争声音的是上海，上海神州医药总会余伯陶等人通函各省，与各地医学团体进行联系，至 1913 年 10 月有 19 个省市的医药团体响应，并组成"医药救亡请愿团"，推举恽薇荪、叶晋叔等人为代表，携带《神州医药总会请愿书》，于 1913 年 11 月 23 日赴京请愿。请愿书以"准予另设中学医药专门学校"为主要诉求，同时还条陈了提倡中医的理由，希望能与西医"相辅而行，互为砥砺"，获得与西医同等的发展条件。[①] 时任教育总长汪大燮拒绝了代表团的请愿书。12 月 29 日，汪大燮在接见京师医学会代表时更表示："余决意今日废去中医，不用中药，所谓立案一节，难以照准。"[②] 教育总长的言行激起了中医药界的愤慨，引发了舆论的反弹，有署名"药界顽铁"者发表感言，责问"汪总长抱何种方针？何等计划？我无以名之，名之曰'洋迷之尤者'。"[③]

1913 年 1 月，迫于舆论的压力，北洋政府基本同意了请愿团的要求，"除制定中医学校课程一节，暂从缓议外，其余各节，准予分别筹办"[④]。中医界的首次请愿活动取得了初步的胜利。以此为契

---

① 《神州医药总会请愿书》，《医学杂志》1922 年第 8 期，第 81—88 页。
② 陈邦贤：《中国医学史》，商务印书馆 1929 年版，第 137 页。
③ 药界顽铁：《汪总长拟废中医中药感言》，《神州医药学报》1914 年第 3 期，第 3 页。
④ 刘筱云：《国务院批答神州医药总会批词》，《医学杂志》1922 年第 8 期，第 89 页。

机，1915 年上海中医专门学校及 1917 年广东中医药专门学校等在内务部均得以立案。

尽管中医学校可以在内务部立案，但仍被排斥于国家教育系统之外。将中医纳入学校体制，成为中医界努力的主要目标。

1925 年中医界再次动员舆论向政府施压，争取加入学系。1925年 7 月至 8 月间，中华教育改进社在山西集会，呼吁应将中医学校纳入国家的学校体制。同年 9—10 月，全国教育联合会在长沙召开第十一次会议，通过了《请教育部明定中医课程并列入医学规程案》，并送呈教育部。但在 1925 年 11 月 20 日的教育部会议上，未加认真讨论便将此案以 "不合教育原理，未便照办" ① 为由予以拒绝。中医界努力的失败一方面是由于执政当局对中医的错误认识，同时也与废止中医派的影响有关。

对于将中医学校纳入国家学校系统，西医界是普遍表示反对的，而尤其以上海医师公会会长余云岫等人为代表的废止中医派反对最为强烈。对全国教育联合会提出的《请教育部明定中医课程并列入医学规程案》，余云岫指出："该案之所援引攀附，以为有学术之价值者，大都诞怪陋劣，不可据为典要者也"，② 并将中医界力求教育合法化的抗争视为 "本井蛙之见，挟门户之私"③，呼吁上海的西医团体组织联合会与中医阵营对峙。

中医界多年的努力功亏一篑，自然将原因归罪于西医界的从中作梗上，使得中西医关系进一步恶化。在西医界看来，中医无论是理论还是实践上，均缺乏科学依据，等同于迷信和巫术，中医已经故步自封，没有再发展的空间，而成为了社会发展、科学进步的阻碍，必须加以废除。而中医界则称自身为国医，认为中医尽管在理论上有所缺失，但对于疾病的治疗有着不可否认的实效，并非如西

---

① 《中医请求加入学校系统之文件》，《中华医学杂志（上海）》1926 年第 1 期，第 80 页。
② 余云岫：《旧医学校系统案驳议》，《中华医学杂志（上海）》1926 年第 1 期，第 7 页。
③ 《上海医师公会致中华医学会书》，《中华医学杂志（上海）》1926 年第 1 期，第 81 页。

医指责般落后、迷信。中西医双方相互指摘，互不相让，两大阵营之间渐成水火之势。

1928 年，陆渊雷在《医界春秋》上发表《西医界之奴隶派》一文，对主张废除中医的余云岫等人进行了猛烈的抨击：

> 现在有少数的西医飞扬跋扈，不可一世，好像要把中医一口气吞得样子。他们的学说是从日本来的，日本的学说又是从西洋学来的。论起辈分来西洋好比是祖父，日本好比是父亲，这些少数的西医不过孙子罢了。人们的人格重财轻义的很多。贪图人家的遗产，谓他人父做人家的义子、义孙原算不得稀罕。不过既得了他家遗产反而把亲生父母的遗产拼命破坏，那就不免丧心病狂了。如今这些少数西医拼命地要消灭中医。他们自己是中国人，所用的武器又是中国文字，所要消灭的又是中国医学。在日本一方面呢，收着这些孝顺义子总算是眼力不错，可是这些义子昊天罔极地孝顺他义祖义父，不佞倒要预先替他们议定个谥法，叫做奴隶派的西医。[1]

陆渊雷的文章火药味十足，但面对西医的打压，中医往往难以发力，因为在科学主义高扬的时代背景下，中医难以为自身在近代科学上找到更多的依据，只得将中西医之争视为中西之争，将宣扬废除中医的行为视为崇洋媚外，陆文便是当时中医界典型的心理反映，背后却也折射出在西医的强势打压之下，中医难以有力回击的气急败坏之感。对于当时中医界攻击西医的情景，余云岫描述说："近阅旧医诸报，其攻击新医之点，乃不在学术上之论难，而及个人行为与夫社会陋习，深可叹息。"他指责中医界对西医的攻击是"小

---

① 陆渊雷：《西医界之奴隶派》，《医界春秋》1928 年第 29 期，第 1 页。

人之伎俩也，政客之策略也，非光明正大之学术革命家举动也"[1]。在中西医的论争中，中医始终不能摆脱非科学的境地，是处于下风的。既然当时中医在学理上缺乏科学性，自然在现实中就缺乏生存的合理性，于是废止中医便成为合乎逻辑、顺乎潮流的事情。

1927 年 4 月，南京国民政府成立，处于下风的中医界再次联合起来，谋求中医合法化，提出了改进、统一全国中医教材等主张。次年 5 月，南京政府召开了第一次教育会议，由于卫生当局的亲西医立场，支持中医教育等提案根本没有被提交到大会讨论，反倒是西医界人士汪企张在会上提出了废止中医案，虽然未获通过，但也表明废止中医的主张开始从理论主张变为付诸实施的行动了。

1929 年 2 月卫生部召开第一届中央卫生委员会议，会议由西医出身的卫生部次长刘瑞恒主持，参加会议的有国民党中央执行委员褚民谊、中华民国医药协会上海分会会长余云岫、上海中央大学医学院院长颜福庆等人，参会人员均为西医界代表，且多主张废止中医。围绕"废止中医"的议题，大会共收到四个提案，分别为《废止旧医以扫除医事卫生之障碍案》《统一医士登录办法》《制定中医登记年限》《拟请规定限制中医生及中药材之办法案》。这四项提案因为内容相似，被合并为《规定旧医登记案原则》，而这四项提案的内容，则基本包含在了余云岫所提出的《废止旧医以扫除医事卫生之障碍案》中。

《规定旧医登记案原则》分为三项：

甲：旧医登记限至民国十九年底为止。

乙：禁止旧医学校。

丙：其余如取缔新闻杂志等非科学医之宣传品及登报介绍

---

① 余云岫：《时事感言》，摘自祖述先编著《余云岫中医研究与批判》，安徽大学出版社 2006 年版，第 347 页。

旧医等事由卫生部尽力相机进行。①

尽管在废止中医的问题上，没有强调立即禁绝，但是废止中医派希望通过中医登记，同时禁止中医教育，从而达到使中医界后继无人，自然消亡的目的。正如余云岫本人所言："旧医一日不除，民众思想一日不变，新医事业一日不向上，卫生行政一日不能进展。"② 不论采用何种手段，废止中医派的态度和目的都是一以贯之的。

若《规定旧医登记案原则》中的内容得以实施，那么中医的废除便只是时间问题。中央卫生委员会议通过废止中医提案的消息，经由《新闻报》《社会医报》等登载之后，旋即引起了社会上极大的反弹。中医界、中药界、商界、新闻出版界函电纷飞，恳请国民政府驳回中央卫生委员会议通过的"废止中医"案，以"安国本而为民"。其他各界人士和社会团体也纷纷表示同情和申援，全国商会联合会、中华国货维持会、医药新闻报馆以及南洋华侨代表等亦相继电请南京政府保存国医。新闻媒体更是纷纷予以支持并积极参与其中，形成了声势浩大的舆论攻势。③

在掀起舆论攻势的同时，上海中医协会首先发起召集全沪医药团体联席会议商讨对策，会议讨论决定，组织成立"上海特别市医药团体联合会"，并决定召集全国医药团体代表大会，定会期为1929 年 3 月 17 日。当日下午，代表大会在上海总商会大礼堂如期举行，参会的有各省市代表及上海中医界人士共 1000 余人。代表们在大会上慷慨陈词，表达了"保存中国医药"及"拥护国民政府"等

① 《中央卫生委员会议议决"废止中医案"原文》，《医界春秋》1928 年第 34 期，第 10—11 页。

② 余云岫：《废止旧医以扫除医事卫生之障碍案》，摘自祖述先编著《余云岫中医研究与批判》，安徽大学出版社 2006 年版，第 217 页。

③ 张效霞：《无知与偏见——中医存废百年之争》，山东科学技术出版社 2007 年版，第 144—145 页。

主张。会议最后通过了三项决议：

（一）定 3 月 17 日为中医团结斗争的纪念日。
（二）成立"全国医药团体总联合会"。
（三）组织赴京请愿团。①

根据大会的决议，由谢利恒、蒋文芳、陈存仁、隋翰英、张梅庵等组成请愿团，张赞臣、岑志良为随行秘书。请愿团于 3 月 20 日晚启程赴南京，次日到达后，分别向国民党三全大会、国民党中央党部、国民政府行政院等处请愿，表达撤回"废止中医"案及准予中医学校加入政府学校系统等诉求。

因"废止中医"案而掀起的全国性的抗争活动，引起了全社会的关注，同时也对社会的稳定与政府的威信构成了影响。此案发酵于南京国民政府成立之初，政府方面也不愿因一些无关大局的事件而引发社会的动荡。当时的党政要员谭延闿、戴季陶、林森、于右任、薛笃弼等人曾先后接见请愿团成员，皆表达了反对废止中医的立场。谭延闿表示："中医决不能废止，我做一天行政院院长，非但不废止，还要加以提倡。"② 戴季陶表示："你们这件事，卫生会议尽管通过，敢说是绝对不会实行的，你们放心好了。"③ 于右任谈到："我一生都看中医吃中药，在我们陕西，全省只有一间教会办的西医院，一共只有三个西医生，绝大多数老百姓有病都是靠中医治理的。所以，中医对国人的健康保障有很大的贡献，现在西医褚民谊等当政，想把中医消灭，这等于洋教徒想消灭全国和尚道士一样，那怎么可以呢？"④ 林森对请愿代表表示："这件事荒谬得很，都是卫生部几个西医和褚民谊搅出来的，相信全国人民都会反对，国民

---

① 郝先中：《近代中医废存之争研究》，博士学位论文，华东师范大学，2005 年，第 141 页。
② 陈存仁：《银元时代生活史》，上海人民出版社 2000 年版，第 130 页。
③ 同上书，第 131 页。
④ 同上书，第 182 页。

政府奠都南京之后，第一件引起全国反对的大案件，就是你们这件事情。"① 时任国民政府卫生部长的薛笃弼也向请愿团承诺："我当一天部长，决不容许这个提案获得实行。"②

关于废止中医的问题，由于在国民政府内部本身就没有达成共识，再加之中医界的不断抗争和请愿，政府为了维持社会稳定，息事宁人，暂时搁置了废止中医案。从表面上来看，这是中医界的胜利，但是中医界的生存危机并没有从根本上得到消除，不仅西医阵营对中医的歧视、打压、排斥没有改变，而且中医界谋求十余年的将中医加入学校课程体系的诉求也未能得偿所愿。

在反对废止中医案的抗争之后，中医界一直没有放弃争取自身权益的努力。1930 年 1 月，全国医药团体总联合会裘吉生、蒋文芳、汤士彦等向行政院提出建立国医馆的提案，希望成立一个官方性质的中医学术研究机关。这一提案得到了谭延闿、胡汉民等倾向传统文化党政要员的支持。次年 5 月，中央国医馆正式成立。这是在国民政府控制下的一种半学术半行政的机构，国医馆成立之后对于保存和发扬中医药学起到了一定的积极作用。1936 年 1 月，在中医界的努力争取之下，国民政府正式公布了《中医条例》，中医的地位在法律上得到了保障。

中医界多年的努力与抗争，打破以往一盘散沙的局面，保全了自身的生存机会和空间，开始走向团结，并思考中医的革新与发展之道。中西医界在激烈的冲突与对峙之后，逐步迈向妥协与并存的发展道路。

三 中西医学的共存与发展

近代以来，中医不仅要面临西医的竞争，同时还受到政府相关

---

① 陈存仁：《银元时代生活史》，上海人民出版社 2000 年版，第 131 页。
② 同上书，第 135 页。

部门有意排斥的冲击，接受"唯科学论"的挑战。然而在人类发展进程中，中医学并不是唯一的传统医学，但是在近代西医发展浪潮的冲击之下，许多国家的传统医学都逐渐走向消亡，而中医学却经受住了这场浪潮的洗礼，并且得以继续生存和发展，这背后也反映出中医所存在的价值。纵观整个西医东渐的历程，中西医学两个异质体系的摩擦、冲突、共存与最终走向融合既是西学东渐的一个缩影，也是文明发展的大势所趋。

（一）废而不止的中医

在近代西学东渐的历史进程中，诸如天文学、物理学、数学、化学等一系列的学科体系在传入中国后，很快就被中国人所认可和接受，并建立起了在该领域的主导话语。而近代西方医学的传播却远没有如此从容，一方面医学所涉及的范围要远甚于其他自然科学，其发展与广大老百姓生产生活息息相关，背后更牵涉到政治、经济、文化等种种复杂问题。相较于西医，中医产生于中国，发展于中国，并与中国的国情深刻交织，虽然在其发展过程中蒙上了一些封建糟粕的阴影，但不可忽视的是经过数千年发展，其影响力已经超出了医学的领域。尽管西医在实际疗效与规范程度上确有领先之处，但远未达到取代中医的地步。无论西医如何排斥、打击，中医在某些领域客观存在的实际效用都是无法否定的，故而西医通过国家政治力量来废止中医的目的也注定不能达成。正是基于种种原因，使中医在西医的冲击之下虽面临生存危机，但终能继续生存与发展。

中医发展历史悠久，已经和中国民众的生活密切结合在了一起，民间对中医的信赖程度不只是"医疗"而已，它已经在民间社会形成了根深蒂固的文化信仰。公共卫生学家陈志潜曾回忆，在其出生和度过童年时光的家乡成都，当地居民"有病痛时他们只有依赖中国的本土医学——一套多年留传下来的信念和实践，并深深扎根于以儒学为基础的文化传统中，统治着人们的日常生活，人们相信传统医学，因它已被经典学者和各朝皇帝授予功绩，而且经历过无数世代的考验。出于对这种认可的信念，成都及其周围的村民都相信传统医学，尽管已证明它有欠缺，却很少怀疑它的价值"①。这基本上反映了中国老百姓对待中医的态度，虽然认识到中医种种缺点和不足，但对于它的信任是根植于文化血脉之中的，这也是新文化运动时期反传统的改革者们要拿中医开刀的一个重要原因。

根植于传统文化的亲近和信任是中医得以保存赓续的重要原因，同时中国特殊的国情也在一定程度上为中医的生存提供了空间。我国地大物博，不同地区间的发展状况也存在着很大的差异，在沿海沿江的通商口岸等地，经济较为发达，西化程度较高，民众的思想也较为开放，但在更为广大的内陆欠发达地区，经济发展还比较滞后，受西方科学技术的影响不深。据各种资料显示，到20世纪二三十年代，当时中国西医的人数仍然极为有限，整个国家的西医仅仅数千人，且多集中在大城市。② 当时的卫生部长薛笃弼也承认："现在全国约有二千县，有西医地方尚不能占十分之一二，其他十之八九县分，率皆接受中医药支配。"他认为："在盛行西医地方固应听人民之自由信仰，在绝无西医处所，亦决不能令人民坐以待毙。"③薛笃弼所言，也正是当时的国情所在，西医虽然有其优势，但西医传入中国时间较短，普及化的程度还不够高，四亿多的人口和区区数千名西医存在着巨大的反差。同时在药品的价格上，西药因为制造工序相对较为复杂等原因，所以在定价上普遍高于中医，而西医的门诊费用同样也高于中医。虽然西医传教士以免费施医送药来打开市场，但要在中国长期生存与发展下去，其诊疗的成本必然会在治疗费用上有所反映。但中医相较于西医，其诊疗的费用和药品的价格都相对较为低廉，更适合广大不太富裕的中国百姓。所以基于种种国情，绝大多数的中国老百姓，仍需要通过中医处理他们的疾

① 陈志潜：《中国农村的医学——我的回忆》，四川人民出版社1998年版，第12页。
② 郝先中：《近代中医废存之争研究》，博士学位论文，华东师范大学，2005年，第179页。
③ 《薛部长对于中医药存废问题之谈话》，《申报》1929年3月22日。

病和健康问题。

　　绝大多数的老百姓需要中医来保障自己的健康，而中医药行业也成为很多人赖以生存的饭碗。中医从业者、种药农、制药工、售药商等以中医为衣食，中医药已然形成了一个庞大的产业链。中医若废，全国中医从业人员便会失去生计，而国家也将失去大笔利税收入。同时，若废止中医，那么国产西药必然无法满足市场需要，只能大量依赖进口，增加贸易逆差，为中国的经济带来负担。在反对废止中医案的抗争中，中医药界基于国情，站在自身存亡与国家前途命运的角度，高举三民主义旗帜，提出了"提倡中药以防经济侵略"等口号主张，为自身的生存寻找正当性。天津中医药界在抗争中强调："中医秉几千年之历史，中药有数千万之产额，其所系之职工，不啻万千，如一旦废止，其关系民生之巨，自不待言。……如果一旦中国医药消灭，则西医横察病症，西药垄断市面，中医固为淘汰，中药只能充柴，则西药乘此得有巨额经济之侵入，中药因此受几千万之损失，职工失业，是故当然，则社会未来之恐慌，实令人不敢追想矣。"① 全国商联会也指出："以民生论，全国中医人数几何，全国中药产销几何，全国中药行店职工数量几何，全国中药税厘捐务数量几何，其附带于中医中药者，以衣以食者其数量几何，一旦悉行废除，流离失所，何止数千万？经济窘迫，何止数万万？即此二端，足以亡国而有余，遑论其他？"所以"为中华民族性之学术计，为中华本有之药物计，为中华之民生计，中医中药均不应废弃"②。中华国货维持会在致电国民政府中也强调："将中医取缔，中国药材，势必减少出品，恐全国人民之经济，更形困乏，生计更绝，关于国家安危，至为重大。"③

　　中医药界还给主张废止中医一派扣上了违背三民主义的帽子：

---

① 《天津药界对废除中医药宣言》，《新闻报》1929 年 3 月 20 日。

② 《全国商联会致函南京国民政府各部院电》，《新闻报》1929 年 3 月 20 日。

③ 《反对废止中医药案之继起》，《新闻报》1929 年 3 月 15 日。

"一曰民族主义，西医主张废置中医中药，尽改西医西药，使我全民民族之生命，操于西医西药之手，他日西医之技，不传吾国，西方之药不输吾国，此时中医中药已绝迹，西医西药又告穷，则吾全民民族之生命，将何所托命？太阿倒持，授人以柄，此亡族主义也。二曰民权主义，西医以极少数之意见，乃处心积虑，利用时机，欲以压迫数百万之中医中药界，不顾民权，莫此为甚。三曰民生主义，吾国业国医国药者数百万人，西医竟欲尽以西医西药养其席，招致外宾，为座上客，挥使同胞无咦饭地，民生主义之谓何也？"① 西医曾举起科学的大旗，使中医仿佛无招架之力，而此时中医界则将三民主义作为自己的武器，意在强调自身的生存与发展与国家发展大势是并不相违背的，而主张废止中医之人才是包藏祸心。

无论是将中医的存亡与国家命运相联系，还是用三民主义的治国思想来凸显自身的正当性，都表明在当时的国情下，中医能够在政治与经济上找到其存在的正当性。余云岫等人也清晰认识到废止中医必然涉及到"饭碗问题"，但以他为代表的废止中医派仍然脱离国情，希望以政治手段来干涉中医发展，企图达到废止中医的目的。然而经济基础必然决定上层建筑，脱离了具体国情的政治决策，无法解决实际问题，中医存与废，也远不是一纸政令能够决定的。

在西医强势冲击下，中医得以继续保存，有赖于具体的国情，也折射出复杂的政治、经济、文化等因素，但根本原因，还是中医的实际效用。

中医经过数千年的发展，到近代已经基本确立了相对成熟的系统理论和诊疗体系，出现了如张仲景、孙思邈、李时珍等大批的医学家，留下了如《黄帝内经》《伤寒杂病论》《千金要方》《洗冤集录》《本草纲目》等浩如烟海的医学著作。且医疗体操图《导引图》、医学教学模型"针灸铜人"以及"疗猘犬咬人方""人痘接种术"等医学治疗方法都居于当时世界前列。在古代中外交流中，中

---

① 《医药新闻报之通电》，《申报》1929 年 3 月 14 日。

医学曾传入朝鲜、日本、东南亚及阿拉伯诸国家，为世界医学的发展做出了重要的贡献。

1935 年 11 月，冯玉祥等 80 余位代表在中国国民党第五次全国代表大会上提出了《政府对中西医应平等对待以弘学术而利民生案》，强调 "岐黄行中国上下数千年治效昭著……国医经数千年聪明贤哲之研究经验，亦岂无精到处？即在西医发达进步之今日，其所认为不治之症，经中医诊治，往往应手奏效，例不胜举。"[①] 这一提案即是以中医的效验为出发点，希望唤起政府对中医的关注和重视。在面对西医的抗争中，中医也往往以自身的疗效为武器，在民国时期的一些中医刊物上，常登载某名人被西医治死，或被西医诊治为不治之症却在中医的治疗下得以康复的报道。名流的就医选择无疑是具有较强的社会影响力和宣传效果的，如梁启超 "错割好肾" 事件便给中医批判西医诊疗技术留下了话柄。中医阵营也以此提振自身的信心，打击西医的士气。

无论是选择中医或是西医的诊疗手段，患者最为关心的还是疗效，不管是平民百姓还是达官显贵皆是如此。1920 年 11 月，胡适罹患糖尿病与肾炎，在北京协和医院久治不愈，被认为无可救药。后来朋友建议他改由中医治疗，胡适勉强应允，反而在中医陆仲安的治疗下得以痊愈。次年胡适将这一事件形诸于文字，他在翻译家林纾为感谢陆仲安治愈家人而赠送的《秋室研经图》上题了长跋，详细叙述了此次事件："我自去年秋间得病，我的朋友学西医的，或说是心脏病，或说是肾炎……总不能完全治好。后来给陆仲安先生为我诊看……现在竟全好了，颇引起西医的注意……能使世界的医药学者逐渐了解中国医与药的真价值，这岂不是陆先生的大贡献吗？"[②] 作为新文化运动的代表人物，胡适曾对 "国医" 表示过怀

---

① 冯玉祥、马超俊、刘芦隐等：《政府对中西医应平等对待以弘学术而利民生案》，《医界春秋》1935 年第 106 期，第 1 页。

② 郑曼青、林品石编著：《中华医药学史》，台湾商务印书馆股份有限公司 1982 年版，第 409—410 页。

疑，但是通过中医治愈自己疾病这一事实，也让他对中医药的真实价值有了更多的领悟与认可。

在中西医的就医选择上，另一位具有指标性意义的人物是孙中山。孙中山早年曾就读于香港西医书院，但其本人在著作与言论中鲜少提及中西医问题，而中西医双方都想以孙中山的思想、言论作为武器，废止中医派强调孙中山科学救国的论述，中医界则强调他保存民族文化的论述。而孙中山病危求医的过程，也成为当时国人关注的焦点。

1924 年 10 月，张作霖、冯玉祥联合推翻了以曹锟为总统的直系军阀政权。冯玉祥、段祺瑞、张作霖先后邀请孙中山北上共商大计。同年 12 月 31 日孙中山抵京。由于长期革命奔波，孙中山积劳成疾，患上了肝病，在抵达天津时肝病复发，抵达北京后病情进一步恶化，在宋庆龄等家属的劝说下，孙中山进入北京协和医院接受手术治疗。术中主刀医生邵乐尔发现，孙中山全肝已坚硬如木，确诊为肝癌，且癌细胞已四处扩散，无法割治。在当时西医治疗癌瘤最流行的方法是镭锭放射疗法，此法对孙中山的病情已无济于事，但仍作为一种医疗手段进行了尝试。在接受放射治疗之后，孙中山的病情并无好转，且进一步加剧。面对进一步治疗的问题，在孙中山身边的人中出现了两种不同的意见。以张静江为代表的一方，见放射治疗起色不大，极力主张改用中医治疗，宋庆龄也同意张静江的观点。汪精卫、孙科等人则犹豫不定。但汤尔和等西医师则坚决反对中医治疗。协和医院的态度很是坚决，如服用中药必须搬离医院，院长刘瑞恒虽自称是孙中山好友，但在这件事上没有通融的余地。孙中山于 1925 年 2 月 18 日出院，移居铁狮子胡同行辕，改由中医治疗，陆仲安、唐尧钦、周树芬三人曾先后为其诊治。在接受中医治疗后，孙中山的病情一度出现好转，当时的外籍西医也承认这一事实。但中医治疗仅一周，2 月 26 日即停服中药继续采用西医利尿、止泻等方法直至 3 月 12 日病逝。①

孙中山的病情及其在中西医之间的摇摆不定，成为当时社会上一件备受关注的事情，而其在病危之际，采用中西医并用的态度，也呈现出中西医并存的现实。实际上从胡适、孙中山等人的就医选择上，也折射出大部分国人的医疗心态。在面对一些慢性病、疑难杂症或不治之症时，西医治疗束手无策后，则选择中医以抱一线生机，在生死面前，患者往往不会因成见而放弃生的希望。事实上，在一些疑难杂症上，中医确有其独到之处，而像癌症一类的疾病，中医虽不足以治愈，但是对于减轻症状，延缓患者的生存时间都是有所帮助的。

因中医与国情紧密联系，同时在某些领域建立了稳定的疗效，这些原因使其在西医的屡屡打压之下，顽强生存下来。

（二）中医的整合与探索

随着西医的传入与中西医间的多次针锋相对，中医界在生存危机之下开始打破之前一盘散沙的局面，逐渐走向团结，同时也开始探索这门古老学科的传承与发展之路。

如前文所述，在中医几千年的发展传统中，医家之间各自为政，缺乏交流，甚至还存在相互攻讦，讥讽诋毁的陋习。这种陋习无疑是中医向前发展的绊脚石。近代医学大家丁福保曾经指出："诋毁同业，即无异自诋其业，更无异自低其身。唯为世人所齿冷，鄙其卑劣，而愈以失信任之心而已，此实业医者之大戒。"而中医之间真正放下成见，走向团结，很大程度上源自于西医的打压。

1929 年"废止中医案"，促成了中医药界的一次大团结，正是由于中医药界的团结一致，才形成了庞大的舆论声势，使得抗争最终取得阶段性胜利。在斗争中成立的全国医药团体联合总会统领全国中医药界与政府和废止中医派不断斗争，甚至还遭到政府的忌恨，

---

① 赵洪钧：《近代中西医论争史》，安徽科学技术出版社 1989 年版，第 106 页。

因为该会"人力、物力、财力均雄厚，动辄通电全国，号召力很强，是中医药界与南京政府斗争的强有力的组织"①。后来这一团体因"不符合法律程序"②而被强令解散。但中医界在严峻的生存危机面前，终于意识到，孤军奋战、各自为政将无法延续中医药事业的发展，只有像西医一样利用职业团体和组织的力量，才能够增强与废止中医派相抗衡的实力。中医药界为了加强团结协作，组织了各类中医协会、学会、公会、研究所，创办中医学校、出版中医刊物，积极宣传中医理论，培养中医事业的后备人才。在共同的核心利益与前途命运的驱使下，中医界为了生存与发展，建立起团结互助的精神，加速了中医事业的近代化。

中医的废存之争不仅使中医界经历了生死存亡的考验，也促使中医界开始反省，对中医理论进行革新与改良，掀起了"中医科学化"运动，这也是在 20 世纪 30 年代初至 50 年代初中医界最有影响的思潮。坚持"中医科学化"主张且具有广泛影响的医家有陆渊雷、施今墨、谭次仲、张赞臣、余无言等，其中陆渊雷是倡导"中医科学化"最为有力者。③ 陆渊雷提倡以科学的方法研究中医，他认为："国医有实效，而科学是实理。"中医科学化的目的："第一步使此后业医之士，渐成科学化；第二步，使世界医学界，得明了国医学之真价值；第三步，使国医融合世界医学，产生一种新医学，而救死已疾之法益臻完善。"④ 陆渊雷的思想主张以西医的理论为出发点，虽强调改造中医，但实则表现出"中医西医化"的倾向。直至新中国成立之初的很长一段时间，"中医科学化"都是党和政府一项基本的中医政策。

从本质上讲，中医科学化就是用近代西方科学方法及科学原则

---

① 赵洪钧:《近代中西医论争史》，安徽科学技术出版社 1989 年版，第 129 页。
② 郝先中:《近代中医废存之争研究》，博士学位论文，华东师范大学，2005 年，第 191 页。
③ 同上书，第 195 页。
④ 马伯英等:《中外医学文化交流史——中外医学跨文化传通》，文汇出版社 1993 年版，第 570 页。

整理中医理论，将中医纳入到近代科学体系中。问题在于，中西医学分属两个不同的文化和知识体系，用西医方法和近代医学标准促使中医科学化，未必是中医的最佳选择和真正出路。① 因为在近来以来形成的唯科学主义话语体系下，科学被近乎盲目地信仰，就如胡适所言："这三十年来，有一个名词在国内几乎做到了无上尊严的地位；不论懂与不懂的人，不论守旧和维新的人，都不敢公然对他表示轻视或戏侮的态度。那个名词就是'科学'。"② 科学在近代中国受到了盲目的崇拜，以至于不符合"科学"的东西，就会受到否定与批判。然而对于中医学而言，其从诞生之始，就并不是一门完全意义上的自然科学。人们无法完全按照自然科学的眼光，用西医的话语体系去规范中医学的概念、原理与逻辑结构。同时中医的理论与疗效还无法完全像西医那样在自然科学实验的条件下，得到证实与证伪，每一张处方也很难重复验证。中医名家的成长，更多地不是得益于实验研究的成果，而是有赖于临床实践中的经验累积及个人对中医理论的临证感悟。③

"中医科学化"是在近代以来唯科学主义话语体系的产物，但是这也使得传统中医复杂的体系与丰富的内涵被"科学地"简读了。当然，我们完全不必将中医中的人文精神与科学主义相对立，但也不能将中医的现代化同中医的科学化完全画上等号，中医的现代化发展应当是包容的，既借鉴、吸收西医的科学理论，也要保存和发扬自身的人文精神，不应邯郸学步，失去自身本有的优点。

（三）中西医的包容与共存之路

在近代西方医学传入中国之后，中西医学两大不同的体系既产

---

① 郝先中：《近代中医废存之争研究》，博士学位论文，华东师范大学，2005年，第196页。
② 胡适：《〈科学与人生观〉序》，摘自《胡适文存》，华文出版社2013年版，第133—134页。
③ 王中越：《实话中医——中医学及其发展的哲学思考》，《南京中医药大学学报》（社科版）2002年第4期，第163页。

生了冲突与对峙，又发生了融合与共生。中医界从分散执业、医家相轻到团结起来维护自身利益；从对"祖秘""家传"秘而不宣到通过学术刊物公开宣传自己的理论主张；从师徒相授到创办中医学校；西医东渐所带来的不仅仅是对中医的打压，也促使中医内部进行深刻的变革，这对于中医的发展来讲又未尝不是一件好事呢？同时西医传入中国之后，一代又一代中国医学工作者投入其中，他们创新理论、丰富实践，还将中医学中的一些有益经验引入到西医领域中，使西医学真正成为了包容与创新的现代医学。中西医学的包容共存，相互借鉴，也推进了中国医学事业的蓬勃发展。

　　早在近代西方医学传入中国之初，便出现了提倡"中西医汇通"的声音，所谓"中西医汇通"，主要就是指对中医学与西医学理论的融会贯通。在中医学界最早明确提出汇通思想的是中医名家唐容川，他认为："西医亦有所长，中医岂无所短，盖西医初出，未尽周详；中医沿讹，率多差谬。因集灵、素诸经，兼中西之义解之，不存疆域异同之见，但求折中归于一是。"① 唐容川希望中西医学能取长补短，通过汇通以求得共同进步与发展之道。与唐容川一样较早提出"中西医汇通"思想的还有朱沛文、恽铁樵、张锡纯等人。朱沛文认为中西医之间虽各有所长，但中医长于脏腑理论的研究，但失于对脏腑形态的认识，其理论有空论的嫌疑；西医长于脏腑形态的解剖，但过于强调解剖，以至于拘泥于此。因此朱沛文主张中西医学应该通其可通，存其互异，以临床为标准取长补短。恽铁樵则明确主张中医要有独立价值，要改进与吸收西医之长，促进中西医汇通。② 张锡纯则在中西医汇通的思想基础上，提出了中西药合用的观点，他主张"取西药之所长，以济吾中药之所短"。张锡纯指出，应当采用西药当中的化学原理，将其运用到中药的药方中。他的观点虽多停

---

　　① （清）唐容川：《中西汇通医经精义》，摘自任应秋《中医各家学说》，上海科学技术出版社1980年版，第162页。

　　② 梁永宣、赵歆、甄雪燕：《医药》，五洲传播出版社2014年版，第142—143页。

留在理论阶段，但是以疗效为主，并用中西药的主张仍然对后人产生了积极的影响。除此之外，近代许多中医名家的思想主张中都存在着中西医汇通的观点，他们致力于从中西医的比较中取长补短，谋求中医的发展。

许多有改良思想的人士，通过对中医与西医之间的不同接触与比较，皆提出过中西医汇通的观点。李鸿章在 1890 年为《万国药方》作序时曾经指出："倘学者合中西之说而汇其通，以造于至精极微之境，与医学岂曰小补！"① 李鸿章希望中西医学之间能够相互学习，借鉴所长，共同致力于医学事业的发展。近代著名改良思想家郑观应十分注重医学在社会发展中的作用，他在《盛世危言·医道》中谈到："中西医各有所长，中医失于虚，西医泥于实……要制药精良，用器巧妙，事有考核，医无妄人，实暗合中国古意。内症主以中法，外症参以西医。"② 作为早期改良思想家，郑观应的一些主张还不太准确，还只是纸上谈兵，但是他的思想见解已经触及西医传入中国之后中医近代化的问题。近代国学大师章太炎在医学研究上颇有造诣，他既反对废除中医，盲目崇尚西医，又反对中医守旧自大，盲目排外，主张中西医汇通，发展祖国特色医学。章太炎明确提出了"融会中西，更造西医"的观点，他主张"道不远人，以病者之身为宗师；名不苟得，以疗者之口为据"③。他认为中医的自立不在于与西医较理论上的高下，而是要以"经验""疗效"作为基点，进而作为衡量一切医学的准绳，使中医自立之"极"成为医学立世之"极"，从而使中医得以在中西交汇的世界中得到不失本色的发展空间。④

---

① （清）李鸿章：《〈万国药方〉序》，摘自王扬宗编校《近代科学在中国的传播（上）——文献与史料选编》，山东教育出版社 2009 年版，第 266 页。

② （清）郑观应：《盛世危言》，中州古籍出版社 1998 年版，第 243 页。

③ 章太炎：《自强医报题辞》，摘自《章太炎全集》第 8 卷，上海人民出版社 1994 年版，第 368 页。

④ 胡一峰：《寻找中医立世之"极"——试论章太炎晚年的医事活动》，《中国科技史杂志》2008 年第 1 期，第 59 页。

中西医汇通的思想在本质上就是"中体西用"的改良思想在医学领域的反映。由于思想认识与物质条件的局限，中西医汇通思想并没有认识到中西医学两种不同的医学体系在理论与技术上的本质差异，最终也没能达到真正汇通的目的。但是中西医汇通的思想及其实践，在中西医学间的交流上进行了有益的探索，在客观上维护了中医学，为保存和延续中医事业的发展做出了积极的贡献。

新中国成立之后，在党和政府的关心与支持下，中医事业迎来了新的发展机遇，在对待中西医学的关系上，20世纪50年代初国家正式提出了"中西医结合"的口号，将"中西医结合"作为医学领域重要发展方向，使"中西医汇通"进入了一个新的发展阶段。

自近代西方医学传入中国以来，中国的医学事业发生了翻天覆地的变化，中西医学之间从接触到产生矛盾再到包容共存，经历了一个长期的过程，而这个过程也是中国医学事业发展进步的过程，中西医学间的相互影响，促成了中西医结合这一新的学科的诞生，同时也为彼此的独立发展提供了更为广阔的视野与思路。我们更应当认识到，无论是中医、西医抑或是中西医结合，本质上都是我国现代医学体系的一部分，其发展都是为了更好地研究人体健康与疾病，也都将共同服务于人民卫生事业，为人民群众的生命健康保驾护航。

第二讲

近代中国卫生行政机构的变迁

近代以前，中国的卫生行政机构主要是医疗卫生服务机构，如唐朝的"太医署"，宋朝的翰林医官院，明清时期的太医院等，以服务宫廷为职掌。清末新政以来逐渐建立并日益完善的卫生行政机构，则与传统迥异。梳理自清末开始设置，到民国时期而逐渐完善，且随着政局的变化而多有变更之近代中国卫生行政机构变迁历史，亦能窥见近代历史的多重面相。

一 晚清卫生行政机构

（一）清末中央卫生行政机构

中国近代意义上的中央卫生行政肇始于清末新政。1900 年，八国联军进驻北京，慈禧、光绪西逃西安，下诏变法，谋求改革。1901 年 1 月，改革正式开始，史称"新政"。1901 年，光绪下令各省饬练巡警，巡警职掌之一就有清道、建立公厕等公共卫生事宜。由于巡警属于舶来品，各省对此的理解不一，因此所办之公共卫生事项也各有差异、程度不一。迫切需要建立统一管理各省巡警的部门，于是巡警部应运而生。

1905 年，清政府增设集公安、民政、司法一体的警政机构——

巡警部，规定各省巡警及京城内、外工巡局所有事项均归巡警部管理。巡警部分设五司十六科。其中五司之一的警保司下设四科，其中之一为卫生科。卫生科的编制有员外郎 1 人，主事 1 人，一、二、三等书记官若干人。卫生科职掌为考核医学堂之设置，考验医生给照，并管理清道、防疫、计划及审定一切卫生、保健章程。①

在巡警部警保司设有卫生科，这是我国政府机关名称里第一次出现"卫生"一词，即第一次出现专管公共卫生的机构。尽管只是一个科，但其历史意义不可低估。在清代，勉强算得上跟医政相关的，只有太医院。遇有大疫，清政府会派太医院医官前去诊治，但太医院毕竟专为清皇室服务，并不是专门医疗卫生的常设机构。巡警部警保司卫生科的设置，虽然规模甚小，但毕竟是我国近代历史上第一次中央卫生行政机构的开端。

1906 年，预备立宪厘定官制，认为警政里不宜包含民政，故改巡警部为民政部，并扩充其职能。民政部仍设五司，其中之一为卫生司。"卫生司掌核办防疫卫生、检查医药、设置病院各事项。拟设郎中一缺，员外郎、主事各二缺，七品小京官一缺，并设六七品医官各一缺，分任之。所有原设之警保司卫生科所掌事务即归并该司办理。"② 卫生司下设三科：保健科、检疫科和方术科，承办卫生司各项卫生事务。

仅隔一年，原来只是警保司下属一个科之一的卫生科，就已经升为民政部卫生司，这足以说明随着社会的发展及对西方的借鉴，卫生，尤其是公共卫生日益受到政府重视。

（二）清末地方卫生行政机构

在地方上，1907 年，清政府诏令各省增设巡警道，巡警道受本

---

① 邓铁涛、程之范主编：《中国医学通史·近代卷》，人民卫生出版社 2000 年版，第 328 页。
② 上海商务印书馆编译所编纂：《大清新法令（1901—1911）》点校本第 2 卷，商务印书馆 2010 年版，第 47 页。

省督抚节制，管理全省巡警事宜。巡警道就所治地方，设立警务公所，下设四课，其中之一为卫生课，主要负责清道、防疫、检查饮食物、屠宰牲畜、考验医事人员、管理医院等卫生事项。卫生课设有正副课长职位，人数原则上不得超过三人，以警察学堂毕业生或曾办警务得力之人充任之。

　　具体到各省，在巡警公所下，有的设"课"，有的设"科"。同巡警部警保司设卫生科一样，地方各省巡警道设卫生课（科）的意义不容小觑，它是我国直省机构中第一次出现的具有统一名称和功能的公共卫生机构。

　　至此，中央民政部卫生司与巡警道卫生课（科）才成为一个完整的卫生行政系统，上下呼应，近代意义上的卫生行政事业开始建立起来。这样，民政部卫生司制定的各种卫生政策，才能由巡警道的卫生课（科）在各省具体贯彻落实，各省所办卫生事务，才不至于太过参差不齐。1907—1911 年间，医院、戒烟局、牛痘局的建立以及清理街道、修补厕所、处理粪秽、管理水井等事宜，即是巡警道卫生课（科）建立后统一办理的卫生事项。

　　与省设立卫生行政机构同步，清末的一些大城市也开始了其卫生行政机构的设置。北京作为当时清政府的首府，其卫生行政机构虽不属于中央，但自然亦不同于地方。巡警部成立以后，原京师内外城工巡局更名为内外城巡警总厅，直隶于巡警部，管理内外城一切警务。两总厅内各下设三处，卫生处是三处之一，设参事官（从五品、视员外郎）一人，管理本处事务，负责清道，防疫，检查食物、屠宰，考验医务、药料，并管理卫生警察事。卫生处下设四股：

　　1. 清道股，负责道路清洁章程的执行；督察路灯的安装以及清洁夫的工作；修建官厕的标准及其消毒方法；禁止居民和铺户随意倾泼秽物、污水及违反清道章程的事件，土车、垃圾车的运载规则及管理办法。

　　2. 防疫股，负责传染病的预防；养病院的检查；种痘的劝告；预防兽疫；检查屠兽场及饮食店；驱逐晾粪场；并考察市脯、饮食用具及瘗埋等事。

3. 医学股，负责医院、疗养院的建设以及厘定相关章程；医学堂的建设以及延聘教习或医员；医生文凭的调查；药品的检查；中西医学书籍的调查以及厘定课程；传播卫生学；并检查各种病情及生死统计事宜。

4. 医务股，负责考验巡长、巡捕及消防队的体格；检查路途病倒之人以及斗殴负伤者的急治以及消毒；诊治犯人之疾病；稽查工场、市场等人群聚集场所之卫生；检验传染病细菌；制造划分中西药品等。

以上各股，每股设股长一人，为正六品警官；副股长二人，为正七、八品警官。

同时，内城巡警总厅还下辖五个分厅，每个分厅又下设三课六所治事。三课中，卫生课为其中之一，其职掌与内城总厅卫生处基本相同，按章程要求，分厅职掌可因各地繁简，按照总厅职掌的分类酌情增减，卫生课的事务较卫生处略为简单一些，将医学与医务合并在一起。六所中，清道所为其中之一，其职责为督察扫夫水夫等工作；管理土车拉运秽物；管理扫除事以及一切污秽不洁之物；管理官井事项；街道器具均归该所收放点验等。

经过几年改革之后，进入宣统年间（1909—1912），京师内外巡警总厅的官制、职掌基本确定，卫生处仍是最基本的构成之一，主要负责清道、防疫、检查饮食物、牲畜屠宰、各类化验、医政管理、药品管理等事项。卫生处下设第一科和第二科，两科各有职掌：第一科负责清洁、保健、防疫等项事宜；第二科负责医政管理、各类化验、戒烟等项事宜。两科各设科长1人，科员5人，负责具体卫生事务。

与北京在内外城巡警总厅下设卫生处不同，广州是巡警总局下设卫生科负责卫生事宜。广州政府遵照中央指令将保甲总局改组为巡警总局后，在 1907 年开始实行分科治事，设置总务、警政、警法、卫生四科。卫生科下设清洁、医务和医学三股。这是广州最早的卫生行政机构。

上海则是自治公所下设卫生处，管理城市卫生。1909 年，上海城厢内外总工程局改名为上海城自治公所，自治公所设卫生处，负责城厢环境卫生。

从北京、广州、上海三市名称各异的卫生主管机构可以看出，虽然清政府设立巡警道，力图整齐划一全国各地之卫生事宜，但卫生也好、巡警也罢，都属舶来品，制度草创之初，中央无暇深思，事多从权，各地则因地制宜，多在原来的行政机构上，或因或革，或撤或并，"旧瓶装新酒"，风格各异，然后相继登台亮相。

与市级相比，清政府在州县和城镇乡的卫生机构设置上就要"粗犷"得多。由于地方自治在清末成为改革的热点，因此清政府便在州县和城镇乡增设佐治官负责地方卫生。主要涉及清洁道路、蠲除污秽，管理施医药局、医院、医学堂、公园、戒烟会等卫生事项。

另外，值得一提的是，清末由于鼠疫等传染病肆虐，还因地制宜设立一些地方性的卫生防疫机构。比如 1908 年，受鼠疫影响，直隶设北洋卫生处。1910 年，哈尔滨爆发鼠疫，传染极剧，东三省死亡五万余人，鼠疫平息后，遂设东三省防疫总处于哈尔滨，附设医院于哈尔滨、满洲里、大黑河等处，又在牛庄、齐齐哈尔等处先后建设防疫医院。

至此，从中央到各行省，再到各州县，再至各乡镇，都有专门的主管机构和人员来掌管卫生事宜，形成一个从上到下的系统。虽然清朝不久覆亡，但它却为民国以后的卫生行政奠定了初步基础。

二 北洋时期卫生行政机构

（一）中央卫生行政机构

1912 年，民国肇立，北京政府设内务部，掌理全国卫生事宜。根据 1912 年 8 月 8 日公布的《内务部官制》十三条，第一条规定"内务总长管理警察、卫生、宗教、礼俗、户口、田土、水利、工程、公益善举、著作出版及地方行政，并选举事务；监督所辖各官署及地方官"①，于是"在内务部下设六司，其中之一为卫生司。卫生司设司长 1 人，承内务部长命令，总理一切司务。卫生司的职责包括：1. 传染病、地方病之预防、种痘及其他公众卫生事项；2. 车船检疫事项；3. 医士、药剂士之监察和管理事项；4. 药品及卖药营业之检查事项；5. 卫生会、地方卫生组织及病院事项。""卫生司下设四科，每个科设科长 1 人，承司长命令办理本科事务。四科职掌分明：第一科的职掌有：调查全国卫生制度与本国风土习惯，相比较以定卫生行政之方针；调查关于各地卫生应兴应办事项；关于卫生法令提出议案于内政部之事项；组织卫生讲演会，使一般人民趋重卫生；预算卫生行政之经费；考核卫生行政之成绩；编制卫生统计表；编制卫生年报等。第二科职掌有：关于医师、药师之业务，产婆、看护之养成，药种商及卖药营业取缔事项；关于旅馆、客栈、饮食店、理发店、浴池盆汤、工厂会所、剧场及一切公共场所之卫生事项；关于牧所、屠场及鸟兽化制场之事项；关于家屋、道路、沟渠之清洁及污秽物之烧弃事项。第三科之职掌有：关于传染病、地方病、痘疮及兽疫事项；关于船舶检疫事项；关于花柳病检查事项；关于地方病院及卫生事项。第四科职掌有：关于药品事项；关于嗜好品、香妆品、着色料及其他一切之检查事项；关于饮食物检

---

① 《中华民国内务部官制》，《协和报》1912 年第 27 期，第 62 页。

查法之审定事项；关于卖药之检验及取缔事项。"①

1914 年，内务部下设卫生陈列所，掌办关于卫生药品陈列、检查及保管事项。其人员有所长、技术员及事务员，其中，所长"承内务总长之指挥，监督总办所内一切事项"。技术员"分掌陈列检查保管及一切技术事务，并研究卫生事宜"。事务员"管理文牍庶务事项"②。

1917 年，内务部下再设化验室。化验室设主任、化验员、助手等职员。"主任承内务总长之指挥及卫生司司长之指导，管理化验室一切事务。化验员专掌化验事务。助手补助化验员佐理化验事务。"③ 化验室掌管卫生上各种化验事务。其下分设检明股和药品股。检明股之职掌有：掌管化验空气、用水、衣服、材料、饮食、药品及其他有关于卫生之一切物品，并调查其对于卫生上关系各事项；调查关于卫生试验方法事宜；调查关于病原事宜；裁判医事上之化验事宜。药品股之职掌有：掌管化验呈请立案，西药之精粗真伪及适用医药与否事宜；掌管化验呈请立案之丸散等药有无鸦片、吗啡及其他禁制药品事宜；调查西药制造方法，并模仿制药事宜；试制药用鸦片制品事宜。

从卫生陈列所和化验室及其长官之隶属，可以看出二者不是卫生司的下属机构，而是与卫生司并列，受内务部管理及监督之部门。

这种散漫特点还表现在，除了内务部外，北京政府在外交部还设有东三省防疫总处，令教育部负责医药教育及学校卫生，农工部则负责劳工卫生，又在陆军部设军医司，司军旅之卫生，海军部军务司设医务科，司海军之卫生。然"机关分歧，事权散漫，警察注重取缔，多属消极工作。故所得成绩，较之列国，相形见愧，良有

---

① 《内务部卫生司暂行职掌守则》，《临时政府公报》1912 年第 57 号，第 11—12 页。
② 内务部编：《卫生行政讲义》，《民国文献类编》第 984 册，国家图书馆出版社 2015 年版，第 213 页。
③ 同上书，第 204 页。

以也"①。

此外，需要说明的是，卫生司曾有三年改司为科的曲折时期。1913年，袁世凯修订官制，卫生司被取消，改在警政司下设卫生科，即卫生司被降格为卫生科。1916年，袁世凯去世，卫生科才重新升格为卫生司。此后，内务部卫生司掌管全国卫生行政事业遂成北洋时期之定制。

由此可见，北洋时期，内务部虽为中央最高卫生行政机关，但执行者为警察机关。北洋时期的卫生行政基本还是沿袭清末，仿效日本，寓卫生于警政之中。

（二）地方卫生行政机构

从理论上讲，地方最高卫生行政机关为省公署，次则警察官厅，再次为县知事。按照1913年3月23日公布的《各省行政公署办事章程》，各省设内务司，其职责之一就包含负责该省卫生事项，包括病院及卫生组织事项；传染病预防及检疫事项；医师、药剂师业务之监查事项；药品及卖药营业之监查等事项。

但事实上，各省及省会、通商大埠的卫生工作，实际上并不是直接由内务司负责。依照1913年1月8日公布的《划一现行地方警官厅组织令》之规定，地方警察官署于其管辖区域内，有管理卫生事项之职责。按规定，地方警察官署应设卫生科专司卫生事项。以广西为例，广西先是遵照中央命令，将巡警道改为警视厅，后又改名为南宁警察厅，掌管全省社会治安。警察厅下设包含卫生科在内的八个科室及警卫队、清洁队等五个队。卫生科负责主管全城清洁卫生、防疫、井水消毒等事务。清洁队设队长1人，队副1人，并设有办事员、文书若干，清道夫约40名，负责全市街道垃圾的清运工作。1915年7月，广西当局又依照北洋政府所颁《各省整顿警政办法大纲》成立警务处，内设包含清洁科在内的四科。清洁科设科

---

① 马允清：《中国卫生制度变迁史》，出版社不详，1934年复印本，第114页。

长 1 人、科员 3 人，其职责与之前大致相同。再以河南开封为例，1916 年，河南省按《地方警察厅组织令》，裁撤省会巡警道和警务公所，改设省会警察厅，省会警察厅下设"卫生科"，有 6 名卫生警察，偕同处理开封城厢的公共卫生事务。①

大体说来，各地警察厅卫生科职掌有：

1. 道路事项。主要负责道路有无堆积秽土、秽物及抛弃牲畜死骸，倾倒污秽水土之事。

2. 沟渠事项。包括：沟渠有无淤塞情形及秽恶气味；有无堆积秽土秽物及抛弃牲畜死骸，倾倒污秽水土之事。

3. 厕所事项。包括：官私立厕所有无不洁及厕外便溺情事；清厕夫及粪夫打扫官厕是否洁净；厕所墙垣及尿池等，有无坍塌及不洁情事。

4. 保健事项。包括：饭庄、酒店、旅馆及其他售卖饮食物者，有无违反管理饮食食物规则情事；饮食物品有无掺杂伪货、妨害卫生情事；饮食物着色料是否含有毒质；牛乳酪浆有无陈腐不洁情事；牛、羊、猪、鸡、鸭等禽兽有无当街屠宰及积存皮骨毛血秽气情事；畜事是否清洁；药房等处售卖水是否遵照限制办法；各产婆有无未领执照私自营业及例外勒索并为人堕胎情事。

5. 防疫事项。包括：传染病有无发生；羊肚作坊有无违章，积存秽物及晒晾血料情事；剔骨肉作坊有无在歇业期内营业及违章积存秽物情事。

6. 医务事项。包括：官私立医院施行诊治有无不合法情事；官私立医院中西药房配置药品有无错误情事；已考取医生是否遵照取缔规则办理；已考取医生有无顶名冒替情事。

7. 化验事项。包括：大小各药店所售药品有无伪货冒充情

---

① 开封市卫生局编：《开封市卫生志》，河南人民出版社 1990 年版，第 11 页。

事；大小各药店有无秘卖堕胎药及违禁各项药品情事；摆摊售药有无违背取缔规则及未经考验私售情事；各店铺代卖寄售各项药品是否经厅考验批准；制造汽水场有无违背管理规则之事；各店铺棚摊代售之汽水，是否经厅检验批准，是否清洁。

在各县，县知事为初级地方行政官署，管理全县行政事务。卫生为行政事务之一部分，因此，卫生行政自然属于其权限之内。依《各县知事公署暂行办事章程》规定，"知事有综理一县内卫生上之事"①。

简言之，北洋时期的卫生行政，从组织体系上看，有两大特点：其一，因循清制，卫生寓于警政。各省在全省警务处设卫生科，主管卫生事项。在省会级商埠，警察厅下设卫生科，专管卫生。各县有警察局所，负责办理县区卫生事宜。其二，行政组织散漫无序，军医属海陆军部，工人卫生归农商部，学校卫生由教育部办理，事权不能统一，实为卫生事业进展的极大障碍。从内容上看，北洋时期，中央和地方之卫生行政机构，其工作范围已经涉及传染病管理、妇婴卫生、学校卫生、工厂卫生、环境卫生、生命统计、卫生教育、疾病医疗等内容，虽分类尚有不合理之处，也尚不能全部囊括公共卫生之全部，但也算粗具雏形。从行政效果上看，内务部卫生司的设置完全是模仿日本，但却是邯郸学步，食洋不化，其制度并不适合当时之中国国情，因此内务部卫生司四科，虽"职权甚扩大，组织详密"，出台不少卫生条例，也制订不少卫生计划，但终因"缺乏人才及相当的地方卫生行政机关，所以不能执行一切卫生事务，由是十七年来的卫生司就等于虚设"②。一言以概之，北洋时期之卫生行政，"制度既不完备，事业亦少推进"③。

---

① 内务部编：《卫生行政讲义》，《民国文献类编》第984册，国家图书馆出版社2015年版，第208页。

② 朱季青：《我国历年来公共卫生行政的失策》，《医学周刊集》1929年第2卷，第289页。

③ 俞松筠：《卫生行政之史的回顾》，《社会卫生》1946年第4期，第8页。

金宝善认为，1928 年以前地方卫生行政"无一定制度，各省市县均无卫生专管机构"①。

三　国民政府时期卫生行政机构

（一）中央卫生行政机构

南京国民政府时期，中央卫生行政机构的变迁显得异常复杂，先后经历了升级、降级、再升级、再降级、第三次升级又再降级的复杂历程。

南京国民政府成立后，于 1927 年 4 月设置内政部卫生司，总理全国卫生事宜。旋因鉴于卫生行政之重要，"以公共卫生为近代政治趋势之所重视"②，于 1928 年 10 月，"仿欧美之制度"，在中央设卫生部。卫生部实由内政部卫生司而来，这是第一次由"内政部卫生司"升为"卫生部"。卫生部隶属于国民政府行政院。第一任卫生部长为薛笃弼。1928 年 11 月 24 日，国民政府行政院公布卫生部组织法，规定卫生部管理全国卫生行政事务，附属机关有中央卫生委员会、中央卫生试验所、卫生行政人员训练所、中央防疫处、中央医院、海港检疫所等，并以总务、医政、保健、防疫和统计五司分掌各项卫生事宜。

与巡警部警保司卫生科之设置一样，"卫生部"的设置在我国卫生行政历史上意义非凡。这是卫生行政部门第一次跻身中央政府组成部门，并且以"卫生部"为名，指代中央卫生行政机构，这在我国历史上也属首次。

由于经费所限，卫生部只存在了三年，其后，中央卫生行政机关反复升升降降，在行政院与内政部之间兜兜转转。1931 年，卫生部缩

---

① 金宝善：《民国以来卫生事业发展简史》，《医史杂志》1948 年第 1—2 期合刊，第 20 页。
② 同上书，第 25 页。

减为卫生署，隶属于内政部。1936 年卫生署不再隶属于内政部，改隶属于行政院，仍掌理全国卫生事务。1938 年，卫生署又改隶内政部。1940 年内政部卫生署再次划归行政院直辖。1947 年 3 月《行政院组织法》公布，确立行政院为全国最高行政机构，形成"十四部三会"之组织格局，卫生部乃其中一部之一，由原卫生署升格而来。1949 年 3 月，《行政院组织法》修订，将社会、地政、卫生三部并入内政部，形成"八部二会"之组织格局，"卫生部"面临再次降格。同年 5 月中华民国政府公布修订的《内政部组织法》，第六条规定内政部设卫生署，掌管全国卫生行政事务，卫生部再次降为内政部卫生署。数月后，国民党政府败退台湾，其卫生行政机构也一并没入历史洪流。

由于此期中央卫生行政机关变迁复杂，限于篇幅，兹以 1938 年内政部卫生署时代为例，将当时作为中央最高卫生行政机关的卫生署之下属组织及职掌，细述如下：

内政部卫生署，其下设有海港检疫处、总务科、医政科、保健科和中医委员会。海港检疫处职掌各海港检疫所之调查及设置，各海港检疫所之视察及改善，传染病及瘟疫之调查及指导，海港流行病之调查、统计及报告，国际检疫等。总务科职掌有：收发、分配、撰拟保存文件，典守印章，职员之任免及成绩考核，编译出版品，庶务及其他不属各科之事等。医政科职掌有：国立、公立、私立医院疗养院之监督，医师、药师、助产士等资格之审定及业务监督，医师、药师等公会监督，药商、药品制造之监督，药用植物之培植及药品制造之奖励，药典之调查、编订，麻醉药、剧毒药品及剧毒物之取缔，饮料食品及其他用品之检查，其他医政专项等。保健科职掌有：传染病防治管理，卫生行政人员之训练指导，各项卫生设施之指导、监督，医药救济等。中医委员会则负责关于中医的事务。①

卫生署之附属机关共有十二处，分别是：卫生实验处、中央医

---

① 内政部编印：《卫生统计》，出版社不详，1938 年版，第 24 页。

院、中央防疫处、西北防疫处、蒙绥防疫处、蒙古卫生院、中央药物研究所、厦门海港检疫所、汕头海港检疫所、广州海港检疫所、武汉检疫所和公共卫生人员训练所。

其中，卫生实验处下设八大系，及防疫检验系、化学药物系、寄生虫学系、环境卫生系、社会医事系、妇婴卫生系、工作卫生系和卫生教育系。分别负责防疫检疫，化学药物之检验、研究及改良，寄生虫之调查和研究，环境卫生之指导、社会医疗救济、妇婴卫生、工厂卫生及劳工卫生等事项。由于各系职掌繁多，今仅以卫生教育系为例，以窥卫生实验处各系职掌之一端。卫生教育系职掌包括：各项卫生工作人员之训练、学童健康保护及学校卫生之试验推行、医学校教育问题之研究改善、中央卫生图书馆及中央卫生陈列馆设之筹设、民众卫生教育方法之涉及推行及材料之制备。

中央医院掌理疾病之治疗并医务人员之实施训练等事项。下设内科、外科、产妇科、眼科、耳喉鼻科、牙科、X光科、检验科、电疗科、护士部和药局等科室。中央防疫处设有秘书室、第一科、第二科和第三科。西北防疫处和蒙绥防疫处均设有第一科、第二科和事务室。蒙古卫生院设有医务防疫股、保健股、事务股和巡回医队。中央药物研究所设有药理组、化学组、植物组合事务室。厦门海港检疫所、汕头海港检疫所、广州海港检疫所和武汉检疫所则均设所长1人，医官6—8人，秘书1人，事务主任1人管理相关事务。公共卫生人员训练所则开办有公共卫生医师讲习班、药师讲习班、妇婴卫生研究班、热带病学研究班、中央医院补习医员讲习班、公共卫生护士讲习班、卫生视察训练班、学校卫生人员训练班和检验技术生训练班。

由此可以看出，历经清末及北洋时期中央卫生行政之摸索，国民政府在广泛考察欧美各国卫生行政的基础上，不断扩大卫生行政组织体系，已具有相当之规模，基本已囊括公共卫生之方方面面，是近代中国卫生行政最完备之时期。

（二）地方卫生行政机构

卫生部设立以后，在地方，各省设卫生处，隶属于各省民政厅，受卫生部之直接指挥及监督。各特别市设卫生局，隶属各该市政府，受卫生部之直接指挥及监督。各市县设卫生局，隶属于市县政府，受卫生处之直接指挥及监督。各特别市、各市县卫生局及直接处理卫生事宜之卫生处，就其辖境内，应依自治区域划分若干区，以处理卫生事宜。各大海港及各国境冲要地，设海陆检疫所，直接受卫生部之指挥及监督。

由于有了地方卫生机构的设定，内政部于 1928 年 10 月颁行的《各级警察机关制大纲》和 1929 年 10 月公布的《首都警察厅组织法》，均解除了以往警察管理卫生事务的职责，从法理上，卫生不再归警政所管，这是近代卫生行政变革的一大进步。

虽然《全国卫生行政大纲》中规定了各级卫生行政机关的名称及隶属关系，但省级卫生行政机关一直未能及时设置。直到 1931 年，国民政府成立了全国经济委员会卫生实验处，在该处的指导下，部分省份才先后建立起卫生实验处；1934 年，中央卫生技术会议召开，制定了《省卫生行政实施法案》，决定在各省设立卫生实验处以担任卫生行政的工作。同年，江西省作为先行者，在全国经济委员会的协助下，设置了卫生处，掌管全省卫生行政。紧接着，国民政府考虑到西北的气候恶劣、经济落后、医疗卫生条件差，因此国民政府全国经济委员会决定设立西北办事处，一方面是为了改善西北医疗环境，而另一方面根据当时的情况，也有以开发西北之名笼络军阀并渗透西北之意。卫生实验处"以卫生事业，西北方面以前未曾举办，且与各种事业关系最密，亟应同时推进"①。此举一出，各个省份积极响应，到了 1937 年，我国的卫生机构已从原来只有中央

---

① 《全国经济委员会卫生实验处工作报告》，《首都市政府公报》1935 年第 215 期，第 23 页。

一处而扩展到遍布全国尽 9 个省份：

1936 年 8 月，安徽设立卫生院，隶属于省政府民政厅；

1936 年 7 月，云南设立全省卫生实验处，隶属于省政府；

1935 年 7 月，浙江设立卫生实验处，隶属于省政府民政厅；

1935 年 1 月，陕西设立卫生委员会，隶属于省政府；

1934 年 12 月，宁夏设立卫生实验处，隶属于省政府；

1934 年 11 月，青海设立卫生实验处，隶属于省政府；

1934 年 9 月，甘肃设立卫生实验处，隶属于省政府；

1934 年 7 月，湖南设立卫生实验处，隶属于省政府民政厅；

1934 年 6 月，江西设立全省卫生处，隶属于省政府。

不难发现，各省不仅在设立最高主管卫生机构的时间上不一致；而且名称各异，或"卫生实验处"，或"卫生委员会"，或"全省卫生处"；隶属也不统一，有的归口省政府，有的则隶属省政府民政厅。即便是下属科室，也颇有其"地方特色"。比如，湖南卫生实验处，其下属机构是"组"，由卫生管理组、防疫检验组、卫生工程组、妇婴卫生组、卫生教育组等五组组成。宁夏卫生实验处，其下属科室则为事务室、医务课和医健科。福建全省卫生处则下设第一科、第二科、第三科和秘书室等四个科室。

虽然这些省的最高卫生机关名称不一，但总算设有专门卫生机关。据内政部 1938 年 10 月统计，当时还未设专管卫生机关的省份尚有 11 个，这些省份由民政厅下属之某一科室来主管。具体情况如下：

表1　　　　　1938 年 10 月前尚未设专管卫生机关的省份①

省别	主管卫生行政机关	负责卫生科室	成立年月
江苏	民政厅	第五科	1928 年
安徽	民政厅	第三科	1927 年 11 月

---

①　内政部编印：《卫生统计》，出版社不详，1938 年版，第 25 页。

省别	主管卫生行政机关	负责卫生科室	成立年月
山东	民政厅	不详	不详
陕西	民政厅	第三科	1928 年 10 月
河南	民政厅	第四科	1934 年 9 月
河北	民政厅	第四科	1928 年 7 月
湖北	民政厅	卫生科	1937 年
广西	民政厅	不详	不详
四川	民政厅	第二科	1935 年 2 月
绥远	民政厅	第四科	1928 年 7 月
察哈尔	民政厅	第三科	1928 年 6 月

从表中，我们可以看到与各省之设立最高卫生机构相似之情形：设立时间不一，主管科室名称五花八门。甚至在内务部卫生署的统计中，统计部门居然在广西和山东两省的"负责卫生科室"和"成立年月"留白，似只能理解为内政部卫生署之统计部门不知当时这两省究竟谁主卫生。

为了推进各省地方卫生事业建设，行政院就向各省市下达命令，要求参照安徽、云南、浙江等情况，积极筹设卫生行政机关。但随后因日本侵华、抗战爆发而无法推行。

不过，四川却因抗战原因，促成专门卫生机构之设立。在 1938 年以前，四川省没有设立专门的卫生行政机关，全省的卫生行政事宜概由省政府民政厅第二科负责管理。1938 年 5 月，四川省才设立卫生委员会，统筹全川卫生事宜，但实际上该委员会并没有什么作为。[1] 全省卫生事业尚处于"卫生行政，实无可陈述"，"上焉者，略作施诊舍药工作，即认为已尽卫生行政之能事。下焉者，并此而无之"的状况。[2] 全面抗战爆发后，国民政府迁都重庆，四川战略地

---

[1]　张玲：《抗战时期四川医药福利事业研究》，博士学位论文，四川大学，2009 年，第 20 页。

[2]　内政部编印：《卫生统计》，出版社不详，1938 年版，第 18 页。

位日益重要，成立专门省级卫生机构遂提上议事日程。1939 年 5 月，四川省成立卫生实验处，隶属于省民政厅，陈志潜就任第一任四川省卫生实验处处长。1941 年，卫生实验处更名为"卫生处"，仍隶属于民政厅，掌管全省卫生事项。

当时的四川省卫生处下设秘书室、第一科、第二科、技术室、会计室和统计室。秘书室职掌为：核阅文告、撰拟机要文电、编审法规、编校刊物、译电报以及其他事项。

第一科又下设文书股、人事股、出纳股和庶务股。各股职掌如下：文书股：文书收发、撰拟缮校档案、保管典守印信；人事股：本处职雇员及各县市卫生人员任免、迁调、考核、奖惩等；出纳股：经费之出纳及出纳之记录；庶务股：公物之购置、保管、领发及其他庶务事项。

第二科下设保健股和登记股。登记股负责医药机关团体人员之登记事项，保健股关于改进环境卫生、防止传染病及其他有关保健行政之设施事项。技术室负责关于医药卫生之规划及县市卫生行政及各附属机关卫生技术之指导事项。统计室负责统计材料汇集、整理、分析、统计、图表之绘制、设计事项。

会计室下设岁计股、会计股和审计股。其中，岁计股负责关于卫生处及各附属机关县市卫生院所经费岁计事项；会计股负责会计事项；审计股负责各附属机关收支账目单据书表审核事项。

同时，卫生处之附属机关有：行政区省立医院、公务员诊疗所、防疫救护队、成都保婴保健院、省立妇婴保健院、省立传染病院、卫生材料厂、公共卫生人员训练所、环境卫生队、市卫生事务所、县卫生院等。其附属各机关职掌如下：

行政区省立医院：关于全区各县医疗工作之改进，保健工作之研究、设计，卫生事业之考查与监督事项；

公务员诊疗所：关于公务员及其眷属疾病诊疗、预防接种、卫生教育与身体检查事项；

防疫救护队：关于防疫宣传、饮水消毒、预防接种及扑灭疫病事项；

成都保婴保健院：关于妇婴卫生、教育保健、预防治疗等事项；

省立妇婴保健院：关于收容产妇、小儿、各科病人，调查婴儿之死亡原因并研究产妇、小儿、各科疾病之防治问题，训练妇婴卫生工作人员等事项；

省立传染病院：关于本省各种传染病之治疗，收容九种传染病人，并办理检验粪便痰唾血液，调查肠胃寄生虫，研究防治方法等事项；

卫生材料厂：办理采购药械，原料制造，药品供给本省各级卫生机关，并办理包装及运输事宜；

公共卫生人员训练所：办理医生、护士、助产士、药剂生、卫生工程员、检验员等训练事项；

环境卫生队：关于本省、各县市改良水井及厕所设计推进及指导事项；

市卫生事务所：关于市区内环境卫生之改进，防治疫病以及其他有关市民保健事项；

县卫生院：关于全县医药救济管理，全县防疫检验、环境卫生、妇婴卫生、学校卫生、推进检验，劝戒吸烟吸毒人犯等事项。①

可见，四川卫生处虽然设立较晚，但因政府内迁，又由公共卫生经验丰富的陈志潜博士主政，其组织体系及职掌已较为完备，虽与沦陷前之上海、广州相比，难以望其项背，但若考虑其原有之状况，则

---

① 《四川省卫生工作统计》（民国三十四年十二月），四川省档案馆藏档案，全宗号：民113，案卷号：118。转引自张玲《抗战时期四川医药福利事业研究》，博士学位论文，四川大学，2009年。

实在值得肯定。

总的来说，建立的省级卫生机构，不仅在一定程度上减轻了中央卫生部的压力，而且各省份有自己独立的卫生部门，有助于改善各省份的医疗卫生条件，防疫保健方面得到了加强，有利于人民的生活安定健康和社会环境的净化与稳定。

当然，建立市级和县级的卫生机构也同样重要。建立市级卫生机构根据城市的具体情况进行。当时国民政府把城市分成特别市与普通城市两种情况，特别市直属于国民政府。1928 年南京国民政府公布《特别市组织法》，规定应在特别市设立卫生局。南京国民政府早期，市设卫生局或卫生事务所者有：南京、上海、北平、天津、广州、杭州、南昌、汉口、青岛等；其中北平和青岛的卫生机构在 1930 年因经费原因撤销；但不久北平又再度建立卫生机构，并完全负责卫生事务。为便于读者了解特别市的行政组织体系，兹将南京、上海、北平、广州等四个具有代表性的特别市以表格罗列如下：

表 2　　　　　　南京、上海、北平、广州卫生机关情况①

市别	机关名称	隶属	成立时间	职掌	机构组成及主管事项	
					机构组成	主管事项
南京	卫生事务所	市政府	1932 年	掌理本市防疫、保健、诊疗、化验、取缔等公共卫生行政之实施事项	第一课	掌理环境卫生、传染病管理、生命统计、医事人员管理、医疗机关、医药团体管理等事项
					第二课	掌理市立医疗机关、管理饮食、药品化验、检定以及病原检验等事项
					第三课	掌理妇婴卫生、学校卫生、劳工卫生、卫生教育、训练卫生人员及其他保健事项
					第四课	掌理文书、典守印信、人事、会计、庶务、编制报告、刊物等事项

① 内政部编印：《卫生统计》，出版社不详，1938 年版，第 13—14 页。

续表

市别	机关名称	隶属	成立时间	职掌	机构组成及主管事项	
					机构组成	主管事项
上海	卫生局	市政府	1927年	掌理全市卫生事项	第一科	掌理文书、典守印信、人事、会计、庶务、医药管理等事项
					第二科	掌理卫生教育、生命统计、环境卫生、物品检验等事项
					第三科	掌理妇婴卫生、学校卫生、劳工卫生、传染病管理、施诊给药等事项
北平	卫生局	市政府	1934年	掌理全市卫生事项	第一科	掌理文书、会计、庶务等事项
					第二科	掌理统计防疫等事项
					第三科	掌理环境卫生事项
					第四科	掌理卫生教育、保健、医药救济等事项
广州	卫生局	市政府	1926年	掌理全市卫生行政事宜	秘书处	掌理文书、典守印信、会计、庶务等事项
					第一课	掌理传染病、管理生物学制品之检验、取缔等事项
					第二课	掌理饮食物管理、药品管理与卫生有关之营业管理及一般环境卫生等事项
					第三课	掌理公私医药机关之管理、医事人员管理、卫生教育、生命统计等事项

此外，这些特别市卫生局还有不少附属机关。如南京特别市卫生事务所之附属机关有：市立医院、市立传染病医院、戒烟医院、各分区卫生分所（共21所）、教育委员会；上海特别市卫生局之附属机关有：市立医院、卫生试验所、高桥区卫生事务所、江湾区卫生事务所、吴淞区卫生事务所、沪南区卫生事务所、市立传染病医院、市立上海医院、沪南戒烟医院、沪北戒烟医院、万国公墓等。北平特别市卫生局之附属机关有：市立医院、传染病医院、第一卫生区事务所、第二卫生区事务所、第三卫生区事

务所、第四卫生区事务所、保婴事务所、精神病疗养院、妓女检治事务所、烈性毒品戒除所、戒烟医院等。广州特别市卫生局之附属机关有：第一卫生区事务所、第二卫生区事务所、第三卫生区事务所、第四卫生区事务所、第五卫生区事务所、第六卫生区事务所、卫生检验所、清理粪溺专员办事处、市立医院、传染病医院、精神病疗养院、麻风病院等。

与各省五花八门的最高卫生行政机关名称如出一辙的是，南京、上海、广州、北平等特别市，其组织体系一样不统一，附属机构数量各异，且各有侧重。

相比于特别市，普通市的要求就没有这么高了。国民政府仅要求有条件者设卫生局，而没有达到条件不能设立卫生局的城市还是由警察机关管理卫生事务。1928年国民政府颁布了《市组织法》，规定公安局有防疫、卫生、设置及取缔医院和屠宰场等职责；1936—1937年，新颁布的省、市及县警察机关组织章程也规定各级警察机关行政科有兼管卫生事务之职责。根据内政部卫生署的统计，截止到1938年，还有青岛、济南、厦门、重庆等城市没有设立卫生局，而改由公安局下属之卫生科管理。

由警察管理并不代表着像清末时期那样卫生事业完全隶属于公安部门（警察系统），也不意味着倒退，而是卫生部与警察合作，共同管理。比如，卫生警察要负责"一个地区内的出生、死亡及死因的调查，道路的保洁，食品卫生调查（包括取缔不良卫生食品），流行传染病疫情的调查和预防宣传"。这样做能够减轻卫生部的压力，也是为了保障各项卫生工作能够有条不紊地进行，提高效率。

县级卫生行政机构，与普通市一样，也暂由警察局负责。根据1928年9月15日国民政府颁布的《县组织法》，县的卫生、防疫机构由警察局负责。国民政府最早提出设立县级的卫生局，但因为条件有限，几乎没有地方可以实施，而县以下乡镇、村落早期也只是设立一些卫生实验区。如1925年中华平民教育促进会河北定县创立的保健院，1931年内政部卫生署在南京附近创设的晓庄乡村卫生实验所和汤山卫生实验区等。这些实验区的设立，卫生署逐渐总结了些许经验，形成了一些新思路：在县级设立医院作为基层卫生的中心。1931年内政部通令各省民政厅，令各县须设立卫生机构，并要求每县设立一家医院作为县医药卫生中心机关，如果县或县级以下的部分地区因条件不足而无法设立医院的，也必须设有卫生机构专门负责管理卫生事务。据统计，截止到抗日战争，各县设立卫生院或县立医院者，计有江苏25县、浙江14县、江西83县、山东2县、河北1县、陕西9县、福建18县，共152县；广西12区，每区设卫生事务所1所。① 县级卫生机构的设立，使中国地方卫生事业得到了发展，在卫生事务方面取得了进步，在解决城市里人民的医疗卫生保健的同时，县乡镇的人民也得到了专业且规范的医疗保障，也为我国的地方事业打下了良好的基础。

综上所述，中国的中央卫生行政机构自清末设置卫生科开始至北洋政府覆灭，彼时卫生行政尚寓于警政之中。南京国民政府建立后，仿欧美之例，设卫生部为最高之卫生行政机关，卫生始脱离警政，但县级及以下之卫生事业，因条件所限，仍与警政保持密切联系。即便如此，卫生脱离警政而独立，乃是近代中国卫生行政之一大进步。

然近代中国卫生行政虽历经几十载之发展，但直到新中国成立前，中国都没有一以贯之的卫生行政组织系统。"有卫生实验处，有卫生局，有卫生科，有卫生试验区，有卫生员，有卫生事务所，而同一机关时而变'局'，时而改'科'，时而改'处'，时而改'股'，各地各自为政，随地方长官之兴趣和好恶而任意变更，且同一地方有重复之卫生机关，隶属系统各异，叠床架被，事权不统一，系统不明白，机关频更，政令屡改。"② 地方尚且如此，遑论中央！

---

① 邓铁涛、程之范主编：《中国医学通史·近代卷》，人民卫生出版社2000年版，第341页。
② 林竟成：《中国公共卫生行政之症结》，《中华医学杂志（上海）》1936年第10期，第953—954页。

即便是政权存在时间较长的国民政府时期，其最高卫生行政机关，也是升升降降，隶属不一，朝令夕改，令人无所适从。

究其原因，主要有二：其一，政权更替频繁，政局不稳，内战、外侵以及中央与地方经常貌合神离，导致政府无暇、无力顾及和推行卫生行政。其二，卫生经费极度匮乏，中央也好，地方也罢，均有心有余而力不足之状。时人就曾感慨，直到 1934 年，"各省区之设立卫生处者，惟湖南而已。特别市之设卫生局者，则旋作旋辍。或辍而复作者，年有所闻，是亦为经费所限欤！"[①]

于国于民，可不叹矣！

---

① 林竟成：《中国公共卫生行政之症结》，《中华医学杂志（上海）》1936 年第 10 期，第957 页。

第三讲
近代中国的教会医学事业

　　中华民族历来崇尚"和而不同""兼容并蓄"的理念，中华文化的包容精神使其能够平等、宽容地对待外来文化。以医学为例，在隋唐时期就吸收过印度古代的医学知识，到了北宋，又大量吸收来自阿拉伯的医药知识，但此时医药学知识的传入仅仅被认为是文化交流的一种表现形式。当时的中国正处于封建社会的鼎盛时期，这些零星的医药知识并不能捍动中国本土医学的地位，反而被底蕴深厚的中国文化所接纳和融合，丰富了中国传统的医药文化体系，对中国社会的影响不大。到了近代，西方国家出现一种立论基础、行医方式方法都与中国传统医学迥然不同的医学体系，特别是随着朝贡体系的逐渐崩塌，西方医学对中国传统医学产生了前所未有的冲击。在近代西医传入的过程中，传教士作为一个重要的群体，发挥一定的文化媒介作用。正如费正清所言："中国的现代西方医学，在很大程度上是传教士示范和教授的结果。"①

一　传教士与近代中国的西医传入

　　明末清初时期，正值新航路的开辟，东西方之间的文化、贸易

---

① ［美］费正清：《剑桥中华民国史》（上），中国社会科学出版社1994年版，第186页。

交流开始大量增加。这一时期，很多西方的传教士怀着到东方各地传播基督教"福音"的信念，不辞劳苦前往传教，但是，当时的中国人在道德观念、宗教信仰、语言文字上都与西方人存在较大差异，因此，他们试图寻找一个媒介，帮助他们得到在华的立足之地，进而便捷地宣扬宗教教义。在这种情况下，传教士发现可以利用西方先进的医学技术手段为先导，正所谓"施医以调理病人疾病，无非佐传道之具"①。事实上，通过医学这一媒介确实使传教士获得了中国人的好感。传教士曾经描述，广东人"尽皆恨恶我等"，但西医颇有好感，"在我等各样事业之中，只有医学乃系中国之人颇肯信之"②。

（一）牛痘术传入中国及其推广

张星烺认为："西洋医术始传入中国，最早者为种痘法。"③

1796 年，英国医生爱德华·詹纳发现从牛身上提取痘苗可以有效预防天花。后经多次试验，詹纳于 1798 年发表《对天花牛痘疫苗的成因及其效果的研究》。④ 牛痘接种法被证实之后，在世界范围内得到传播。1805 年，牛痘术传入中国。

牛痘术作为西方医药的代表，最早传入中国有着一定的历史背景。

19 世纪初，在詹纳发明牛痘接种法后不久，一些英国船医随英国东印度公司的商船来到澳门，其间为在澳门的英国商人和船员看病。从 1780 年开始，广州等地就有天花流行。英国医生认为，中国有人痘接种的传统，老百姓对预防天花的方法是熟悉的。要使西方

---

① 李刚己：《教务纪略》（卷四），上海书店 1986 年版，第 57 页。
② 《澳门新闻纸》，1840 年 7 月 11 日。
③ 张星烺：《欧化东渐史》，商务印书馆 2009 年版，第 64 页。
④ ［美］唐斯：《塑造现代文明的 110 本书》，金文英等译，天津人民出版社 1991 年版，第292 页。

医药首先在中国取得立足点，选择牛痘术介绍给中国人是最好的办法。①

　　1803 年 6 月，英国东印度公司发出一封急件，希望立即将已经普遍使用的牛痘接种疫苗送一份到中国。1803 年 8 月，英国船医从东印度公司带来一批牛痘接种疫苗，10 月底到达了澳门。可是他们对一些中国儿童进行接种，效果并不显著，原因在于长途跋涉疫苗失去了效力。1805 年，葡萄牙医生哈威脱利用接种牛痘的婴儿带上活牛痘苗的方法将牛痘接种法带到了澳门。东印度公司船医皮尔逊又将之传入广州，为使人们相信和接受这种方法，皮尔逊亲自起草了一本种痘的小册子，由斯汤顿翻译后，在澳门一带四处散发，进行宣传。他在《牛痘局报告》中说，这种种痘方法获得了中国人的欢迎，尤其是在 1805 年冬到 1806 年春，广东地区爆发天花大流行时，许多人纷纷涌到皮尔逊的诊所要求种痘，一年中他曾给数千人施种。② 在皮尔逊提交给英国国家牛痘管理委员会 1816 年度报告中，关于种痘者数量，他指出，"我无法估计广州及其周围与澳门通过接种疫苗而获益的人数，在我详列的 1805—1816 年间，数量一定是非常大的"。③

　　此后，牛痘术传布各省。据史料记载，1822 年由李翘楚将牛痘术传至湖南嘉禾；1823 年衡阳、清江"点种通行"；1828 年前由曾望颜传种至京师；1827 年廖凤池传牛痘至湖南宜章；1828—1829 年吴珍儒在湘潭桐城施种；1830—1834 年王新吾传痘于湖南、湖北；1836 年包祥麟传牛痘至扬州、芜湖；1840 年刘子堃传痘于江西；1847 年赵兰亭种痘于天台，次年至杭州；1851 年传入四川……④五

---

　　① 邓铁涛、程之范主编：《中国医学通史·近代卷》，人民卫生出版社 2000 年版，第311 页。
　　② 马伯英等：《中外医学文化交流史——中外医学跨文化传统》，文汇出版社 1993 年版，第319 页。
　　③ 谭树林：《美国传教士伯驾在华活动研究（1834—1857）》，群言出版社 2010 年版，第110 页。
　　④ 廖育群：《牛痘法在近代中国的传播》，《中国科技史料》1988 年第 2 期，第 36—40 页。

十余年间，牛痘术即广传全国各地。

牛痘术作为近代西方医学传入中国的敲门砖，顺利地敲开了中国的大门，它不仅开始逐渐取代中国人痘接种的传统，而且使中国人民看到了先进的西方医疗技术，进而愿意了解和接纳西方医学，为西方医学更大规模的输入做了铺垫。而将牛痘术传入中国的皮尔逊，也在中国医学史上留下了浓厚的一笔。美国传教士裨治文在提及1832年皮尔逊离开中国时说："很少有人（即使有的话），会比皮尔逊医生离开这个国家更值得中国人怀念。他被所有认识他的人怀着崇高的敬意与关爱所铭记，也被那些未曾相识的数千获益者所忆起。"①

简而要之，牛痘术是西方近代医学进入中国的第一步，而且是非常重要的一步。

（二）传教士在华建立第一家医疗机构

早在17世纪之初，基督教新教就曾做过努力，希望借先进的医药学知识为传教做铺垫，但是当时教会主要通过撰写书籍向朝廷上层官员介绍西方医药知识的方式进行。如罗雅谷、龙华民、邓玉函合译的《人身图说》，邓玉函译述的《泰西人身概说》，艾儒略撰写的《性学觕述》等。在这期间，传教士的医疗活动多局限于宫廷，与中国老百姓几乎没有直接联系，所以并没有对当时的中国社会产生多大影响。直到18世纪末，英国海外的势力进一步扩张，与此同时，国内也陆续成立对外传教的基督教差会机构。其中著名的有1792年成立的浸礼会差会，1795年成立的伦敦会差会，1796年成立的苏格兰差会，1800年成立的基督教差会。② 这些机构培养了一批传教士，并将他们分别派往非洲、亚洲的印度等地活动，为前往

---

① 谭树林：《美国传教士伯驾在华活动研究（1834—1857）》，群言出版社2010年版，第111页。

② 马伯英：《中国医学文化史》（下），上海人民出版社2010年版，第373页。

中国做准备。19世纪初，基督教差会开始向中国派遣传教士。

罗伯特·马礼逊，英国诺森伯兰人。1798年入长老会，成为教徒。马礼逊很早就认识到医学对传教的重要性，来华前就曾到伦敦圣巴多罗买医院学习医学，以备传教之用。他曾向基督教伦敦会请求做一名医药传教士，但未获批准。① 马礼逊于1807年1月启程取道美国赴华，同年9月抵达广州。来华后，马礼逊往来于广州、澳门两地，亲眼目睹病患者缺医少药的状况，为了更好地让华人接受基督教，融入当地社会，达到传播福音的目的，于是采取了"治疗病人"的传教方式，因为新教传教士治愈病人的身体，是说服病人通过信教来拯救灵魂的最好途径。这也很好地体现了基督新教"仁慈"之精神。正如梁家麟所言："在第十九世纪，甚少有传教士是纯粹抱着教育或医疗的目的来华的，拯救灵魂才是催使他们前来的目标，只是因着直接布道的无效，他们才逐渐地引进这些间接布道法。"②

作为这种想法的首次尝试，1820年，马礼逊与东印度公司医生李文斯顿合作，在澳门开办了一家诊疗所。虽然该诊疗所并不是真正意义上的医院，但它是传教士在中国开设的最早的医疗机构，该诊所实为基督教医药传教之嚆矢。③

该诊所以治疗眼疾为主，偶尔兼治些内外科疾病。之所以选择眼疾为主要的治疗对象，是因为他们曾对广州地区的老百姓进行过调查，发现中国穷人主要的疾患有两类：洁净类，包括盲、跛、聋哑三项；不洁净类，有麻风病等，诸病中以眼疾发病率最高。④ 这个调查结果成为之后眼科诊所开办的依据。针对眼部疾病，一般来说

① 谭树林：《英国东印度公司与澳门》，广东人民出版社2010年版，第224页。
② 梁家麟：《福临中华——中华近代教会史十讲》，天道书楼有限公司1988年版，第72页。
③ 郭强、李计筹：《合信与近代中国西医教育》，《医学与哲学（A）》2015年第9期，第85页。
④ 马伯英等：《中外医学文化交流史——中外医学跨文化传统》，文汇出版社1993年版，第325页。

外科治疗是较为有效的方法，但外科一直是中医的短板。他们认为，从这些底层民众最常见，而"本地的从业者却完全无能力使他们康复"① 的疾病入手，最能展示西医的疗效，也最有利于消除中国人的疑虑。这家诊所开业不久便收到了明显的效果，因为它吸引了众多中国人前来寻求救助。李文斯顿在寄给米怜的一份报告中曾这样对其加以描述：

> 数月前，马礼逊还开设了一个诊所，专门供给贫困的中国病人以药物和指导。他每天上午用一两个小时到诊所去亲自做此事。我也被邀请到该诊所帮助看病，并有机会观察如何用中草药治病。每天来诊所看病的人大约有 10 到 15 个。
>
> 我很高兴地报告，马礼逊博士开设的诊所已经做了许多好事，不少中国人已得到医治，已经有 300 个治愈的病人向他致以衷心的感谢，其中一些病人是用西药治好的。没有一个病人死亡。到诊所一起参加治疗病人的那位著名的中医也治好了许多病人。
>
> 我们和中国人的贸易往来，在人际关系上并非都有思想感情上的融合。迄今为止，我们还没有，或者很少有机会与中国人建立慈善事业上的交流，而这种交流却可以成为与中国社会友好交往最可靠的保证。这种努力，看来可以迅速地产生最佳效果。这乃是基督教徒的规划，它必定会获得成功。②

马礼逊在华 25 年，在许多方面具有首创之功。③ 虽然马礼逊所开启的医学传教模式并不专业化，但学者认为，他毕竟是在中国从

---

① 谭树林：《英国东印度公司与澳门》，广东人民出版社 2010 年版，第 229 页。

② ［英］马礼逊夫人编：《马礼逊回忆录》，顾长声译，广西师范大学出版社 2004 年版，第159—160 页。

③ 顾梦飞：《早期来华传教士活动特点及其影响——以马礼逊和东印度公司的关系及其参与英国对华外交政治为例》，《金陵神学志》2007 年第 1 期，第 92—112 页。

传教而开始传播医学的起始者，① 对"导致日后专业医生来华传教不无倡导作用"②。

（三）教会打开西医入华新局面

严格来说，马礼逊并不是一位医学传教士，因为他本人并未获得医生资格。然而，马礼逊"治疗病人"的传教方式打破了新教各派传教的固有思路，迫使他们思考一种新的传教方法，同时他们看到了医学技术在宣讲上帝福音时的价值所在，这为以后医学传教士来华做了铺垫。

1830 年，美国公理会国外传教会总部开始在中国活动，该组织是最早把医疗作为传教辅助手段的教会团体。③

1834 年 12 月 26 日，美国公理会派遣伯驾来华。他成为第一位被正式派往中国的医学传教士，④ 打开了西医入华的新局面。

伯驾于 1834 年 3 月毕业于耶鲁大学医学院，获得医学博士学位。同年 6 月，被美国公理会任命为牧师后奉派来远东服务，于 10 月到达广州。其后，他并未立即行医，而是先到新加坡学习汉语。在新加坡期间他开了一间诊所，专为华人治病，从 1835 年 1 月到 8 月治疗 1000 多例病人。⑤ 在新加坡的经历使伯驾大受鼓舞，当他回到广州后，于 1835 年 11 月在广州开设了一家医院，伯驾给它取名"普爱医院"（或译"博爱医院"），西文资料一般称之为"广州眼科医院"，中国的文献中则叫它"新豆栏医局"⑥。这是近代中国第一所近代化的医院，也是当时中国规模最大、影响力最强的教会医院，

---

① 杨厚军、谭树林：《马礼逊与医药传教》，《中学历史教学参考》2000 年第 2 期，第 31—32 页。

② 李志刚：《基督教早期在华传教史》，台湾商务印书馆 1985 年版，第 245 页。

③ 姒元翼：《中国医学史》，人民卫生出版社 1984 年版，第 99 页。

④ 谭树林：《美国传教士伯驾在华活动研究（1834—1857）》，群言出版社 2010 年版，第 13 页。

⑤ 陈小卡、王斌：《中国近代西医缘起与中山大学医科起源》，中山大学出版社 2016 年版，第 166 页。

⑥ 苏泽群、关振东：《广州的故事》（第 2 集），花城出版社 2005 年版，第 420 页。

被称为我国"西医院之鼻祖"①。西医治病救人的技术最初就是通过这所医院介绍到广州乃至全国。

伯驾开办的医院名为广州眼科医院，顾名思义，以治疗眼疾为重点。仅在医院开业的第一季度，就医治了 47 种不同的眼疾。医院开办伊始，中国人对它抱着怀疑态度。1835 年 11 月 4 日，开业的第一天无人问津，第二天来了一位患青光眼的妇女就诊，第三天有 6 人来看病。② 不久病人就成群前来就诊。据统计，从 1835 年 11 月 4 日至 1836 年 2 月 4 日，医院共计收治病人 925 名，该数目还未将那些仅经一次治疗即痊愈的患者包括在内。③ 在医局开设的第一年，"一共诊治病人两千一百五十二人次，其中诊治眼疾的种类有四十七种，其他疾病种类有二十三种。到医局来访问、参观者，不下六七千人次"④。一大批病人因为伯驾的治疗病情逐渐好转，怀疑、畏惧的心理慢慢消失，就医人数与日俱增。医院开始出现了诊病繁忙的情况，据伯驾自己描述："我看到其中有些人提着灯，在清晨二三点钟就从家里出来，以便及时到达。如果当天收住病人的数目有限，他们将在前一天晚上到来，整夜等候，以便在次日能得到一张挂号票。"⑤

医院虽名为眼科医院，但并非仅限于治疗眼疾，也诊治其他多种疾病。前来医院求诊的病人中，还有尿道结石患者、肿瘤患者、乳腺癌患者、疝气患者、聋哑患者等。伯驾在第一季度诊治的病人

① 黄雯：《孙逸仙博士医学院成立史略》，载《孙逸仙博士医学院月刊》创刊号（1938 年 7 月），第 38 页。

② 孙逸仙博士医学院筹备委员会编：《广州博济医院创立百周年史略》，见《广州博济医院创立百周年纪念》，广州岭南大学，1935 年，第 3 页。

③ 刘祺：《西方医学在近代中国（1840—1911）——医术、文化与制度的变迁》，博士学位论文，南开大学，2012 年，第 19 页。

④ 顾长声：《从马礼逊到司徒雷登——来华新教传教士评传》，上海书店 2005 年版，第 68 页。

⑤ W. W. Cadbury and M. H. Jones, *At the Point of a Lancet*, Shanghai, 1935, pp. 42 – 43. 译文转引自郝先中《近代中医废存之争研究》，博士学位论文，华东师范大学，2005 年，第 29 页。

除 47 种不同的眼疾外，还有 23 类其他疾病。① 所以，广州眼科医院实际上成为一所以治疗眼疾为主的综合性医院，这也成为到该医院求诊者人数日渐增多的一个重要原因。

伯驾医术精湛，治愈了多例疑难杂症，而且"他的服务是免费的……既不领任何薪水，也不收病人的任何费用。然而有些比较富裕的中国人，在受惠于他的医术之后，坚持要送上一些小礼物或者别的东西。在这样的情况下，这礼物就被转为医院所用。"② 人们对他的工作能力也十分钦佩，承认他"拥有他那份难办的职务所需要的一切资质"③。伯驾的行医行为取得了中国人的信任，缓解了中国人因为鸦片对西方人的敌意。在 1837 年一封写给朋友的信中，伯驾不无炫耀地展示了他在中国的医疗成就，"我的中国朋友越来越多，无论我走到哪里，都会被认出来。我在广州并没有感受到本应有的那些限制，这仅仅是因为我与人们的和睦往来。所有阶级的患者都曾在医院中住过——男人、女人、年轻人、老年人，刚满月的婴儿到八十岁满头白发的老人，富人、穷人，政府官员及其属员，等等"④。他出色的工作为他和他的医院赢得了中国人的普遍认可。因此，有学者评论道："当泰西大炮不能举起中国门户上一根横木闩时，伯驾却以外科小手术刀开辟了中国的大门。"⑤

（四）第一个教会医药卫生团体的建立

伯驾在广州的医药活动受到中国人的欢迎，这对于处于受限制状态的传教士而言无疑是巨大的鼓舞，使他们认识到开展医务活动

---

① 谭树林：《美国传教士伯驾在华活动研究（1834—1857）》，群言出版社 2010 年版，第 123 页。

② 亓曙冬：《西医东渐史话》，中国中医药出版社 2016 年版，第 19 页。

③ ［美］嘉惠霖、琼斯：《博济医院百年（一八三五——一九三五）》，沈正邦译，广东人民出版社 2009 年版，第 46 页。

④ ［美］爱德华·V. 吉利克：《伯驾与中国的开放》，广西师范大学出版社 2008 年版，第 262 页。

⑤ 金宝善：《旧中国的西医派别与卫生事业的演变》，文史资料出版社 1996 年版，第 847 页。

十分有利于接近中国人和在中国传教。于是，他们迫切希望把传教事业与医药事业结合起来，认为有必要建立一个医药卫生团体来加强医务传教工作。于是，创立医药卫生团体提上了议事日程。

1836 年 10 月，伯驾与英国东印度公司传教医生郭雷枢、公理会传教士裨治文联合发表一份呼吁书，称："鉴于医疗实践在中国人中有望产生良好效果的这一特殊利益，尤其有助于中国人与外国人之间一种更加礼貌和友好的交往，向他们传播欧美艺术与科学，最终传入我们的救世主的福音来替代现在仍统治着他们灵魂的卑劣的迷信观念。我们已经决定建立一个协会，叫中国医药传教会。"①

"中国医药传教会"于 1838 年 2 月 21 日在广州正式成立。根据会章规定，医院"必须置于教会监督之下，住院医生由教会聘用……赋予它的使命是促进教会事业，因为我们需要人们加入我们的组织，条件是具备精湛的技艺和经验"②。但是，能否成为医药传教会的成员主要通过捐献资金来决定，医学专业背景并不是成为会员必备的条件。因此，传教会虽以提供医学服务为主要任务，但严格来讲，它还不能称得上专业的医学团体。③

中国医药传教会在广州建立之后，来自不同国家、不同差会的医学传教士纷纷加入其中，传教会得到了英美等诸多国家的支持。但是，随着中国医药传教会的不断发展壮大，传教会内部的矛盾也日益显露出来。1886 年中华博医会建立，中国医药传教会停止活动。

中国医药传教会是第一个明确将医学与传教事业结合在一起的传教士团体，是世界范围内的第一个医务传教会，④ 它的成立标志着

---

① C. B. Stevens and W. F. Markwick, *The Life, Letters and Journals of the Reu and Hon Peter Parker*, MD, p. 134. 译文转引自谭树林《美国传教士伯驾在华活动研究（1834—1857）》，群言出版社 2010 年版，第 130 页。

② ［美］卫三畏：《中国总论》（下），上海古籍出版社 2005 年版，第 819—820 页。

③ 刘远明：《中国近代医学社团——博医会》，《中华医史杂志》2011 年第 4 期，第 221—226 页。

④ 王晓平：《医药传教之先驱——伯驾》，《滨州学院学报》2006 年第 1 期，第 79 页。

教会医学正式开启。① 在中国医药传教会存在的近五十年中，大量优秀传教士加入其中，为早期医疗传教活动发挥作用。② 他们译著西医教科书、开设西医培训班、捐款搭建西医医院，为西医在中国的发展做出了重要贡献，推动中国近代医学事业向前发展。

应该指出的是，医学传教是定位于为西方政治、经济利益服务的，但结果却拉开了西医东渐的帷幕，西医随之大规模传入中国。

二　教会医学活动的拓展

鸦片战争前，教会在华医疗事业规模大都比较小，医疗机构也以诊疗所居多，收容的病人数量有限。1842 年《南京条约》签订后，在一系列不平等条约的保护下，医学传教士相继在广州、厦门、福州、宁波、上海五个通商口岸及沿海重要城市建立教会医院。第二次鸦片战争后，随着通商口岸从沿海向沿江及内陆城市延伸，医药传教事业也向纵深拓展。进入 20 世纪后，中国社会开放程度进一步加深，教会医药事业从中心城市走向城镇和农村，到 20 世纪 30年代达到巅峰，是时，西医已基本取代中医在中国医学中居于主导地位。

（一）教会在华医疗机构的递增

《南京条约》签订以后，传教士获得在通商口岸传教、开设医院的特权。1845 年，道光帝又发布谕令，弛禁天主教。这些变化为教会医药事业在中国发展提供了便利条件。据统计，1845—1860 年间

---

① 杜志章：《近代中国社会变迁——教会医学与中国医学早期现代化》，华中科技大学出版社 2017 年版，第 106 页。
② 魏外扬：《医疗宣教的先驱——伯驾》，《校园杂志》1977 年 10 月。

来华的传教士就达到 20 名。① 基督教医药事业也开始从华南一隅向北、向西发展到各通商口岸。

1842 年 2 月 24 日，美国归正教会传教士雅裨理搭乘英国军舰抵达厦门鼓浪屿，在鼓浪屿建立布道所，成为最早进入厦门的新教传教士。1842 年 3 月，雅裨理和自由传教人高明在鼓浪屿雅裨理的家中开设了一间小诊所，行医布道，这是福建省第一所小型西医诊所。19 世纪中叶，外国教会不仅在福州、泉州、兴化（莆田）、漳州、延平（南平）、福宁（霞浦）、汀州、建宁（建瓯）等主要地区先后兴办医院（医馆），而且延伸到许多县，甚至一些偏僻乡镇。到 1901 年，福建教会医院计有 24 所，分布于 15 个市、县。② 至 1922 年，福建"全省教会医院共有 41 处，约较全国任何省份所报告之数目多一倍。病床统计约 2430 张，归 41 名西医士及 69 名华医士管理，更有 22 名西护士及 78 名毕业华护士襄助之"③。据赵洪钧统计，当时福建的教会医院数量，在沿海各省中居首位，所拥有教会医生、护士数，也是各省中较多者。④

1843 年 11 月，美国浸礼会医学传教士麦高温到达宁波，建教会诊所未果后，于 1844 年 2 月离开。1845 年，麦高温再次回到宁波。1846 年，麦高温在宁波北郊租用了原本属于道教场所"佑圣观"的几间房屋，办起了"浸礼医局"⑤。除日常的医院工作外，麦高温还举办解剖知识讲座等，推广西医知识。

1844 年 2 月，经伦敦传教会批准，雒魏林开办了上海最早的一家西式医院——"雒氏诊所"。因医院地处华界，且房屋外形为中式，又专为中国百姓治病，所以又称中国医院。因业务拓展之需，

① Medical Missionaries to the Chinese, *China Medical Missionary Journal*, Vol. IV, No. 3, 1890, pp. 231 - 235. 译文转引自李传斌《基督教在华医疗事业与近代中国社会（1835—1937）》，博士学位论文，苏州大学，2001 年，第 25 页。

② 刘德荣：《近代西洋医学传入福建概述》，《中华医史杂志》1992 年第 1 期，第 8 页。

③ 中华续行委办会调查特委会编：《中华归主》，商务印书馆 1922 年版，第 36 页。

④ 赵洪钧：《近代中西医论争史》，安徽科学技术出版社 1989 年版，第 32 页。

⑤ 浙江省宗教志编辑部：《浙江省宗教志（资料汇编三）》1994 年，第 79 页。

中国医院经多次搬迁扩建，最后迁至上海英租界山东路麦家圈六号，改名为山东路医院，后定名为"仁济医馆"，1932 年正式定名为仁济医院。由于义诊施药，大量穷苦民众前往看病。仅 1844 年 5 月到 1845 年 6 月，就有 10978 人次光顾医院。① 从 1844 年至 1856 年 13 年间，医治病人总数为 15 万人次。② 除伦敦会外，其他教会的医学传教士也在上海开展医务传教工作。如美国圣公会建立的虹口医院，美国妇女联合布道会创设的妇婴医院，天主教会主持的法国医院等。近代上海教会西医力量逐渐增多。

第二次鸦片战争后，英、法等国逼迫清政府增开天津、烟台、汉口、九江、南京等 11 座城市为通商口岸，各国教会很快进入这些城市。

在山东，烟台首先建立起教会医院。1860 年，法国天主教会在烟台创办了"天主教堂施医院"（法国医院），③ 这是山东建院最早的规模性西医医院之一。1870 年，英国浸礼会医学传教士卜威廉在烟台开办一小型医院，实施西医诊疗，并将一些基本的医药书籍译成中文，他还收了四名中国学徒，被称为"山东播下西医治病和西医教育种子的第一人"④。1862 年，已在宁波传教多年的美国长老会医学传教士麦嘉缔被派到烟台行医传教。1877 年，长老会又派女医学传教士安德生到济南行医传教。1883 年，北美长老会传教士聂会东博士与夫人到登州，在文汇馆开了一个小型诊所，兼带生徒。1890 年，聂会东被派往济南协助教会工作，并与医学传教士冯夏克创办新的医院。1891 年，新医院建成，为纪念刚去世的文璧牧师，该院命名为文璧医院。1893 年，文璧医院进一步扩建，称为华美医

---

① 何小莲：《来华新教传教士早期医学活动》，《档案与史学》2003 年第 1 期，第 63 页。
② 韩清波：《传教医生雒魏林在华活动研究》，硕士学位论文，浙江大学，2008 年，第 21 页。
③ 烟台卫生志编委会：《烟台卫生志》，烟台市卫生局，第 184 页。
④ 杜志章：《近代中国社会变迁——教会医学与中国医学早期现代化》，华中科技大学出版社 2017 年版，第 125 页。

院（齐鲁医院的前身），并设立华美医校，招收医学生。

1861 年，雒魏林来到北京开设西医门诊，1864 年由英国传教士医师德贞接任，次年德贞选择东城米市大街的一座寺庙，改建成"双旗杆医院"，1906 年该院与其他几个医院合并为协和医院。

1865 年 5 月，英国长老会马雅各在台南府城西街设立布道所，并于 6 月 16 日开始诊疗工作。1866 年，英国伦敦会在汉口设立教会诊所后，又在武昌、汉阳、孝感、黄陂及皂市等地设立医院，统称伦敦会仁济医院。1879 年，伦敦会医学传教士马根济在李鸿章的支持下在天津建立了第一家教会诊所。1883 年 11 月，美国监理会传教医生伯乐文、蓝华德建立了苏州博习医院。江西九江地区也建立起教会诊所，并于 1899 年迎来了我国第一位留美女医生——康爱德，她为西方医学在江西的发展作出了贡献。

从 19 世纪 60 年代起，数十年内，西式医院遍布中国各地，"凡是有传教士的足迹，就有西式诊所和医院"①。进入 20 世纪以后，教会医疗在中国的发展又达到了一个新规模。到 1914 年，医院达 265 所，诊所达 396 所。② 1920 年的统计情况见表 1。

如表 1 所示，截至 1920 年，全国各地西式医院总计 326 所，药房 244 处。根据各差会报告，这些医院共有病床 16737 张，每院平均 51 张，每年住院人数 144477 人次。医院和药房每年诊治的病人约有 100 万以上或达到 200 万之多。③ 统计数据说明，教会医药事业在中国各地已有了相当规模。

---

　　① 马伯英等：《中外医学文化交流史——中外医学跨文化传通》，文汇出版社 1993 年版，第 400 页。
　　② 田涛：《清末民初在华基督教医疗卫生事业及其专业化》，《近代史研究》1995 年第 5 期，第 173 页。
　　③ 中华续行委办会调查特委会编：《中华归主——中国基督教事业统计（1901—1920）》，中国社会科学院世界宗教研究所译，中国社会科学出版社 1987 年版，第 623 页。

表1 各省教会医药事业统计表（单位：所）①

省区	医院	药房	省区	医院	药房
东北	25	3	浙江	19	9
直隶	24	6	安徽	8	4
山东	28	36	江西	7	18
山西	11	12	河南	14	10
陕西	2	21	湖北	22	8
江苏	29	11	湖南	18	18
福建	41	9	贵州	2	6
广东	39	11	云南	2	9
广西	4	3	蒙古	—	9
甘肃	2	12	新疆	3	1
四川	26	28	西藏	—	—

（二）医学团体的相继建立与西医刊物的创办

1838 年在广州成立的中国医药传教会，为早期西医在中国的传播发挥了积极作用。到了 19 世纪 80 年代，各国教会纷纷在中国建立医疗机构，他们散布在全国各地，独立开展医疗工作，各自为政，彼此间缺乏必要的联系和沟通，局限于广州一隅的中国医士传教会不能适应西医在华传播的新形势，于是逐步退出了历史舞台。

19 世纪 80 年代，美国传教医师文恒理在《教务杂志》上倡议，设立一个教会医学联合会，将分散在各地、数量众多的教会医院和医生组织起来，协调活动，达到长期的统一合作。1886 年，具有医学联合性质的"中国博医会"在上海成立，嘉约翰任主席，华北、武昌、汉口、广州、福建、台湾等地设立分会。中国博医会与中国医药传教会最明显的区别在于：它是一个纯学术性团体，只接受医药工作人员。其宗旨为："①在中国人之间促进医学科学的发展，交

---

① 中华续行委办会调查特委会编：《中华归主——中国基督教事业统计（1901—1920）》，中国社会科学院世界宗教研究所译，中国社会科学出版社 1987 年版，第 579 页。

流在华医学传教士间的各种工作经验；②一般地培养及促进教会工作与医学科学的进展；③保持在华正规医业的联合与协调，以保存品格、旨趣及友爱的荣誉。"① 而它的会员制度也更为充分地反映了这一点。学会规定，凡是在正规医学院校毕业的，持有适当证件并在教会主管的团体内工作过的、任何国籍的人都可以申请入会。会费每年一元。②

1887 年 3 月，博医会创办了会刊《博医会报》。这是一本报道西方医学在华发展和世界医学最新发展动态的学术性杂志。通过该刊，传教医生能发表自己的学术意见，报告工作情况，该刊成为传教医师和各医院交流的媒介。1905 年该刊改为双月刊，1923 年改为月刊。1890 年，博医会还成立了医学名词委员会，着手医学名词统一工作。中国博医会确定的医学名词标准，一直被后来的医学著作所采用。1905 年博医会新成立了编译委员会，开始大量编译西医书籍，博医会在 20 世纪初共计译出医书 60 余种。③

由于博医会在辛亥革命前不许中国医师入会，而本土西医学者传播西医的意识不断增强，于是在伍连德倡议下，由颜福庆、俞凤宾、伍连德、萧智吉、古恩康、黄琼仙等医师共同发起，于 1915 年 2 月博医会在上海举行年会之机正式成立了"中华医学会"，颜福庆任首任会长。学会宗旨为"巩固医家交谊、尊重医德医权、普及医学卫生、联络华洋医界"④。对中华医学会的产生，博医会持宽容态度第一时间表达了祝贺。同年 11 月中华医学会出版了中英文并刊的《中华医学杂志》。1916 年，中华医学会举行首次代表大会，博医会的许多成员都亲临现场，胡宣德、胡美、梅腾根、毕德辉等还被选为中华医学会名誉会员。⑤ 1917 年和 1920 年，博医会主动邀请中华

① 邓铁涛、程之范主编：《中国医学通史·近代卷》，人民卫生出版社 2000 年版，第 523 页。
② 马伯英：《中国医学文化史》（下），上海人民出版社 2010 年版，第 501 页。
③ 李经纬：《中外医学交流史》，湖南教育出版社 1998 年版，第 295 页。
④ 傅维康：《中国医学史》，上海中医学院出版社 1990 年版，第 512 页。
⑤ 俞凤宾：《中华医学会第一次大会记》，《中华医学杂志》1916 年第 1 期，第 29—39 页。

医学会联合举办年会，这对初创期的中华医学会无疑是一种扶持。也正是这种相互合作，最终导致了1932年博医会与中华医学会的合并。① 与此同时，《博医会报》也并入《中华医学杂志》。1937年中华医学会成立了包括皮肤病、结核病、公共卫生、儿科、内科、眼科、妇产科等在内的12个专科委员会。随着专科委员会的建立，中华系列杂志逐渐形成，如《中华内科杂志》《中华外科杂志》《中华妇产科杂志》《中华医史杂志》等，这些中华系列杂志至今仍在出版，成为我国历史最长、影响最深远的系列医刊。

1907年，美国护士信宝珠来华工作，并倡议成立中华护士会。1909年8月10日，在江西省牯岭召开了成立中华护士会的第一次筹备会，暂定名为"中国中部护士联合会"。同年8月25日，中华护士会第二次筹备会召开，并议定正式定名"中国护士会"（1923年改为中华护士会）。8月31日，中国护士会在江西牯岭成立。此时有会员13人，名誉会友5人，都是在华工作的外籍护士。② 该会主要工作是制定护士学校统一的课程设置标准、编译教材、办理护士学校注册、组织毕业生会考和颁发毕业证书等。翌年又增设专题研究委员会，负责护士教育的策划和管理实施。这是中国护理界群众性学术团体，在推动中国近代乃至现代护理事业、护理学科的发展中均起到了极为重要的作用。

此外，公共卫生、医学教育各界亦都建立自己的学会，学术活动十分活跃。

各种学术团体的相继成立，医学期刊的纷纷创办，让学术界的学术经验、前沿的科学技术有了交流的平台，使新的医学成就有了好的宣传手段，西方医学知识得到有效的传播。

（三）西医著作的传播

传教医生在开办医院、成立医学团体的同时，也开始翻译西方

---

① 刘远明：《中国近代医学社团——博医会》，《中华医史杂志》2011年第4期，第226页。
② 邓铁涛、程之范主编：《中国医学通史·近代卷》，人民卫生出版社2000年版，第524页。

医学著作。中国学者也投入到这一编译工作中。在中外学者的相互合作下，西医知识随着医书的出版和流传在中国得到更为广泛的传播。

我国成册最早的西医著作，学术界一般认为是 1620 年德国传教士邓玉函口译，毕拱辰润饰的《泰西人身说概》①。

合信

合信，英国人，医学硕士、皇家外科学会会员，毕业于伦敦大学医学院，1839 年受伦敦会派遣来中国。他是以传教医师身份来华，在中国致力于治疗和著述的少数几个传教士之一。1851 年合信出版了中文西医书籍《全体新论》，这是第一部关于西方解剖学和生理学的中文专书，② 对中国医学界产生很大影响。此书连同他后来出版的《西医略论》《内科新说》《博物新编》和《妇婴新说》，合称《合信医书五种》，对近代中国医学界影响很大。③ 著名学者王云五评述："合信所撰之西医五种，皆西学新说首先转为华言之书"，是近代译述西洋医学之起点。④ 合信也被称为最早进行中西医比较研究的外国学者。⑤

对中国医学界来说，合信所译之书完全是新知识，而且其著作内容也比较充实。这些书对当时中国医学界和知识界震动很大，其影响一直延续了近半个世纪。

傅兰雅

合信之后，翻译西医最多的是英国人傅兰雅（多和赵元益合作完成）和美国人嘉约翰，这两个人翻译书籍的数量约占当时西医书

---

① 《泰西人身说概》是介绍西方人体解剖学的代表作，分上下两卷，上卷分骨部、脆骨部、肯筋部、肉块筋部、皮部、膏油部、络部、脉部、细筋部、血部等；下卷分总觉司、附录《利西泰记法五则》、目司、耳司、鼻司、舌司、四体觉司，内容相当于现在的运动系统、肌肉系统、循环系统、神经系统和感觉系统。上卷用叙述体，下卷用问答体。

② 王振国、张大庆：《中外医学史》，中国中医药出版社 2013 年版，第 179 页。

③ 赵璞珊：《合信（西医五种）及在华影响》，《近代史研究》1991 年第 2 期，第 67—83、100 页。

④ 王云五：《续修四库全书提要子部医家》，台湾商务印书馆 1964 年版，第 1244 页。

⑤ 李经纬：《中外医学交流史》，湖南教育出版社 1998 年版，第 298 页。

籍总数的一半。傅兰雅重卫生学，嘉约翰重临床外科。傅兰雅，1839 年出生在英格兰一个传教士家庭，1863 年担任同文馆英文教习，1868 年在江南制造局担任译员，1885 年创办格致书室。熊月之称傅兰雅为西学传播大师、译书巨擘、科普先驱、教科书总编辑，认为在西学东渐史上傅兰雅是一位值得花大力气、深入研究的重点人物。据统计，他一生共译书 129 种，涉及基础科学、应用科学、军事科学、社会科学等各个方面。① 傅兰雅翻译的西医卫生学主要有：《化学卫生论》《居宅卫生论》《延年益寿论》和《治心免病法》，是晚清介绍化学卫生、环境卫生、营养卫生、心理卫生开风气之先译作，在当时影响广泛；《孩童卫生编》《幼童卫生编》《出学卫生编》，则是 19 世纪末各种学校进行卫生教育的必读书。

嘉约翰

嘉约翰是继伯驾之后，广州眼科医局的负责人，也是中国第一所西医院校博济医学的创建人。从 1859 年开始，嘉约翰编写和翻译了大量医学教材和书籍，并运用到临床教学中。嘉约翰翻译的医学书籍主要有内科学、妇科学、眼科学、普通病理学、皮肤病学、药理学、化学、性病学、儿童病学、诊断与包扎。② 在他翻译的著作中，影响较大的有《西药略释》《眼科撮要》《割症全书》《花柳指迷》《内科阐微》《内科全书》《体用十章》《病症名目》《皮肤新编》等。

德贞

德贞，英国医学传教士，活跃于晚清同光二朝，是在京开业的首位西医，是进入清廷统治层面的首位医学传教士，是与政府各类官员建立良好个人关系的首位洋务专家，是同文馆聘请的首位外籍医学与生理学教授。80 年代，中国唯有一本解剖学教科书，即合信

---

① 熊月之：《西学东渐与晚清社会》（修订版），中国人民大学出版社 2010 年版，第 451—465 页。

② ［美］嘉惠霖、琼斯：《博济医院百年（一八三五——一九三五）》，沈正邦译，广东人民出版社 2009 年版，第 188 页。

的《全体新论》，是德贞在医院和同文馆培训学生采用的主要教材。1875 年，施医院①出版德贞编辑的解剖学彩色图谱《身体骨骼部位脏腑血脉全图》，一卷，20 页，已佚。该书按解剖学图谱讲解人体骨骼和内脏器官。1881 年德贞在《万国公报》上连载《续西医举隅》和《西医举隅》，以阐述解剖学和生理学为主要内容。1886 年同文馆隆重推出德贞的解剖学巨作《全体通考》图二册，18 卷，计356 幅解剖图谱。《全体通考》以当时英美医学院最流行的解剖学教科书《格氏解剖学》为蓝本，向中国知识界和医学界传输西方医学界最先进的解剖学知识、实验科学观察法。②

这一时期编译出版较著名的西医书籍尚有美国科为良的《全球阐微》、英国梅滕译的《西医外科理法》等。

上述这些医药学著作让国人更加了解西方医学，特别是 20 世纪40 年代以后编译的书籍，让中国的西医水平可以和世界医学保持同步，对西方医学在中国的传播和推广起到了积极的促进作用。

三　教会医学事业的消退

教会医学事业在 19 世纪 20 年代之前能够繁荣发展得益于不平等条约的保护，但在中国人心中，一直被认为是不平等的外来事物。

---

① 施医院是 1861 年英国传教士雒魏林创办的北京第一家教会医院。1864 年，雒魏林结束伦敦教会的工作，准备回国，伦敦会指示德贞进京接替医学传教工作。

② 《全体通考》是供学者研究之用的参考书籍，只有医院和医学校的医生、医学生、解剖学教授才是其真正的读者，但在 19 世纪 80 年代的中国，能够读懂《全体通考》的读者群体还没有成型。《全体通考》以同文馆名义出版，同文馆也开设医学生理学讲座 15 年，但医学讲座没有成为正式课程，一直是选修课，即使是选修课，德贞并没有获得开设解剖学的许可，直到 1903 年，京师大学堂医学馆设立时，还规定解剖学教育不符合中国国情。这意味着，即使出版了教科书，但读者很少，能够读懂它的只有施医院跟随德贞学习的学生，人数有限。而且这部讲解身体知识的"精要"之作，价格不菲，影响其发行。所以只有当专业读者真正成型后，其科学价值才能彰显出来，并得到学术上的认可。可惜，20 世纪以现代术语翻译的《格氏系统解剖学》已由博医会正式出版，并将此书列为教科书，进入教会医学院校。《全体通考》终究没有机会将书中蕴含的知识力量发挥出来。

1925 年，上海发生的"五卅"惨案和广州发生的"六三"惨案，使中国民族运动蓬勃兴起，目标直指外国势力。教会医院和教会学校首当其冲，很多医院和学校关门，传教医生和外国护士纷纷撤离。20 年代后，教会医院和学校数量显著下降。

就外国差会而言，在华传教不仅受中国时局变化的影响，同时还受本国形势的左右。1914 年第一次世界大战爆发，各国在华医师和护士大多回国述职。世界性经济危机的爆发，传教津贴也相应减少，招聘医生在华服务比以前困难得多。部分传教医生认为，医生的职责当在于医疗和救护，医院的工作已经使医生无法分身，负担沉重，无暇顾及布道工作。倘若分心兼顾传教，势必影响医疗业务。所以医院布道工作当由专门传教士担当。与此同时，中国自办各种公立私立医院的出现，与教会医院形成了竞争的局面。

抗日战争爆发后，教会医学受到冲击的更大，部分教会医药事业被迫停止。

（一）教会医院

教会医院是基督教在华传教事业的重要组成部分。据统计，到1937 年，基督新教在中国所办教会医院有 268 所，天主教会办有医院 107 所，另有相当数量的诊所。[①] 但是 1937 年 7 月，随着抗日战争的爆发，教会医院遭到严重的破坏。据基督教会方面统计，到1938 年 3 月，被占、受损、被劫、被毁的教会医院有 14 所;[②] 到该年 10 月，数量增至 34 所，其中因直接炸中而被毁者 11 所、遭抢劫或炮毁者 12 所、被日军强占者 7 所、因战争关系而被迫停办者 4 所,[③] 详见表 2。

---

① 李传斌:《战争、医院与外交:全面抗战之初的教会医院（1937—1938）》,《抗日战争研究》2016 年第 1 期，第 89 页。
② 王吉民:《会务报告》,《中华医学杂志》1938 年第 5 期，第 353 页。
③ 《日机滥肆轰炸 教会医院被毁甚多》,《申报》1938 年 10 月 12 日;《国难以来教会医院被毁甚多》,《真光杂志》第 37 卷第 11 号，1938 年 11 月，第 52 页。

表2　　1937 年 7 月至 1938 年 10 月教会医院、诊所遭受日军破坏统计表①

地点	教会医院名称	受损情况
南通	基督医院	被毁
扬州	浸会医院	被占
保定	思侯医院	受损
周村（山东）	复育医院	受损
太原	萧菲医院	受损
无锡	普仁医院	被劫
常熟	教会医院	被劫
上海	同仁医院	受损
上海	西门妇孺医院	受损
上海	上海疗养院	被占
上海	伯特利医院	被毁
上海	安息日会靶子路诊所	被占
苏州	博习医院	被占
苏州	福音医院	被毁（部分）
苏州	更生医院	被毁（部分）
苏州	上津桥妇孺医院	被毁（完全）
南昌	康成妇幼医院	受损
桥头镇（江苏句容）	安息日会诊所	被毁
湖州	福音医院	被占
泰州	福音医院	关闭
如皋	长老会医院	关闭
定县	救世军仁民医院	关闭
江阴	福音医院	被毁
郑州	基督教普爱医院	受损
海州	义德医院	被劫

---

　　① 李传斌：《战争、医院与外交：全面抗战之初的教会医院（1937—1938）》，《抗日战争研究》2016 年第 1 期，第 91—92 页。

地点	教会医院名称	受损情况
嘉兴	福音医院	被占
松江	松江医院	被占
盐城	普爱医院	关闭
泰县	福音医院	受损
浏河	惠中医院	被毁
南宁	小乐园医院	受损
惠州	惠安医院	被毁
梧州	思达公医院	被毁
武昌	安息日会诊所	被毁

日本发动的侵华战争使教会医院处于前所未有的困境之中，极大地影响了教会医院的正常工作与发展。部分医学传教士为避免战争，离开中国。面对战争的危险状态，一些教会医院参与了人道主义援助，主要包括：救助受伤官兵、收治受伤民众、救济难民。

第一，救助受伤官兵。美国公理会1889年建立的山西汾阳医院，在抗日战争中发挥了重要作用。自"九一八事变"到"珍珠港事件"爆发前，汾阳医院是中国共产党地下组织的秘密基地，共产党汾阳特支即设立于此，曾组织了纪念"九一八"抗日运动，策划了与冯玉祥组成抗日同盟军等事项。1938年，汾阳失陷，大批受伤的中国官兵住进该医院，周以德（美国籍）院长及其他医护人员对伤员给予了掩护和治疗。珍珠港事件后，美国宣布对日作战。由于汾阳医院是美国教会医院，1938年12月8日，日军突然包围了医院，以"收容中国兵，接济八路军"的罪名，逮捕了大批医护人员。① 在上海，1937年"八一三事变"后，天主教随即设立了6个伤兵医院，每个医院在教堂、学校、慈善机构设病床，收治中国军

---

① 王建琴：《档案利用与史学研究——对汾阳医院抗战时期档案材料的个案分析》，《沧桑》2005年第6期，第79—80页。

队伤兵约 2460 人。其中，震旦大学伤兵医院规模最大，管理最为完善。1937 年 8 月 14 日到 1938 年 4 月 15 日，该医院共收治伤兵 1424 人、受伤民众 500 余人。①

第二，收治受伤民众。在江苏南通，1909 年美籍医学传教士鲍罗德建立的"南通基督医院"，抗战前曾是苏北较有影响的医院。1937 年 8 月 17 日，日军八架飞机对南通发起轰炸，造成严重的伤亡。该医院组织了十多人的救护队，紧急投入到伤员的抢救行动之中。②

第三，难民救济。由于教会属第三国身份，战时各地民众纷纷到教会医院避难。1937 年 8 月 13 日，日军大举进攻上海，闸北、杨浦、虹口、沪西战区的灾民涌入租界，露宿街头，惨不忍睹。上海基督教联合会组织成立了非常时期服务委员会，进行难民救济工作。委员会动员全市教堂腾出场所，到 9 月初，设立了 10 处难民收容所，"收容难民达四千余人"③。1938 年 6 月日军进入安庆后，同仁医院收容难民达 650 多人，保护很多百姓免遭日军屠戮。④

此外，随着抗日战争的爆发，国民党政府迁至重庆，蒋介石指出，"西南为抗战根据地，西北为建国根据地"。⑤ 在这一大背景下，医学传教士将目光转到西南少数民族地区，使该地区的医疗卫生状况得到较大的发展。这一时期，发展西南边疆医疗卫生事业的机构主要是中华基督教会边疆服务部，简称"边服部"。"边服部"在西南边疆开展的医疗卫生活动主要有：创办医疗卫生机构，开展巡回医疗，进行保健防疫和扑灭流行性疾病的工作。

第一，创办医疗卫生机构，开设门诊服务。川西区是"边服部"

---

① 张化：《上海宗教通览》，上海古籍出版社 2004 年版，第 443 页。
② 胡水印：《江西近代教会医院概述》，《中华医史杂志》2003 年第 2 期，第 116—118 页。
③ 《基督教联合会非常服务》，《申报》1937 年 9 月 5 日。
④ 张晓丽：《近代西医传播与社会变迁》，东南大学出版社 2015 年版，第 154 页。
⑤ 王文汉、张长生：《中国之命运与边疆建设》，《边疆通讯》第 1 卷第 1 期。

开辟的第一个服务区，① 川西区开办的医院主要有威州医院、理番协力医院和杂谷脑医院。威州医院建立后，"每日就医者，门庭若市"②。在其创建初期，医院诊治了大量病人，承担了当地卫生防疫工作，为医疗卫生事业的发展竭尽心力。据统计：从1940年至1942年的三年间，该院诊治病人的数量急剧上升。第一年总数为4690人次，第二年为8330人次，较头一年增长77%，第三年为10616人次，又在第二年的基础上增长28%。累计三年威州医院的就诊人数达到23636人次。③ 这对于僻处山区的医院来说，是很了不起的成绩。

第二，开展巡回医疗，送医进山寨，为边民解决缺医少药的困难。在川西，由于边民多居住在"亭台六七座，烟村四五家"的山寨子里；"惟是山区，羌戎杂处；罔识砭碱，惟崇巫蛊；人命草芥，生齿日绌"④。山高路遥，远离城镇和正规医疗机构。川西边服部的卫生机构，无论是医院还是诊所，"每逢礼拜日都要到邻近寨子巡回施诊，以资便利高山上无力就医之病胞们"⑤。在当时巡回医疗几乎成为一种制度。1941年1月30日至2月7日，威州诊所肇建之初，医师张钟棋就前往龙溪沟、映秀湾、兴文坪、威州、古城、通化、理县县城、扎谷脑等处进行巡回工作。2月25日至26日，张钟棋在扎谷脑施种牛痘70人，诊病85人；2月27日至3月1日在日尔觉寨、松山八寨及附近各寨种痘70余人，诊病百余人。此后，巡回工

---

① 邓杰：《基督教与川康民族地区近代医疗事业：边疆服务中的医疗卫生事业研究（1939—1955）》，博士学位论文，四川大学，2007年，第93页。

② 联笃斋：《边疆服务通讯》，《田家半月报》1940年第14期，第9页。

③ 《中华基督教会全国总会边疆服务部川西区威州医院诊所医疗月报表》，阿坝州档案馆馆藏档案，全宗号4，案卷号31。

④ 何本初：《中华基督教会边疆服务部川西区威州医院院长马君锡山》，《边疆服务》1947年第21期，第1页。

⑤ 边锡龄：《巡回诊疗记》，《边疆服务》1950年（复刊号），第21—22页。

作一直没有中断。① 威州医院堪称川西区办得最有成效的边部医院，为边地医疗卫生事业作出了积极贡献。

第三，进行保健防疫和突击扑灭流行性疾病工作。西康区巡回医疗队遵循边治病边防疫原则，从 1940 年 11 月到 1944 年 8 月，各医疗单位组织了 12 次有一定规模的巡回医疗活动。巡回地点遍布昭觉、会理、盐源、河西、雅安等西康所属地区，诊治病人总数达 12382 人，其中彝族民众 2866 人，汉族民众 9516 人。② 据《四川省理县卫生志》记载，新中国成立前，川西各县均无独立的卫生防疫机构，防疫事务均委派"边服部"诊疗所办理。③ 1944 年前三个季度，"边服部"进行保健防疫工作涉及的人数总计为 1000 余人。④ 西昌中心医院与政府卫生院合办后，还设立了防疫保健服务机构，配备专职保健防疫人员。1939 年秋，西昌霍乱大流行，每天死亡数人，卫生院一边隔离患者，一边发动群众防治。经过一段时间的防控，制止了这场严重的霍乱流行。1948 年，卫生院还注射了防疫针 39946 人次，⑤ 并在西康和川西各组织了一次扑灭流行病活动。

（二）教会医学教育事业

医学教育也是在华教会医学事业的重要组成部分，它受时局的变化不断调整，本部分内容在"中国近代西医教育"中详述。

---

① 《中华基督教会全国总会边疆服务部川西区工作报告》，四川省卫生处《中华基督教会全国总会边疆服务部工作计划大纲、川西区工作报告、眼疾调查医疗报告及举办抗建展览夏令营妇女职业介绍献金义卖等情况》，四川省档案馆藏，全宗号：民 113，目录号 1，案卷号 30。
② 《工作报告：西康区卫生工作一瞥（1944 年 1—10 月）》，《边疆服务》1944 年第 7 期，第 30 页。
③ 《四川省理县卫生志》（内部资料），1991 年 3 月，第 59 页。
④ 《川西区卫生工作》，《边疆服务》1944 年第 7 期，第 22—26 页。
⑤ 四川省政协文史资料委员会编：《四川文史资料集粹·第 5 卷·民族宗教华侨编》，四川人民出版社 1996 年版，463 页。

四　教会医学事业对中国公共卫生近代化的影响

西医东来，传教士在传播西医过程中也开启了中国近代公共卫生事业。19世纪中叶以前，中国由于缺乏近代卫生观念、卫生知识、卫生机构和设施，卫生状况十分糟糕。京师警察厅公共卫生事务所管辖区内有5万多居民。兰安生等根据《国际协定死亡原因表》，对该辖区1925年9月1日到1926年8月15日之间居民死亡原因进行统计，结果表明：在所统计的1214例死亡病例中，有970例死于各类感染性疾病，占总死亡人数的80%，排列前几位的是结核病、呼吸道感染、肠道感染、新生儿破伤风、产后感染等疾病。[①]

早期来华传教士对中国的公共卫生印象如下：城市环境肮脏，水质污染严重，民众卫生习惯差，传染病流行。汉口仁济医院麦考尔医生曾这样描述他看到的情景："一个乡村池塘，在它的一边就是厕所，各种各样的废物被投掷到水中；水上漂浮着死狗，稍远处有台阶，附近人家有人下来打水，为日常家用。就在旁边，有人在塘里洗衣或洗菜。"[②] 街道"砖砾碍道"，家中"几案封尘"，"上而政府，下而士民，皆不知卫生为何物"[③]。恶劣的卫生状况使中国招致恶名，甚至被诟为传染病的发源地。[④] 伍连德曾感慨道："堪痛惜各国咸谓传染病起于中国，闻之不胜忧愤。"[⑤] 在这种情况下，传教士医师对于改善中国公共卫生环境，发展中国公共卫生事业在客观上

---

① 张大庆：《中国近代疾病社会史（1912—1937）》，山东教育出版社2006年版，第77页。

② 杜志章：《近代中国社会变迁——教会医学与中国医学早期现代化》，华中科技大学出版社2017年版，第153页。

③ 中华续行委办会：《中华基督教会年鉴（第六期）》，中华续行委办会1921年版，第98—99页。

④ 孙秀玲：《近代中国基督教大学社会服务研究》，山东人民出版社2013年版，第67页。

⑤ 伍连德：《论中国当筹防病之方实行卫生之法》，《中华医学杂志》1915年第1期，第13—23页。

起到一定的作用。

(一) 开展卫生教育

传教医师发现彼时民众尚不具有近代公共卫生观念，并且大多数中国人对疾病原因存在错误认知。百姓或是将自己得病归因于"在山上冒犯了山神"，或是认为自己"出门的时候选择了一个不吉利的日子"，"所有的病最终都要追踪到某个鬼神身上"①。在他们看来，要提升民众卫生意识和改良生活习惯最直接、最有效的方法就是传授卫生知识。一位医学传教士曾说："我们急迫地为他们医好病，如果我们只是不停地这样做，势必在以后的年代里，他们仍要像潮水一样涌向医院，还将总是为了同样一种病而烦扰。我们必须寻找出病根教会他们了解病因，帮助他们预防疾病免除痛苦。他们必须知道诸如致病的原因、卫生学的基本原理、妇婴卫生，以及对家庭和社会团体来说，平安和宁静在治愈疾病时所显示的作用。"②基于这种认识，传教士采用多样化的方式开展卫生宣传和教育。

他们把卫生宣传的目标首先放在广州、上海等大城市，利用宗教出版机构印发卫生宣传读物。在出版物中，传教士反复强调公共卫生的重要性，指出："国家应于各大城镇设立卫生章程，使地方可免疾病之险。于各街道开沟通入清水，使污秽得以宣泄，地方可免危险之病等。"③他们认为，洁净的自来水是解决公共饮水卫生的重要途径，强调"至于各大城镇，设立自来水，尤为地方所不可少之事"④。傅兰雅在《论人生免病之法》中也讨论了厕所洁净、环境卫生、饮水安全等与人体健康之间的关系。除卫生书籍之外，传教士还印发卫生传单。由于印制传单耗费的人力、物力较少，且便于发

---

① [英] 伊泽·英格利斯：《东北西医的传播者——杜格尔德·克里斯蒂》，张士尊译，辽海出版社 2005 年版，第 47 页。
② 何小莲：《传教士与中国近代公共卫生》，《大连大学学报》2006 年第 5 期，第 30 页。
③ [英] 傅兰雅译：《应祖锡述·佐治刍言》，上海书店 2002 年版，第 48—49 页。
④ 同上书，第 5 页。

放，因此卫生传单成为教会最早采用、最为普遍的一种宣传方式。1906 年，一些教会医院开始采用上海工部局卫生处印制的《预防痨症传染之法》，作为对民众进行卫生教育的宣传资料。1907 年，博医会华中分会也曾制作了 14 种常见病防治宣传单。① 其中，"免传染肺痨症之法"宣传单共 14 条，包括随地吐痰的危害、病室通风消毒、病人营养搭配以及病后恢复等。1912 年，长沙雅礼医院为了防治肺痨和梅毒，向病人和普通民众散发了《免传染肺痨症之法》和《免传染杨梅症之法》，使民众了解这些疾病的危险、传染方式和预防方法。② 又因"中国人目不识丁者最多，故欲卫生教育之普及，不可不利用图画，使不识字之人亦得一目了然"，③ 中华卫生教育会还印制了大量带图画的卫生宣传单。仅在 1920 年，该会就印制卫生宣传单五种，共计 133356 张。④ 当时教会出版的卫生图画主要有《痨病预防略说》《瘟热预防略说》《痨病月份牌》《霍乱之传染与预防》《渔利药厂》《天花与种痘》《苍蝇》等八种。⑤ 这些图表都有显眼的中文标题，民众从很远处就可以看到，并附有中英文说明。中华卫生教育会作为我国第一个专门从事公共卫生教育的全国性民间组织，它开展了形式多样的公共卫生教育活动，使中国民众了解到西方科学的卫生知识，这对于改变民众的卫生观念，改善民众身体健康状况起到了积极作用。

为了向民众宣传卫生知识，部分教会医院还每日在诊病之前，将等候就诊的病人聚集在候诊室，向病人展示卫生图画，分发卫生

---

① 李恒俊：《社会团体与近代中国的结核病防治（1910—1937）》，《民国研究》2017 年第 2 期，第 104—115 页。

② 牛桂晓：《近代中国基督教会公共卫生运动研究（1901—1937）》，博士学位论文，湖南师范大学，2019 年，第 97 页。

③ 中华续行委办会：《中华基督教会年鉴（第六期）》，中华续行委办会 1921 年版，第 100 页。

④ 中华续行委办会调查特委会编：《中华归主——中国基督教事业统计（1901—1920）》，中国社会科学院世界宗教研究所译，中国社会科学出版社 1987 年版，第 1179 页。

⑤ 中华续行委办会：《中华基督教会年鉴（第六期）》，中华续行委办会 1921 年版，第 165 页。

教育宣传单，宣传医学卫生常识。据《宁部县卫生事务所》记载，
1939 年由教会主办的卫生事务所共宣讲卫生知识 104 次，听讲约
4800 人。①

教会还成立了各种公共卫生组织。1916 年 3 月，中华基督教青
年会、博医会和全国医药学会公共委员会联合组成了中华公共卫生
教育联合会，1922 年该会改称中华卫生教育会。② 该组织负责为社
会各界（包括一些教会学校）提供宣传材料，包括书籍、会刊和传
单等印刷品，还有宣传画、图标、幻灯片和电影，甚至还有各类卫
生模型和展览，涵盖婴儿福利、结核病、性病、眼病、霍乱预防、
苍蝇、蚊子、老鼠、民族健康等方面。③ 在《卫生季刊》1925 年第
1 期中记载，1922—1924 年间中华卫生教育会曾为 1765 人提供卫生
教育。接受中华卫生教育会卫生教育的人员系各社会团体和地方行
政机构的代表，其中传教机构代表 1193 人，代表 94 个基督教机构。
中华卫生教育会在 1922—1924 年间共售卫生教育类书籍、手册
627271 本（册）。④ 在 1920 年 6 月福州霍乱预防运动中，卫生教育
会共招募包括国立学校和教会学校的学生和普通市民在内的志愿者
1847 名，组织了一个霍乱预防宣传队，在一周内走遍了福州市 90%
的街道。在福州霍乱期间，卫生教育会共举办了 247 场卫生集会，
吸引了 10000 余人参加，散发了约 30 万份有关霍乱预防的卫生图画
宣传单，起到了积极的宣传效果。⑤

此外，教会还组织医疗巡回宣传队，深入穷乡僻壤开展卫生宣
传。巡回宣传队不仅向偏僻地区的民众普及了卫生知识，也扩大了

① 《本所个人谈话每月比较表·宁部县卫生事务所》，宁波市档案馆，全宗号 306 - 1 - 20。
② 郝先中：《西医东渐与中国近代医疗卫生事业的肇始》，《华东师范大学学报》（哲学社会
科学版）2005 年第 1 期，第 32 页。
③ 何小莲：《论中国公共卫生事业近代化之滥觞》，《学术月刊》2003 年第 2 期，第 61—
67 页。
④ 李倩倩：《民国时期中华卫生教育会研究（1916—1930）》，硕士学位论文，河北大学，
2014 年，第 36 页。
⑤ 中华续行委办会调查特委会编：《中华归主——中国基督教事业统计（1901—1920）》，中
国社会科学院世界宗教研究所译，中国社会科学出版社 1987 年版，第 1178—1180 页。

教会的影响力。例如，古田怀礼医院经常组织宣传队巡回宣传卫生知识。1940 年，该院的宣传队"计出发经过古屏两教区 25 个乡村，举行公开演讲 63 次，听讲者有 1500 余人"①。闽清县城善牧医院鉴于该县普通人民缺乏卫生常识，且交通不便，病人往往因耽延过久，致成不治，便常派人往各牧区施医，并宣传卫生。②

（二）改良环境卫生

改良环境卫生是公共卫生的一部分，并且是极其重要的部分。教会在开展城乡环境卫生改良运动中，把清洁作为首要解决问题。为此，各地教会团体开展了一些小规模的清洁运动。1919 年夏，上海青年会童子部与南市普益社发起清洁运动，清理各处淆杂垢污街道。最初，这两个机构派员到各处宣传肃清街道的方法，"继有住在该区域之三十人愿任此役，以后人数增至一百，于是分为九部，以发展四育为宗旨，彼辈且于各小街巷中保持清洁之秩序"③。在开展清洁运动的过程中，教会团体逐渐认识到想要深入发展清洁运动，需要采取强制措施来取缔某些不卫生行为，为此教会开始与政府当局及各界人士合作，联合开展清洁运动。如 1923 年，宁波青年会联合鄞县自治团体，组织宁波城市卫生促进会，提倡卫生事宜，"取缔清道夫，按时勤扫，不得偷懒"，并于江北岸城内等处添置垃圾桶二百只，"免致污秽物件狼藉街道"④。与此同时，教会团体也积极参加到政府组织的清洁运动中。如 1933 年 5 月 14 日至 20 日，重庆市举行卫生运动周，重庆基督教协进会、青年会、各公会以及会外各团体共同组织重庆市卫生促进会，于政府规定的

---

① 《中华基督教卫理公会福州年议第二届年议会录》，福州观井路中华印书局承印，1940 年版，第 85 页。
② 《闽清县城善牧医院报告书》，载《中华基督教卫理公会福州年议第二届年议会录》，第 85—86 页。
③ 《青年会童子部一九一九年之报告（续）》，《申报》1920 年 4 月 6 日。
④ 宁波市档案馆编：《〈申报〉宁波史料集（五）》，宁波出版社 2013 年版，第 2274 页。

大扫除日，与政府协作从事卫生宣传和街道清洁工作，并强调"更愿意继续努力，使年年今日均有进步之成绩表现，使污浊的重庆变为清新的重庆，使病夫的中国，变为健强的中国"①。

教会大学在改良城市环境方面也发挥了积极的作用。一般而言，教会大学每年都举行夏季卫生运动和秋季卫生运动。在卫生运动期间，教会大学的主要活动有：召开卫生运动大会，举行大扫除，举办卫生运动宣传周和环境卫生展览会，巡回开展预防注射，对饮水进行消毒，开展灭蝇运动，以及卫生演讲等。教会大学还向民众普及卫生知识：告诉民众不清洁的生活环境与疾病的关系，迷信与庸医误人的害处，等等。燕京大学清河镇实验区与商会、区公所、军政部、东北军第七旅等进行合作，共同翻修了清河大街道路，并派专人负责洒扫；与宛平五区公安分局等合作开展食摊卫生检查工作，开展防蝇、灭蝇运动；检查水井，预防夏季流行疫症；分派张贴卫生宣传图画、标语、传单等，宣传卫生知识；与商会、东北军第七旅、公安分局、本镇小学及当地绅士共同举办夏季卫生运动大会，开展卫生演讲、卫生表演。② 金陵大学推广部训练理发与司务人员多人，并制定《饭馆、食客、厨房、厨师一概注意》十三条、《理发须知》十三条、监狱卫生检疫四条等。③

（三）民众疫病防治

教会卫生力量积极投身于中国的传染病防治工作。早在 1872 年，天津发生霍乱时，传教士"修合药料，施济活人，其方殊验，来乞者日众"④，在疫病防治和安慰民众等方面发挥了重要的作用。1910—1911 年东北鼠疫大爆发，清政府任命伍连德为东三省防鼠疫

---

① 会闻：《重庆举行卫生运动周概况》，《希望月刊》1933 年第 10 卷第 6—7 期，第 40 页。

② 张鸿钧：《燕京大学社会学系清河镇社会实验区工作报告》，《乡村工作讨论会·乡村建设实验（第一集）》，中华书局 1934 年版，第 86 页。

③ 《乌江农业推广实验区 23 年度工作报告》，《农业推广》1935 年，第 9—10 页。

④ 《天津信息》，《申报》1872 年 5 月 24 日。

· 97 ·

全权总医官，前往主持防疫工作。与此同时，中华博医会也派遣医学传教士亲临疫区，积极投身于这场扑灭鼠疫的斗争。由于在这场扑灭鼠疫的斗争中，西医发挥了重要的作用，所以这一公共卫生事件，被认为是"中国全面接受西方医学的标志"①。不仅如此，这一公共卫生事件也改变了中国人的一些传统习俗和观念。在中国传统社会，每当瘟疫来临，一般民众都会恐惧无助，除了逃窜，最重要的就是乞神驱鬼。此次事件之后，部分民众已能较冷静地接受隔离、服药、焚尸等防疫措施以应对瘟疫。

在传染病防治方面，对麻风病人的隔离与治疗成效是最为突出的。麻风病是沿海一带较常见的慢性传染病。在 20 世纪 20 年代初，中国仅 18 个省中就有大约 40 万的麻风病人。② 由于不清楚患病原因，一般民众对麻风病人抱歧视态度，常常把他们驱赶至深山野岭，甚至政府也会组织力量驱赶他们。1874 年，一个世界性的基督教麻风病防治组织"麻风会"成立，并开始关注中国的麻风病防治工作。1886—1887 年成立的广东北海麻风院被认为是中国最早的教会麻风机构。③ 该麻风院由传教士傅特创办，附设于伦敦会（伦敦传道会）医院，得到了天主教会的协办。创办五年，该机构收容二百多名麻风病人。④ "北海麻风院结合了治疗、隔离、劳动与宗教活动等功能，是外国教会所推动的机构的理想典型。"⑤ 从 1874 年至 1920 年，中国基督教各差会先后在广东、福建、江苏、浙江、湖北等省区各县市建立了 30 所麻风病院。⑥ 这不仅减轻了麻风病人的痛苦，而且把一种科学对待麻风病人的方法引入中国，得到了中国政府与民众

① 何小莲：《西医东渐与文化调适》，上海古籍出版社 2006 年版，第 171—172 页。
② 中华续行委办会调查特委会编：《中华归主——中国基督教事业统计（1901—1920）》，中国社会科学院世界宗教研究所译，中国社会科学出版社 1987 年版，第 989 页。
③ 梁其姿：《麻风隔离与近代中国》，《历史研究》2003 年第 5 期，第 5 页。
④ 《麻风季刊》，1927 年第 1 卷第 1 期，第 10 页。
⑤ 《麻风世界：北海麻风医院》，《麻风季刊》，1927 年第 1 卷第 1 期，第 33 页。
⑥ 中华续行委办会调查特委会编：《中华归主——中国基督教事业统计（1901—1920）》，中国社会科学院世界宗教研究所译，中国社会科学出版社 1987 年版，第 989—990 页。

认同。于是麻风院、麻风村、麻风居留区、麻风救济院等在中国各地相继建立起来。

随着基督教医药事业在中国的发展，许多医学传教士认识到了他们的职责不只是治病救人，还包括预防疾病的发生。嘉约翰就认为："医师的主要职责除了治病救人以外，还有预防疾病，根除引起病患的因素，医生只为治病，严格说来，是一种狭隘的认识。在某种程度上，以各种手段来预防疾病，应为医生的职责。"① 为了从根本上杜绝传染病的发生，教会更加注重日常的卫生宣传和预防注射活动。1913 年，湖南常德广德医院的罗感恩医生鉴于当地霍乱频发，认为"如果能够教育民众关于预防的方法，会比我们做其他的事情对民众更为有利"②。因此，他们便派曾到该院医治的一位敲锣人，身体前后挂着写有卫生告示的牌子去各处游行。这块牌子上面写着："如果你要避免霍乱，就不要喝生水；如果你吃水果或其他未加工食物，就可能给自己带来不幸；如果你身边有人感染霍乱，就赶快把他们送到广德医院。"③ 敲锣人边敲锣游行，边大声叫嚷告示牌上的文字，以使那些不识字和不在街上的民众也能知道。这位敲锣人还带着两位散发传单的助手，几天下来分发上万份，他们还在可能发生霍乱的地方粘贴告示。这些行为引起了全城的注意。通过卫生游行，常德广济医院的工作取得了进展，许多病人来到这里看病。由于预防得当，成百上千的人免于此病。同时，一些教会医院还成立了更加灵活的防疫队。如 1919 年 8 月，上海发生霍乱后，基督徒布道团成立卫生队，携带防疫宣传单、霍乱防治广告和中法、中英、南洋等大药房所赠的药水，"前往各家赠送，宣讲清洁要

---

① 杜志章：《近代中国社会变迁——教会医学与中国医学早期现代化》，华中科技大学出版社 2017 年版，第 154 页。

② O. T. Logan, The "Wholesale" Treatment of Cholera, *The China Medic Journal*, 1913, 27 (5)：303. 译文转引自牛桂晓《近代中国基督教会公共卫生运动研究（1901—1937）》，博士学位论文，湖南师范大学，2019 年，第 153 页。

③ 同上。

旨"①。各种传染病的宣传教育，在一定程度上推动了各地教会医院
的预防注射活动。1915 年，福建教会卫生部为预防鼠疫，购买鼠疫
疫苗，分发到各地教会医院，由各属堂会通过时疫影片说明接种的
利害，"俾众周知"；同时，教会还商请福建巡按使许世英出示晓
谕，"荷蒙赞许，捐廉补助"，这使得到各教会医院接种的人"极形
拥挤"②。广西北海普仁医院在 1930 年后，每年春季和夏秋间都会面
向社会做卫生宣传演讲，并进行免费注射以防霍乱。③

　　概之，传教医生是出于为宗教侵略服务的目的来到中国的，这
一宗旨是无法改变的。但是，从客观上讲，传教医生将本国维护公
共卫生的经验与中国的社会实际相结合，致力于改变中国人的生活
方式和卫生习惯，开展了形式多样的公共卫生活动。这些活动改善
了中国的环境卫生，对于传染病的防控发挥了积极的作用，在一定
程度上推动了中国近代公共卫生事业的发展，为中国公共卫生事业
近代化作出了一定的贡献。

---

① 《时疫流行中之送药忙》，《申报》1919 年 8 月 12 日。
② 中华续行委办会：《中华基督教会年鉴（第二期)》，中华续行委办会 1915 年版，第
130 页。
③ 广西壮族自治区地方志编纂委员会：《广西通志·宗教志》，广西人民出版社 1995 年版，
第 133 页。

第四讲

近代中国疫病防控的演变

《辞海》中的"疫"指瘟疫，系各种急性传染病流行的通称。[1]疫病与人类共存，对人类发展产生了重要影响。我们从古希腊历史学家修昔底德的著作中得知，伯罗奔尼撒战争（公元前431—前404年）之始，即遇到流行病的袭击，使雅典25%的军队死亡，接着又在希腊南部流行了四年，杀死了25%以上的城市人口。这次疫病究竟是哪种疾病，至今没有确切答案，但此次流行病被称为西方文明史上的转折点。再比如起源于公元542年的"查士丁尼鼠疫"，它的流行使欧洲南部1/5的人口丧命，此后五六十年间又反复流行，估计死亡人数达1亿；中世纪欧洲，平均每5人就有一个带有天花留下的瘢痕，法国国王路易十五、英国女王玛丽二世、德皇约瑟一世、俄皇彼得二世等都是感染天花而死的，整个18世纪，欧洲死于天花的人数超过亿数；流行性感冒是历史上死亡人数最多的呼吸道传染病，自20世纪以来，就有五次世界性大爆发的记载，即1900年、1918年、1957年、1968年和1977年。即使到了现在，"非典""禽流感""埃博拉"和2020年席卷全球的新型冠状病毒肺炎等，多种疫病在世界各地仍会时而发生。

现代以流行病监控、卫生监督、检疫和隔离等为主的卫生防疫

---

[1] 辞书编辑委员会编：《辞海》，上海辞书出版社2002年版，第4362页。

举措，是一种由政府介入的公共行为，具有显著的积极主动姿态。① 古代中国对疫病的应对与措施，则非常消极，基本上是一种以避为主的个人行为。从消极避疫到积极防疫，这种观念的演变，是在西学东渐影响下逐渐形成的。鸦片战争后，随着西医东传，西方近代防疫思想、方法逐渐被政府接受，民众认可，并开始效仿。

中国近代疫病防控肇始于医学传教士，清末新政时作为一项重要内容在部分地区推广，北洋政府时期得到初步发展，南京国民政府时期②进一步深化和完善。本讲通过梳理近代中国政府在疫病来袭时所采取的防控措施，厘清中国近代疫病防控演变的脉络，进而阐述中国近代公共卫生的发展及国人公共卫生观念的变迁。

一 近代疫病防控的历史背景

近代中国是古代中国的延续。阐述近代中国疫病防控，有必要对古代中国防疫做一回顾，希冀以"长视角"的眼光，客观地反思历史、总结经验，服务于当今社会。

（一）传统疫病防控的回溯

1. 传统疫病的流行特点

疫病多发，危害严重。我国地处温带、亚热带、热带，各种气候，复杂多样，有利于农业生产，但也有利于疫病滋生和蔓延。纵观数千年中国历史，屡受瘟疫之害，尽管期间战火不断，资料记录不完整，但从现有史书和地方志资料来看，仍触目惊心。据张剑光统计，西汉到东汉，前后经历 425 年，史书明确记载疫灾次数 38

---

① 余新忠：《从避疫到防疫：晚清因应疫病观念的演变》，《华中师范大学学报》（人文社会科学版）2008 年第 2 期，第 51 页。
② 全面抗战爆发后的疫病防控内容本讲从略，相关内容见本书"第九讲 抗战时期的中国公共卫生事业"。

次，平均 11.18 年发生一次，这样的高频率在当时的医疗条件下对社会影响很大。① 据余新忠等不完全统计，明万历至民国时期，中国共发生疫情 485 次，大致勾勒出近世②时期瘟疫时空分布，详见表1。

表1　　　　　　　　　　中国近世疫情空间分布③

省份	山东	湖北	河北	浙江	江苏	陕西	山西	甘肃	江西	广东	安徽
瘟疫次数	83	58	56	50	40	30	26	25	25	23	15
排名	1	2	3	4	5	6	7	8	9	10	11
省份	东北	湖南	福建	北京	广西	河南	四川	云南	内蒙古	贵州	总计
瘟疫次数	11	10	9	8	7	5	5	2	1	1	485
排名	12	13	14	15	16	17	18	19	20	20	

东汉末年，被后世称为"医圣"的张仲景，在《伤寒杂病论》自序中说"余宗族素多，向余二百，建安纪年以来，犹未十匦捻，其死亡者三分有二，伤寒十居其七"④。明朝万历崇祯时期，三次大规模瘟疫总共持续了二十四年，波及山西、陕西、河北等华北诸省，造成人口大量死亡。民谚有言："生娃只一半，出花才算全。"天花之危害令人生畏，很多地方为祈宁灭灾，还建有种痘神庙。中国古代由于防疫缺乏有效的措施和方法，首当其冲受害的就是流离失所的老百姓，苦不堪言。

一般情况下，疫病在地理分布上，有明显区域性特点。从远古至西晋期间，北方的黄河流域自然条件较好，先民最早开发和聚集

---

① 张剑光：《略论两汉疫情的特点和救灾措施》，《北京师范大学学报》1999 年第 4 期，第 13 页。

② 近世一词学术界并没有明确的界定，早年由日本学者提出，主要指宋元明清这一时期。近年在探讨中国近代化道路时，中国和西方的研究者也使用这一概念，一般指明代中后期至民国初这一时段，大体相当于西方学者所谓的"Late Imperial China"。

③ 余新忠等：《瘟疫下的社会拯救：中国近世重大疫情与社会反应研究》，中国书店 2004 年版，第 20 页。

④ 梁峻、孟庆云、张志斌主编：《古今中外大疫启示录》，人民出版社 2003 年版，第 114 页。

此地，也是疫病最先流行区域。但北方河流较少，气候干燥，人们掘井取水，相对河水要安全，由于生产力低下，人口流动较少，因此疫情影响较小。东晋开始，经济重心南迁，江南开发加快，人口增长，战乱增加，自然及社会环境遭到破坏，且南方潮湿温热的环境有利于动植物及微生物的生长，多种病原菌、中间宿主、媒介生物在南方繁殖快，分布广。因此，一些在北方不易流行的疫病在南方传播频率和规模逐渐超过北方（参见表2）。

表2　　　　　　　　　历代南北地区疫病流行频数比较[①]

频率	东周	西汉	三国西晋	东晋	南北朝	隋唐	宋	元	明	清
北方	5	16	16	4	11	19	20	17	79	78
南方		13	12	7	20	26	54	23	105	110

经济越发展，人口越集中，疫病爆发率越高。从历代南北地区疫病流行频数比较可以看到，早期由于南方开化程度较低，还处在地广人稀的状态，没有形成疫病流行人口集中的条件，故疫病较少。同时，南方早期落后，可能存在史书记载遗漏的情况。所以在西晋之前，疫病流行的记载以北方居多。随着全国经济重心南移，城市化建设的发展，南方人口相对集中。明万历六年（1578），官方统计江苏、安徽两省2069067户，浙江1542408户，三省便超过了整个北方的户数3422256户。苏州府、松江府、常州府三府共1073574户，超过了中原洛阳所在的河南、长安所在的陕西两省的户数。[②] 人口密集的城市为南方疫病的流行提供了有利条件。梁峻等根据文献记载选择了南北方疫情最高的六省绘制了明清南北12省疫病爆发次数对比图颇能反映这种状况（见图1）。

---

① 梁峻、孟庆云、张志斌主编：《古今中外大疫启示录》，人民出版社2003年版，第130页。
② 同上书，第129页。

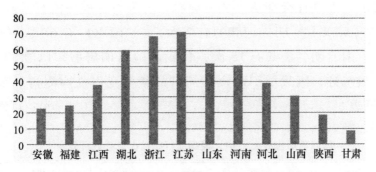

图 1　明清南北 12 省疫病流行次数对比图①

　　政局稳定疫病略缓，战乱不断、政局不稳疫病频发。中国封建社会以农立国，自给自足的自然经济本不利于疫病大规模流行，但此起彼伏的农民起义，统治阶级内部无止无休的权利斗争成为瘟疫发生和流行的政治因素。② 翻开我国历史长卷，可以发现西汉昭、宣时期，昭、宣二帝励精图治，继续实行汉武帝以来的政策，任贤用能，奖励耕作，着力整顿吏治，减少赋税徭役，使一度国力衰退的西汉王朝又兴盛起来，史称"昭宣中兴"。而在西汉末年，元、成、哀、平四帝荒淫奢侈，昏庸无道，阶级矛盾激化，土地兼并严重，农民生活困苦，整个社会动荡不安。据《汉书》记载，昭、宣二帝在位 37 年仅有一次疫病流行，而元、成、哀、平四帝在位 53 年中，却有公元前 48—前 44 年、前 32—前 19 年、前 6 年、公元 1—5 年等疫病流行。③ 唐高祖、太宗、高宗在位 60 年，仅有五次疫病流行记载。到唐中宗时期，韦后及太平公主专权，宦官激增，政治混乱，经济发展受阻，民不聊生，短短六年，竟有三次疫灾记载。④

　　中国古代，政治黑暗、社会矛盾激化常常引发战乱，而战乱会

①　梁峻、孟庆云、张志斌主编：《古今中外大疫启示录》，人民出版社 2003 年版，第 131 页。
②　余新忠等：《瘟疫下的社会拯救：中国近世重大疫情与社会反应研究》，中国书店 2004 年版，第 41 页。
③　同上书，第 112—113 页。
④　梁峻、孟庆云、张志斌主编：《古今中外大疫启示录》，人民出版社 2003 年版，第 113 页。

破坏经济，加剧社会动荡。从正史看，战争引发疫病流行不在少数。《汉书》《后汉书》明确记载的有 7 次，《三国志》有 6 次，《晋书》有 8 次，南北朝各史共有 15 次，《新唐书》《旧唐书》11 次。① 据唐以前史料统计，因战争引起疫病流行的频率竟占疫病流行总频率的 1/4，见表 3。

表3　　　　唐以前历代战后（中）疫病流行频数占总频数百分表②

朝代	秦汉	魏晋	南北朝	隋唐五代	平均
次数	46	47	28	50	
战后（中）次数	11	11	8	14	25%
百分比	24%	23%	25%	28%	

2. 防疫思想及方法

鬼神司疫。中国古代，往往认为疫病是鬼神所为或阴阳失序所致，身心健康与人格化的鬼神或非人格化的宇宙秩序密切相关。③ 鬼神是引发疫病的元凶，驱鬼辟邪自然就成为防疫的主要内容。汉代岁末举行的"傩礼"，唐代每年举行的"大傩之礼"，即祈求神灵逐鬼除疫之法。明代许多瘟鬼开始转化为瘟神。④ 我国民间信奉"五瘟使者"，即春瘟张元伯，夏瘟刘元达，秋瘟赵公明，冬瘟钟仕贵，总管中瘟史文业，不同时节的瘟疫即由他们掌管，民众会在不同的季节祭拜不同的瘟神。因此，民有疾先事巫，有些医生亦医亦巫，这种风俗到清代也没有多大变化，"禨鬼之俗习而未变，凡有疾多听于巫"⑤。疫病由鬼神管理，成为当时民众的普遍认知。

疫气致病。疫气致病认为，"气"是瘟疫传播的中介，疫气导致

---

① 梁峻、孟庆云、张志斌主编：《古今中外大疫启示录》，人民出版社 2003 年版，第 121 页。

② 同上书，第 124 页。

③ 张洪彬：《晚清疾疫理解的更新与世界的祛魅》，《学术月刊》2019 年第 10 期，第 174 页。

④ 余新忠：《清代江南的瘟疫与社会——一项医疗社会史的研究》，北京师范大学出版社 2014 年版，第 106 页。

⑤ 吴郁琴：《公共卫生视野下的国家政治与社会变迁——以民国时期江西省为中心》，博士学位论文，上海师范大学，2011 年，第 21 页。

瘟疫流行。公元 541 年，秦国名医医和就提出"六气致病说"。因疫气致病，防"气"是防疫之关键，而"气"无处不在，因此以避为主的行为在当时极为普遍。特别是随着清代瘟病学派的形成，医界对有关疫病的成因达成了较为系统的认识，即戾气是四时不正之气混入尸气、病气以及地上其他秽浊之气而形成的。① 在疫病传染方面，认为"气"是瘟疫传播的主要方式，即呼吸传播。对其他传播方式，如接触传播、食物传播、水传播、虫媒介传播等，也有一些直观的认知，但总体上在疫气传播认识框架之内。②

　　民俗与疫疾。古代中国的许多民俗与疫疾和卫生相关。"腊月不扫尘，来年招瘟神"，"小年"过后，就会掀起大扫除高潮，直到大年三十，干净的环境以防瘟神。"五月五，避五毒"，五月在民间被认为是"毒月"，五月初五是"毒日"，蛇、蜥蜴、蝎子、蜈蚣、蟾蜍是"五毒"。从科学角度分析，五月被称"毒月"有其道理，由于天气渐热，蛇、蝎、病菌、病毒开始活跃。因此民间常采取一些避"五毒"的方法，饮雄黄酒，佩戴含有朱砂、雄黄、香草的香囊等。可以说，端午节是我国最早的卫生防疫节。③ "六月六，晒衣物"，这一天把衣服等生活用品放到阳光下暴晒、通风，可杀菌、除霉、驱潮。我国很多传统节日、风俗习惯与卫生有关，体现了民众对疫病防治的重视。

　　早发现、早隔离及早处置。"避疫是人类最原始的趋吉避凶行动之一。要想避免传染病的蔓延，在预防接种未发明以前，与病人隔离，虽然有点消极，但不得不说是最彻底的预防方法……隔离在今天，仍然重要。"④ 中国隔离疫病患者的思想在很早之前就出现了，

----

　　① 余新忠：《清代江南的瘟疫与社会——一项医疗社会史的研究》，北京师范大学出版社 2014 年版，第 122 页。
　　② 余新忠：《从避疫到防疫：晚清因应疫病观念的演变》，《华中师范大学学报》（人文社会科学版）2008 年第 2 期，第 52 页。
　　③ 吴郁琴：《公共卫生视野下的国家政治与社会变迁——以民国时期江西省为中心》，博士学位论文，上海师范大学，2011 年，第 24 页。
　　④ 范行准：《中国预防医学思想史》，华东医务生活社 1953 年版，第 82 页。

孔子曾探望因患麻风病而被隔离的弟子冉伯牛。"元始二年，君国大旱蝗……民疾疫者，舍空邸第，为置医学。"① 佛教传入我国后，一些佛教团体也采取隔离之法。② 北宋共有九位皇帝，其中六位通晓医学，疫情发生时，通常会派官巡视，颁方赐药。1089—1090 年，杭州爆发疫病，苏轼从公款里拨出两千缗，自己捐出五十两黄金，在杭州城中心安心桥，建了中国最早的公立医院——安乐坊。主办此院的道士，由朝廷酬以紫袍和金钱。后来，此院迁到西湖边，改为安济坊，苏东坡离开杭州后，照常给人治病。南宋也开设类似的机构，不过这些官办机构，常常因经费不足，效果并不显著。③ 因此，明清以后国家和官府没有加大投入，极少有建立隔离场所的专门政令，清初期对天花病人的隔离是极少的例外。④ 官府在大疫之年设立医药局救治百姓的行为虽然可见，但没有制度上的保障。⑤

接种人痘，预防天花。接种人痘与传统"以毒攻毒"理论密切相关。晋医葛洪就有以狂犬脑敷治狂犬咬伤的疗法。医圣孙思邈则给健康人接种病人生疮处的脓汁、血汁，以预防、治疗疖病。人痘接种法出现的确切时间，历来有不同的意见。多数人认为始于明朝1567—1572 年。综合各种文献记载看，11 世纪中国已有人痘接种之法，但在全国范围内真正发挥其预防天花的作用，应该在 16 世纪之后。⑥ 经过长期发展，种痘技术不断进步，有痘衣法、痘浆法、旱苗法和水苗法。"然即四者而较之，水苗为上，旱苗次之，痘衣多不应

---

① （西汉）班固撰：《颜师古注：汉书（卷 12）平帝纪》，中华书局 1976 年版，第 352 页。
② 范行准：《中国预防医学思想史》，华东医务生活社 1953 年版，第 86—87 页。
③ 甄志亚：《中国医学史》，上海科学技术出版社 1984 年版，第 191 页。
④ 清初期，满族人出于对天花的恐惧，曾规定"凡民间出痘者，即令驱逐城外四十里，所以防传染也"。选自《清世祖实录卷 14，顺治二年戊辰条，清实录》，中华书局 1985 年版，第三册，第 128 页。
⑤ 余新忠：《清代江南的瘟疫与社会——一项医疗社会史的研究》，北京师范大学出版社 2014 年版，第 197 页。
⑥ 梁峻、孟庆云、张志斌主编：《古今中外大疫启示录》，人民出版社 2003 年版，第 156 页。

验，痘浆太涉残忍，故古法独用水苗，盖取其和平稳当也。"① 随着种痘术技术的发展和推广，清代天花基本被控制，17 世纪后期开始在国外广泛传播。接种人痘被称为近代人工免疫法先驱，比琴纳发明牛痘接种预防天花早了近两个世纪，是世界防疫史上的创举。

中国传统防疫虽有部分科学的防疫思想，但经常政随人息，没有形成制度。同时，传统文化对疫病成因、防治及流行做不出科学和合理的解释，所以当疫病来临之时，人们缺乏战胜它的信心。统治者则常常轻预防重灾后救助，没有建立起疫前预防、疫后救助的机制。他们真正在乎的是统治长存，文章礼法，轻医理。即使如扁鹊、华佗、孙思邈等名医，都难以完全摆脱迷信的影响，这种带有神和巫的局面既不利于防疫知识的普及，又阻碍了医学的发展。

（二）　近代疫病概况

鸦片战争的失败使清政府被迫接受列强带给中国的一切。海禁解除，阶级矛盾尖锐，中外交往增多，轮船、铁路等交通工具的出现以及殖民主义向内地的侵入，使疫病传播速度更快，成因更加复杂，近代防疫压力前所未有。

1. 疫病种类多，频率高

陈邦贤在《中国医学史》近世疾病名称部分中，列举了鼠疫、伤寒、霍乱、痢疾、疟疾、天花、水痘、麻疹、猩红热、发疹伤寒、白喉、肺痨病、花柳病、破伤风等 14 种传染病。② 后北洋政府和南京国民政府都颁布了《传染病预防条例》，到现在我国法定传染病共三类 39 种，其中甲类 2 种，乙类 26 种，丙类 11 种。

随着中外交往的增多，近代中国的疫病病种也不断增加，1873

---

① （清）吴谦等：《医宗金鉴》第 60 卷，北京人民卫生出版社 1973 年版，第 1543—1544 页。转引自余新忠《清代江南的瘟疫与社会——一项医疗社会史的研究》，北京师范大学出版社 2014 年版，第 203 页。

② 陈邦贤：《中国医学史》，团结出版社 2011 年版，第 194—198 页。

年第一例猩红热病例在山东芝罘发现，仅八年后"该病在中国人中就比较常见了"①。近代中国尤其是民国时期，多种疫病威胁国人身体健康，其爆发频率和传播速度"超过了以往任何历史时期"②。其中鼠疫、霍乱爆发时间长，且常跨地域流行，危害严重。"1924—1948年间，霍乱几乎每年都有发生，感染人数最高时曾达十余万，致死率达30%以上。"③ 福建1884年开始出现鼠疫，直到1952年才完全制止，前后持续了长达68年之久。山西鼠疫从1900年开始，直到1917年才得以控制。鼠疫在20世纪前30年在陕北地区也曾持续不断地流行。近代上海疫病流行也呈现加快的趋势。1919年到1928年《申报》上刊登有关疫病疫情和公共卫生相关的报道有500多篇。据统计，1912—1948年是疫病发生率最高的一段时期，全国共计114次，平均每年3.08次。④

　2. 疫死率高

　　余新忠在《瘟疫下的社会拯救：中国近世重大疫情与社会反应研究》一书中制作了民国时期重大疫灾简表（表4），从表中数据可以推断，每次疫病爆发都必然引起人口大量死亡。南京国民政府在19世纪30年代对人口死因进行了调查，每年因疫病死亡的人数近600万，疫死率高达22.9%。⑤ 中国的疫死率和疫死数也比同期日本、美国、法国、德国、英国、澳大利亚等国高很多（见表5）。由此可见，民国时期频繁爆发的瘟疫对人民的生命和健康安全造成了严重的威胁。

---

① 李经纬：《中外医学交流史》，湖南教育出版社1998年版，第292页。
② 余新忠等：《瘟疫下的社会拯救：中国近世重大疫情与社会反应研究》，中国书店2004年版，第25页。
③ 陈胜昆：《中国疾病史》，自然科学文化事业公司1981年版，第15页。
④ 余新忠等：《瘟疫下的社会拯救：中国近世重大疫情与社会反应研究》，中国书店2004年版，第24页。
⑤ 国民政府统计局：《中华民国统计提要》，商务印书馆1936年版，第379—386页。转引自鞠蕾《南京国民政府卫生防疫立法研究》，硕士学位论文，西南政法大学，2012年，第3页。

表4　　　　　　　　　　民国时期重大疫灾简表（死亡万人以上）①

时间	主要疫情	受灾地区	死亡人数
1912—1917	?	新疆和田	100000
1917	鼠疫	山西拉萨齐、包头	16000
1918	鼠疫	云南普洱、个旧、兰坪	14000
1919	鼠疫	云南永胜	10000
1919	霍乱	福建福州至黑龙江哈尔滨	300000
1920—1921	鼠疫	东北三省	9000
1921	白喉	云南昆明	20000
1925	烂肠瘟	云南昆明	10000
1928	黄肿症	湖南会同	30000
1931	鼠疫	陕西横山、安定及山西临县、兴县、宝德等地	20000
1931	牛羊瘟	青海	200000
1932	霍乱	陕豫皖鄂赣等19省	400000—500000
1936	黑热病	江苏	30000
1940—1941	回归热病	湖北兴山、宝康	70000
1942	?	贵州	75000
1944	?	河南豫西及皖西23县	90000
1946	霍乱	吉林、辽宁	10000
1947	疟疾	湖南零陵	30000
1947	鼠疫	东北三省、内蒙古东部	20000

表5　　　　　　19世纪30年代前后世界主要国家的年疫死率和

疫死数占总死亡数的比例②

国别	中国	日本	法国	英国	美国	德国	澳大利亚
年疫死率（%）	30.0	18.2	15.6	11.4	11.3	11.1	0.6
年疫死数占死亡总人数的比例（%）	42.3	29.0	24.2	15.0	13.1	12.7	9.0

---

①　余新忠等：《瘟疫下的社会拯救：中国近世重大疫情与社会反应研究》，中国书店2004年版，第282页。

②　新生活运动促进总会：《新运导报》1937年第8期，第29页。

3. 区域和时间分布

通常情况下，疫病爆发有明显的地域特征。霍乱在晚清时期又称吊脚痧，南北均多次发生。① 晚清时期可以肯定的鼠疫跨省大流行有两次，即 1894 年粤港鼠疫大流行和 1910—1911 年的东三省鼠疫大流行，这两次鼠疫影响深远。此外，清代云南的鼠疫也经常被学者提及，并认为是粤港鼠疫的来源地。民国时期，40.4% 的疫死人数通常发生在黄河流域，尤其是西北部。东北、华南、西南和长江中下游地区大体相当。②

从某一疫病发生看，地域特点也很明显。鼠疫从中亚细亚草原上传入我国，在民国 30 年代形成的地域性疫情有：东北区、晋陕绥宁区、滇边区和湘闽赣区。③ 环境湿热的南方是疟疾高发区，尤以云南为最，在春、秋、夏三季都有流行，夏季最甚。四川、湖北、湖南等长江流域地区常年流行血吸虫病，一亿以上人口受其威胁，严重地区毁村灭户。

疫病分布也有一定的季节规律，在一年四季的分布上，夏季 4—6 月最高，冬季 10—12 月最低（详见表6）。

表6 　　　　　　　　　　　　　近世疫情季节分布④

季节	春 （1—3 月）	夏 （4—6 月）	秋 （7—9 月）	冬 （10—12 月）	不详	合计
疫情	49 次	149 次	82 次	18 次	187 次	485 次
比例	10.1%	30.7%	16.9%	3.7%	38.6%	100%

（三）近代疫病形成原因

瘟疫是人类社会和自然环境这两个生态系统失衡而出现的一种

---

① 邓铁涛：《中国防疫史》，广西科学技术出版社 2006 年版，第 240 页。

② 夏明方：《民国时期自然灾害与乡村社会》，中华书局 2000 年版，第 78 页。

③ 谭晓燕：《民国时期的防疫政策（1911—1937）》，硕士学位论文，山东大学，2006 年，第 13 页。

④ 余新忠等：《瘟疫下的社会拯救：中国近世重大疫情与社会反应研究》，中国书店 2004 年版，第 22 页。

非常复杂的自然社会现象，它的爆发和流行，不仅与病毒的特性有关，还与其周边的自然环境和社会环境相关。① 就近代中国而言，疫病的爆发与流行主要与环境改变的直接因素和社会变迁的间接因素相关联。

1. 环境改变引起的直接因素

（1）环境破坏

病菌和病毒是生态系统中必不可少的一部分，其功能在于发挥一种内源性调节作用，使各个种群在数量上保持一个相对适宜的水平实现大自然动态平衡。② 然而鸦片战争后，原来相对平衡的微生物环境遭到破坏，致使瘟疫频繁爆发。

清末边疆危机加重，1860 年开始，清政府对东北地区开放，期间山东、直隶很多难民移民东北，即"闯关东"现象。据统计，1891 年东北人口 500 余万，1911 年增至 1841 万。③ 涌入东北的这么多难民，破坏了病毒、病菌原有的生存环境和自然生态，而且人口的增加与环境卫生的改善并不同步，提高了疫病爆发的几率。庚辛（1910—1911）鼠疫的流行，就是人们在金钱的驱使下，深入鼠疫疫源地，破坏环境，捕捉病獭而酿成的人间惨剧。

（2）环境污染

环境污染包括日益发达的城市产生的工业污染和生活垃圾污染两方面内容。到 20 世纪初，像上海、广州、武汉、天津等近代重要商业城市均已开放。上海是中国最大的通商口岸，但繁荣的背后是逐渐污浊的河水、空气，越来越糟糕的街道和生活环境。比如上海嘉定在 1889 年 2 月 18 日"晨降微雪，色黑，按之即消"④，黑雪，

① 李巧丽：《论 1901—1911 年的中国疫情》，硕士学位论文，华中师范大学，2012 年，第 32 页。
② 曹数基、李玉尚：《鼠疫流行对近代中国的影响》，复旦大学出版社 2001 年版，第 146—148 页。
③ 路遇：《清代和民国山东移民东北史》，上海社会科学院出版社 1987 年版，第 50 页。
④ 李巧丽：《论 1901—1911 年的中国疫情》，硕士学位论文，华中师范大学，2012 年，第 34 页。

正是工业污染的结果。

人畜粪便是最易造成城市环境污染的生活垃圾。"京中无厕所，则随地所至，更加污秽耳"①，这是抗战前晚清城市卫生的真实写照。农村地区，北方以土坑存储粪便，南方以瓦缸代之，这样的处置方法不利于农村防疫。南方钩虫病、江浙蛔虫、血吸虫病皆是因人畜粪便处置不当而引发的传染病。② 所以，人畜粪便的污染与传染病的爆发流行有很大的关联性。

（3）自然灾害和连年的战争

水灾、旱灾、兵灾等是瘟疫爆发与流行的"催化剂"。1929 年，陕西境内遭遇持续三年的自然灾害，始为旱灾，接着水、火、风、雹、鼠、狼等灾接踵而来，导致全省多个县份受灾，造成"200 多万人饿死，200 多万人无家可归，800 多万人以草根、树皮、观音土苟延性命"③。灾荒之后，大量尸体裸露户外，不能及时被掩埋，滋生病菌，增加了感染的机会。人们精神恐惧，体质虚弱，抵抗力下降，饥不择食，吃了被污染的水和食物，更易引发瘟疫。

鼠疫在晚清及民国时期频繁爆发，与当时发生震灾、旱灾、水灾、风灾、雹灾等自然灾害不无关系（见表 7）。

表7　　岭南地区与鼠疫疫情相关的自然灾害和社会事件数目及百分比④

种类	震	旱	水	风	雹	其他	合计
次数	20	19	18	11	7	19	93
百分比	21.5	20.4	19.4	11.8	7.5	19.4	100

从表中可以看出，岭南地区鼠疫的爆发与频发的震灾相关性最

---

① 沈云龙主编：《近代中国史料丛刊》（第 38 辑），文海出版社 1988 年版，第 8 页。
② 李廷安：《中国乡村卫生问题》，商务印书馆 1935 年版，第 10—11 页。
③ 何爱平：《灾害经济学》，西北大学出版社 2000 年版，第 47 页。
④ 梁必骐：《广东的自然灾害》，广东人民出版社 1993 年版，第 32、42、54、69、77、94 页。

高，其原因可能在于地震导致啮齿类动物的异常活跃，把本该发生在啮齿动物界的病毒带到了人类社会，引发鼠疫。旱灾和鼠疫的相关性次之，原因大概如下：一是旱灾可能会造成旱獭、老鼠等啮齿类动物因食物短缺而迁徙到人类活动区域，从而增加了它的爆发几率；二是食物短缺可能导致啮齿类动物免疫力下降，使其体内寄生蚤体增多，而且干燥的环境也有利于蚤体繁殖。

连年战争增加了疫病的传播几率。太平天国运动波及桂、皖、苏、浙等南方诸省，这些地区本就疫病多发，战争催化了疫病的发生。太平天国运动区域流行疫病种类主要有霍乱、类霍乱、疟疾、菌痢和天花等。① 资料显示，这段时间疫灾极其严重。常熟"夏秋以来，无家不病，病必数人，数人中必有一二莫救者"②。湘军"大江南岸各军，疾疫盛行……水师及上海、芜湖各军，亦皆疠疫繁兴，死亡相继"③。在上海的英法军队也遭到疫病侵袭之扰。这场瘟疫虽发生在近代，并位于长江中下游一带，但因为当时中外交往有限，故近代交通运输传播此次疫病的迹象并不明显，流民及军队移动是此次瘟疫蔓延的主要原因。

近代中国社会巨变，地理环境、生态植被发生较大改变，给致病微生物的繁殖提供了适宜的机会，而近代中国百姓自我防御能力又呈下降趋势。所以，总的来说，环境污染与破坏在一定程度上提高了疫病流行的频率。

2. 社会变迁引起的间接因素

疫病在人类社会传播是一种必然，然而其在近代大规模流行，与新出现的交通工具、卫生条件以及生活旧俗也有关联。

---

① 余新忠：《清代江南的瘟疫与社会——一项医疗社会史的研究》，北京师范大学出版社2014年版，第284页。

② 余新忠：《清代江南的瘟疫与社会——一项医疗社会史的研究》，北京师范大学出版社2014年版，第287页。

③ （清）曾国藩著，李瀚章编撰：《曾文正公全集》（奏稿二），线装书局2014年版，第723—724页。

（1）交通工具

在传统社会，疫情很可能局限在某一地区，是地方性的。但随着铁路、轮船、汽车等新型交通工具的发展，加快了疫情的传播速度。晚清东北鼠疫的疫源地在草原上，铁路的出现和移民垦殖引发了草原生态环境的改变。1903 年，东清铁路和南满洲支路通车，①这两条铁路是东三省铁路主干线。1910 年，吉林至长春、四平至郑家屯铁路也先后建成通车，东三省铁路网得到进一步完善。所以，当满洲里第一例鼠疫患者出现后，铁路网在输送商品和旅客的同时，也将病毒带到了沿线其他地方。② 哈尔滨因其东北枢纽中心的位置也成为疫情中心，并向外蔓延。"满洲里疫发后，疫线即是以哈埠为三省交通之枢纽……已从他处染疫者，以哈埠为首邱，从哈埠染疫者，又以各地为逋数也。故哈埠疫势炽，三省疫势随之而炽；哈埠疫衰，三省疫势亦随之而衰，地势然也。"③

（2）卫生条件及生活旧俗

20 世纪初民众的生活环境相当糟糕。1910 年美国社会学者罗斯描述了他眼中的中国。在很多地区，住房阴暗潮湿且通风不良，喝被污染的水，吃变质腐败的食物。④ 许多民众缺乏卫生意识，随意倾倒垃圾，不相信疫病由细菌传播。有些地方尸棺直接暴露于外，人畜很容易感染疫病。这些不良卫生习惯和旧俗对瘟疫的传播具有一定程度的影响。

综上所述，引起疫病流行包括社会和环境两个方面，其中环境是直接因素，社会因素则加快疫病的传播，二者共同造成了近代中国疫病频繁爆发的局面。

---

① 东清铁路始于满洲里车站以西，止于绥芬河以东。南满洲支路从哈尔滨车站起，止于旅顺口车站。

② 曹树基、李玉尚：《鼠疫：和平与战争》，山东画报出版社 2006 年版，第 229—230 页。

③ 马驰骋：《传统疾疫与近代社会——东三省疫事报告的整理与研究》，硕士学位论文，江西师范大学，2009 年，第 34 页。

④ ［美］E. A. 罗斯：《E. A. 罗斯眼中的中国》，晓凯译，重庆出版社 2004 年版，第 27 页。

二　近代防疫事业的开端

清末统治阶级实行"新政"，效仿欧美进行国家政权建设，防疫事业也是其政府职能建设的一部分。晚清时期中国防疫事业初建，直接应对了1910—1911年东北鼠疫，并赢得了国际社会认可。防疫体系的建立是晚清社会转型内容之一。

（一）近代西方国家防疫事业回顾

近代西方国家防疫事业建设成果对我国防疫制度建设和发展具有引领和榜样的作用。

疫病大规模的爆发和流行，是防疫事业发展的最初动力。中世纪欧洲疫病不断，城市环境差，卫生习惯不好，防疫体系薄弱。文艺复兴加快了医学发展的脚步，防疫迈入了新时代。17世纪后期，西方社会通过环境立法来规范人的行为，开始组织防疫建设。比利时颁布丧葬条例，罗马城流行鼠疫时，教皇设立卫生督察，颁发健康证书，注重城市卫生。19世纪后半期开始，西方国家疫死率呈下降趋势，主要原因即是"由于饮食、住房、公共卫生和个人卫生的改善，而不是医学的革新"[1]。

19世纪30—40年代，欧洲流行霍乱，1848年英国成立了中央卫生总理事会，各省成立分支机关。1875年，通过公共卫生法案，饮水、通风、住房、污水排放等公共卫生问题有了法律规定，成为当时世界上最有效、最广泛的公共卫生系统支柱，为构建全方位防疫体系提供了法律保障。[2] 1869年，美国马萨诸塞州成立第一个卫

---

① ［美］威廉·拜克汉姆：《医学社会学》，杨辉、张拓红译，华夏出版社2000年版，第5页。

② ［英］威廉·F. 拜纳姆：《19世纪医学科学史》，曹诊芬译，复旦大学出版社2000年版，第105页。

生局，在公共卫生改革的影响下，各州卫生局也相继建立。德国也于 1875 年建立了世界上第一家卫生研究及教学机构。

不仅如此，各个国家还通力合作防疫治疫。1851 年第一次国际会议在巴黎召开，为防止霍乱、鼠疫及黄热病传播，特制定了公共检疫措施。后在 1859 年、1866 年、1874 年、1881 年分别在巴黎、君士坦丁堡、维也纳、华盛顿召开了几次国际性卫生会议。1903 年，在第 11 次国际卫生会议召开之时建立了一个永久性国际委员会，并成立了公共卫生局，卫生检疫有了全球性组织机构的管理，国际卫生检疫的标准得到了统一。[①]

同一时期，细菌学的发展引发了医学思想上的革命。这一革命影响了整个医学方法论。[②] 特别是随着显微镜的改进，阿米西发明了油浸接物镜，使人类能更精确地观察到器官的精细结构。巴斯德是细菌学家中最著名的科学家，在他的带动和研究下，一些致命的病菌，如炭疽杆菌、鸡霍乱菌、山羊霍乱菌、牛霍乱菌相继被发现，1885 年他还发现了治疗狂犬病的办法，制成狂犬疫苗。免疫学在 19 世纪也得到了快速发展。埃利希是当时著名的免疫学家，他和莫根罗特一起阐述了免疫血清的许多发现，对传染病的预防和治疗贡献巨大。[③]

在西方医学及预防事业影响下，我国医药卫生及预防事业在"此数十年内，医药方面，亦进步很快"[④]。

（二）晚清期间疫情种类

晚清最后十年，天花、鼠疫、霍乱、伤寒、麻疹、水痘、白喉、痢疾、疟疾爆发流行不断，其中鼠疫、霍乱、天花因其传染性强、

---

① 谷永清：《中国近代防疫述论》，硕士学位论文，山东师范大学，2005 年，第 45 页。
② 梁峻、孟庆云、张志斌主编：《古今中外大疫启示录》，人民出版社 2003 年版，第 216 页。
③ 陈邦贤：《中国医学史》，团结出版社 2011 年版，第 8 页。
④ 同上书，第 9 页。

致病性高、破坏性大在近代中国影响巨大。

鼠疫：鼠疫本是啮齿动物间流行的疾病，形成早、分布广。当人类与染病的动物接触后，疫蚤会将鼠杆菌传给人类。由于鼠疫患者皮肤会出现黑斑，故又称"黑死病"。

鼠疫何时在中国开始传播众说纷纭，没有普遍共识。但清末穗港鼠疫、东北鼠疫及其以后的历次鼠疫随着清政府开始重视医疗卫生事业和报纸、期刊等现代传媒兴起，其流行状况在近代中国比较清晰。

依据地方志及今人调查统计，岭南地区是较早出现鼠疫且鼠疫频发地区。岭南地区鼠疫在1866年以后出现，辛亥革命前共有鼠疫疫情记录502次，占同期疫情的50.7%。[1] 在20世纪前12年，共发生258次鼠疫，占疫情总数的80%左右，整个岭南沿海地区几乎无处不有。[2] 随着经济发展及交通运输的进步，鼠疫从岭南扩散到上海、武汉等市，甚至北上营口、牛庄一带。

中部省份虽不是天然疫源地，但鼠疫疫灾也频发不断。长江流域最早发现鼠疫的城市是上海，时间在1908年12月。1909年汉口发生鼠疫，"死者甚多"[3]。鼠疫在武汉的出现比上海要迟，这可能与武汉的地理位置不及上海便利有关。

北京、天津、东北一带接近鼠疫自然疫源地内蒙古，清末最后十年，鼠疫多发。营口在1901年、1902年、1903年、1905年、1906年均有鼠疫疫情记录，唐山1908年流行鼠疫。[4] 清末因滥捕旱獭打破了内蒙古天然鼠疫疫源地的生态平衡，蒙古、东北一带鼠灾不断，最终导致中国近代史上规模最大的一次庚辛鼠疫。至此南北自然鼠疫疫源地，互相呼应，鼠疫成为清末最后十年防疫治疫的主旋律。

霍乱：霍乱是由霍乱弧菌引发的一种烈性肠道传染病，其名称

---

① 赖文、李永宸：《岭南瘟疫史》，广东人民出版社2004年版，第309页。

② 同上书，第854—868页。

③ 皮明庥、邹进文：《武汉通史·晚清卷》，武汉出版社2006年版，第317页。

④ 伍连德：《中国之鼠疫病史》，《中华医学杂志》1936年第11期，第1039页。

有"吊脚痧""虎烈拉""抽筋症"等。我国所称的霍乱，实际上包含假霍乱和真霍乱两种。假霍乱临床表现有发热、恶心、呕吐、腹泻等，但不是由霍乱弧菌引发的，所以不会呈现"燎原滔天之势，灭村屠城之惨"①。真霍乱在嘉庆道光年间由印度传入我国，也称流行性霍乱，与假霍乱明显的不同之处在于：流行猛烈、死亡率高、无痛性排便。② 真霍乱的主要传播途径是水，其次是排泄物、食物、苍蝇等。

霍乱最早出现在印度，我国的霍乱即由印度蔓延至中国西南，到达广州，波及宁波、温州，后在直隶、山东等省流行。③ 因岭南地区河流众多，气候湿热，且靠近印度，所以真霍乱在此最先爆发。霍乱在晚清最后十年间岭南地区的流行情况，见表8岭南地区1901—1911年间霍乱流行概况。

表8　　　　　　　岭南地区 1901—1911 年间霍乱流行概况④

时间	1902 年	1903 年	1904 年	1907 年
地区	广州、南海、合浦、感恩、澄海	澳门	归善	饶平、合浦、香港
时间	1908 年	1909 年	1910 年	1911 年
地区	新会、归善	灵山	澄海、合浦	归善

依据表中信息，霍乱在 1902 年流行最为严重。中国霍乱具有"霍乱流行期，近似无定规循环性"⑤ 的特点，即在世界霍乱平息期，中国也有霍乱发生。

江南与岭南地区自然条件相似，因此霍乱一到江南便迅速蔓延，成为危害江南最严重的一种瘟疫。1902 年，嘉兴府、苏州府、松江

---

① 陈胜昆：《中国疾病史》，自然科学文化事业公司 1981 年版，第 31 页。
② 余岩：《流行性霍乱与中国旧医学》，《中华医学杂志》1943 年第 6 期，第 283 页。
③ 伍连德：《中国霍乱流行史略及其古代疗法概况》，《同仁医学》1935 年第 8 卷第 4 期，第 22 页。
④ 赖文、李永宸：《岭南瘟疫史》，广东人民出版社 2004 年版，第 855—868 页。
⑤ 伍连德：《中国霍乱流行史略及其古代疗法概况》，《同仁医学》1935 年第 8 卷第 4 期，第 26 页。

府、绍兴府等地霍乱大爆发，疫死者众多。1907 年，上海、南京、宁波等地霍乱流行。1909 年，汉口染霍乱而死者比比皆是。①

引发霍乱流行除自然环境外，还有生活习惯、卫生条件、交通状况、防疫措施等。受社会发展阶段限制，当时民众卫生观念薄弱，这就使得不具备霍乱生存的北方，霍乱也常有发生。1907 年前后，营口、牛庄、大连、旅顺、天津、唐山等地霍乱流行。1910 年前后，吉林、黑龙江惨遭霍乱蹂躏。而且北方霍乱不是孤立的一座城、一个村，而是大范围流行。比如 1902 年，直隶、北京、天津、河南、山东等十余省遭此浩劫，当时媒体称这次疫灾为"历年所未有"②，整个北方地区哀鸿遍野，几千万人毙命。③

天花：天花是由天花病毒引发的传染病，死亡率高，传播速度快，临床初期症状为病毒血症，继而皮肤出现丘疹、斑疹、疱疹和脓包，结痂后，终身留下麻子。天花病毒主要通过呼吸道传染，④ 与鼠疫等疫病不同，天花患者感染一次痊愈后，即可获永久免疫力，终身不会再患。天花耐低温、耐干燥，《盛京时报》曾记载：入冬以来，雨雪稀少，小孩多发痘疹，陨伤不少。⑤

天花病毒 1909—1911 年曾在中国流行，但相关记载却寥寥无几，即使有也语焉不详，往往笼统模糊，如疫、大疫、疫症、疫作、时疫大行等。因此，现已无法真正清晰地了解清末天花的整体流行情况。相当数量的天花埋藏在"时疫""瘟疫"等模糊的记录里。

以上三种疫病虽不能完全代表清末疫病整体情况，但不管何种传染病，其爆发皆因卫生水平低下。因为环境不洁，疫病容易繁衍。所以想要消灭疾疫，卫生乃第一要义。⑥

① 皮明麻、邹进文：《武汉通史·晚清卷》，武汉出版社 2006 年版，第 317 页。
② 《兵营患疫》，《大公报》1902 年 8 月 15 日。
③ 《我也说说霍乱病》，《天津白话报》1910 年 7 月 9 日。
④ 王季午：《传染病学》，上海科学技术出版社 1988 年版，第 16—17 页。
⑤ 《时疫事宜之发起》，《盛京时报》1911 年 1 月 5 日。
⑥ 李巧丽：《论 1901—1911 年的中国疫情》，硕士毕业论文，华中师范大学，2012 年，第 8—16 页。

(三) 晚清防疫工作

医学传教士为中国近代防疫事业的发展做出了积极贡献。1805年，英属东印度公司皮尔逊医师开始在澳门接种牛痘，他还招收一些中国人学习种痘术，在澳门和广州开展种痘工作。① 1865年德贞加入赫德主持的海关总税务司，担任北京地区的海关医务官，定期向海关提供北京地区的公共卫生和流行病调查报告，施医院成为流行病和公共卫生学调查研究的最佳实验场所。1869年上海海关医务官詹美生建议赫德收集港口城市的医疗卫生情况，为在华外国侨民提供医疗卫生保健资讯。1871年第1期《海关医学报告》由中国海关总署在上海出版，詹美生任主编，首次报告上海、北京、牛庄、营口、天津和宁波六个城市的疾病与健康资讯。1911年，《海关医学报告》第80卷出版后停刊。共计500多篇，超过300万字。以中国区域性疾病考察和分析为主旨的《海关医学报告》，由教会医院的20余位医学传教士负责，历时40多年，忠实地记录了晚清最后半个世纪，中国大部分地区的生态环境、流行病情况、气象报告、公共卫生的应对措施和社会救助行动等，是医学跨文化传播和多民族医学文化交流互动的集中体现，是19世纪医学科学家全球合作的产物，反映了19世纪医学科学发展的最新成就。20世纪以后，检疫、隔离、清洁、消毒等渐已成为中国社会主流的防疫观念。②

1. 租界卫生与防疫

列强在对各自租界的管理中，为保证其自身的安全，开始把本国的一些公共卫生制度带到中国。上海英租界在1845年开设之初，

---

① 邱熺是最早跟随皮尔逊学习种痘术的中国人之一，为了推行牛痘，他从传统医学的角度对牛痘术进行了解释，撰写了一本《引痘略》。邱熺《引痘略》，以亲身的实践体验，及传统衔接的理论诠释，对这一技术在社会上的传播起到了很大的作用。在邱熺推广牛痘术之后，原有的人痘接种渐渐式微。

② 余新忠：《从避疫到防疫：晚清因应疫病观念的演变》，《华中师范大学学报》2008年第2期，第56页。

就设立机构管理有关道路整洁及公共卫生事宜，并将英国有关的管理原则搬了过来。1863 年，上海公共租界工部局设立秽物清除股，后改称清洁部，专门负责垃圾废物管理和马路环境卫生。在卫生管理方面，上海租界先后颁布了各种管理规章制度。如《上海洋泾滨北首西国租界田地章程后附规例》42 条，《工部局管理清洁卫生所给发无捐执照章程》5 款 66 条。① 其他城市的租界也有类似的公共卫生管理制度。如厦门租界的《鼓浪屿工部局律例》，即对牛奶厂、酒厂的生产、销售做了卫生方面的规定。

在上海租界，霍乱、天花等传染病几乎每年都有流行。比较严重的如 1862—1863 年的霍乱，1881 年的天花，1884 年的疟疾，1899 年和 1902 年的猩红热等。防疫方面，早在 1846 年，传教士医师雒魏林就曾在上海接种牛痘。1870 年，宁波路上的牛痘疫苗接种门诊每周开放两个下午，不过前来种痘的人很少，后实行贴钱制度，所有接种小孩都可以得到 355 文的赏钱。其后租界当局又组织流动接种队，前往学校、工厂等地接种。② 上海工部局卫生处在推行防疫、开展卫生宣传方面做了很多工作，"本局于靶子路建造医院一所，专备居民感染疾疫危险病症，俱可送入院内医治，不费民间分文。如欲独居一室，医愈疾病，医院中亦备有此等房屋，不过病者略行贴费"③。此外，上海法租界还首次出现了针对娼妓的卫生管理，要求当局引用欧洲的做法，对妓女实施严格的卫生监督和管理。

租界的防疫措施和公共卫生管理，对中国成立防疫管理机构起了一定的示范作用。有些措施逐渐被租界外的管理者接受，并主动采用。

2. 海关卫生检疫

检疫既是海关的重要工作，也象征着国家主权。上海是中国最

---

① 邓铁涛：《中国防疫史》，广西科学技术出版社 2006 年版，第 220 页。
② 郑泽青：《昨天的抗争——近代上海防疫掠影》，《上海档案》2003 年第 4 期，第 50—53 页。
③ 邓铁涛：《中国防疫史》，广西科学技术出版社 2006 年版，第 221 页。

早实施国境卫生检疫的港口。1873 年，东南亚霍乱流行期间，上海江海关税务司开始对来自疫区的船只采取检验防疫措施。同年 7 月 21 日，制定《上海港临时海港检疫章程》，主要内容有四条：

（1）疫港来船应悬挂黄旗在港外待检，派水警在旁看守，人员不得上下，由海关医官上船查验。

（2）如船上曾有人患病，该船实施检疫 1—3 日。

（3）如船上曾有人病故，该船实施检疫 3—5 日。

（4）如船上现有多人患病，异地停泊，实施必要的熏洗，检疫期限酌情而定。①

1873 年开办海港检疫的城市还有厦门。其后，汕头、宁波、天津、营口、安东、广州、汉口等港口的检疫制度也陆陆续续建立起来。

清末，对外开放港口虽建立了检疫制度，但检疫权多为列强所控制，中国地方政府没有自主权。郑观应曾指出外国检疫官常常苛待华人，希望由中国医生主持检疫。但海港检疫权的收回，直到南京国民政府时期才得以实现。

3. 晚清政府防疫机构的设立

清末统治阶级实行"新政"，效仿欧美进行国家建设。

中央卫生机构：从卫生科到卫生司。1905 年，清政府设立了巡警部，巡警部集民政、公安、司法于一体，它的设立结束了军队管理社会的历史。其组织机构下设 5 司 16 科，② 其中卫生科属警保司下四科之一，它的职责是：考察医生是否合格，医学学堂设置是否合理，管理道路清洁，防疫等事宜。这是我国政府第一次设立专管

---

① 何宇平：《中国国境卫生检疫法规演变史》，参见顾金详主编《纪念上海卫生检疫 120 周年论文选编》，百家出版社 1993 年版，第 12 页。

② 沈云龙主编：《近代中国史料丛刊（第二十三辑）》，文海出版社 1966 年版，第 133 页。

公共卫生的机构，表明清朝政府开始意识到公共卫生的重要性。

1906 年民政部成立，卫生科划归民政部，下设单独的卫生司。卫生司的主要职责如下：核办防疫、卫生；设置病院；检查医药。下设三科，分别是：保健科，检查食物饮品，清洁江河道路、贫民卫生及剧场工厂等公共卫生；检疫科，负责传染病预防、种痘、停船检疫等；方术科，负责管理病院、考核医生、稳婆、药师等。①

从巡警部到民政部，从卫生科到卫生司，民政部作为管理全国医疗卫生事业的中央机构已经建立，但太医院——清政府管理全国医药的最高职能机构在 1908 年才被裁撤，这也许是除旧立新的必经之路。

京师卫生机构：卫生处、卫生课。清廷虽在民政部门单设卫生司，与警察部门分离，但地方卫生事务仍由警察部门掌管。京师警察机构内外城巡警总厅在 1905 年设立了卫生处，负责道路清扫、检查食物、考验医务、药科、防疫、屠宰，并管理卫生警察事务。内外巡警总厅设分厅五个，各分厅有总务课、警务课和卫生课。卫生课管理分厅内的道路清扫、防疫隔离等医学事项。

地方卫生机构。由于特定原因，天津设立卫生机构的时间较早。1900 年八国联军占领天津，天津城遭到抢劫和屠杀，尸体随处可见。八国联军随即建立都统衙门，下设卫生局。卫生局通过招标，建立了 120 座公共厕所、两座公墓。1902 年 8 月，都统衙门被裁撤，李鸿章在天津设北洋防疫局，监管海港检疫。袁世凯任直隶总督后，聘请法国军医梅尼为顾问，以北洋医学堂毕业生为医生，聘用中外巡捕 80 名，夫役 200 名，组成天津卫生总局，其宗旨为保卫民生。清洁道路、扶贫济弱、施治病症、防疫检疫都是其工作内容。

继天津之后，1907 年，清廷发布《奏定官制通则》，要求各省根据实际情况增设巡警道，设警务公所为官署，统一警政。总务课、

————————

① 韩延龙、苏亦工编：《中国近代警察史（上册）》，社会科学文献出版社 2000 年版，第 65 页。

司法课、行动课、卫生课为警务公所下设部门。其中卫生课"章卫生警察之事。凡清道、防疫、检查食物、屠宰、考验医务、医科及官立医院各事项皆属之"①。

总之，从中央巡警部卫生科到民政部卫生司，从京师到地方，清末已经形成了一个比较完整的卫生行政体系。中华民国成立后，为了应对疫病流行而建立的国家卫生防疫机制正是在此基础上逐渐衍生的。

三　1910—1911年东北鼠疫及其防治

1910—1911年，中国东北爆发了我国历史上最大的一次鼠疫，其传播遍及东北三省，后又扩展到内蒙古、北京、山东、河北、湖北、上海等地，以此为契机中国近代化的防疫体制得以建立。

（一）疫情的发生

在我国鼠疫流行地区中，东北、内蒙古、陕西、山西、甘肃、青海、新疆构成北方鼠疫区。就东北而言，1910年以前，鼠疫不常见。即使清末穗港鼠疫期间，其在东北传播范围也仅限于营口、牛庄、盖县一带。1910年冬开始，东北境内鼠疫开始流行。学术界关于这场鼠疫的具体开始时间、地点，尚存在争议。一种主张，1910年9月16日在俄境发现；另一种主张在中国境内发现，但具体时间和地点依然有分歧。尽管确切时间和地点分歧不断，但研究者一致赞同此次鼠疫由旱獭引发。

旱獭是生活在呼伦贝尔草原和西伯利亚草原上的一种穴居动物。在它们中间常有鼠疫的传播，一旦染上会失明、失声、行动迟缓等。

---

① 韩延龙、苏亦工编：《中国近代警察史（上册）》，社会科学文献出版社2000年版，第151页。

经验丰富的猎人一般都能辨别这种患病的旱獭。但是，19 世纪末，东北被迫开放，关内人口大量涌向关外。而且，20 世纪初，旱獭皮毛因工艺提高成色可与貂皮媲美，旱獭皮毛价格猛涨。1910 年旱獭皮的售价比 1907 年涨了 6 倍，"仅满洲里一地出口的旱獭皮就由 1907 年的 70 万张增加到 250 万张"①。高额利润，使捕猎者蜂拥而至，东北招募了大量工人到俄国捕捉旱獭，利益驱使使得染病的旱獭也未放过。正是由于捕猎了患病的旱獭，导致了 1910—1911 年东北鼠疫的流行。

据《东三省疫事报告书》中记述，一名张姓中国男子，在俄境达乌里亚站招工，在其搭建的工棚中，应召的工人突然死亡。俄人得知此事后，烧毁工棚，驱逐工人。两名被逐工人到满洲里后，先后出现疫状，并相继死亡，同住客人也染疫身亡，此"为满洲里疫症之源起"。②疫情发生后，迅速传到哈尔滨，鼠疫开始在东北地区流行起来。

（二）伍连德与东北防疫

伍连德（1879—1960），广东台山人，自祖父时落户马来西亚。1899 年毕业于英国剑桥大学医学院，获医学学士学位。曾在利物浦研究疟疾，在德国研究细菌学。1903 年获得医学博士。1907 年受袁世凯邀请回国，被委任为天津北洋陆军军医学堂副监督。他用科学的理论和方法战胜了东北鼠疫，提出了肺鼠疫理论，成为世界鼠疫防治史上里程碑式的人物。③

1910 年东北鼠疫流行之时，哈尔滨政治形势复杂，俄国控制着东清铁路，日本控制南满铁路，京奉铁路则属清政府管辖。日俄两

---

① 夏明芳、康沛竹：《20 世纪中国灾变图史》，福建教育出版社 2001 年版，第 12—13 页。

② 马驰骋：《传统疾疫与近代社会——东三省疫事报告书的整理与研究》，硕士学位论文，江西师范大学，2009 年，第 33 页。

③ 毛艳梅等：《博学载医，赤心爱国——纪念鼠疫斗士和中国公共卫生先驱伍连德》，《中华疾病控制杂志》2019 年第 8 期，第 1021 页。

国明争暗斗，冲突不断，使得防疫工作十分复杂，日俄甚至公开威胁，如果清政府不能有效控制疫情，他们会派军队接管，实际上想趁机夺取东三省主权。

在此危急关头，伍连德临危受命，被任命为中国防疫总医官。到达东北后，他第一步就是和当地人了解基本情况，发现最先发病的是在俄国境内捕捉旱獭的关内移民户。随着死亡人数逐日增多，他顶着巨大的压力，在到达三天后秘密解剖了一具尸体，从标本里发现了鼠疫杆菌。由此肯定：目前流行的是肺鼠疫，防疫重点在于防止人与人之间的传染，而不仅限于灭鼠。伍连德将调查结果报给北京当局和当地官员，要求增加人员、经费，做好隔离，并建议中、俄、日三方合作做好铁路防疫。①

他主张在疫情集中的哈尔滨傅家甸采取严格隔离措施，火化感染者的尸体，烧掉感染者的棺木和房子。为避免救助人员感染，他还发明了大批特殊加厚口罩。不久傅家甸的死亡人数开始下降，在不到四个月的时间里，死亡人数就降为 0。东北其他地区也开始效仿，成立了防疫组织，采取防疫措施。这场导致 6 万余人死亡的东北大疫 6 个月后最终被扑灭，成为中国第一次用科学方法有效控制疫情的典范。

在防疫事业大局已定之际，1911 年 4 月 3 日至 28 日，由外务部、东三省防疫事务所主办的万国鼠疫研究会在奉天府召开，伍连德在会上被誉为"鼠疫斗士"。此次会议的主要内容有：对疫情的回顾、对肺鼠疫特点的认识、对防疫的探讨、对疫苗的研讨等。大会形成了 45 项决议，其中一项重要内容是建议中国政府设立卫生防疫机构即北满防疫处。另外还有"必须设立隔离医院""应筹设永久卫生中心机关""设法组织中央公共卫生处"等公共卫生建设内容。② 实践证明，"北满防疫处的建立对东北流行病的控制和防疫发

---

① 邓铁涛：《中国防疫史》，广西科学技术出版社 2006 年版，第 274 页。

② 同上书，第 282—287 页。

挥了重要作用，在 1922 年霍乱疫情严重时，东北地区的死亡率为 14%，而在其他地区的死亡率为 16%，并且持续时间长"[1]。这无疑使国人看到了公共卫生建设对疫病防控的显著效果。

可以说，北满防疫处的成立是我国公共卫生事业的标志性事件，也是中国科学医学发展路上的一个新起点。

（三）　国家与社会对疫情的应对

1910 年东北鼠疫的爆发，使清政府设立的卫生管理机构仓促走向前台。面对突发的鼠疫，统治者充分利用资源并适时调整，采取了合乎科学的举措。

防疫行政机构体系化。随着疫情不断扩大，从中央到地方，各级政府纷纷行动起来建立防疫行政体系。中央率先组建了"中央卫生会"。北京成立了"京师防疫局"。此次鼠疫的重灾区东北，其防疫机构设置更为完善和系统。奉天省组建了奉天防疫局、奉天省城防疫事务所、北部防疫局等 895 处防疫机构，办事员达 3041 名。吉林省组建了全省防疫总局、各属防疫局、吉林府四乡防疫局以及其他各属防疫局四个级别的防疫机构 777 处，办事人员 7452 人。黑龙江省的防疫机构相对简单，分全省防疫会和各府厅州县防疫机关共 74 处，办事人员 73 人，这可能与该省开发较晚、地广人稀有很大关系。[2] 东三省各级防疫机构建立后，颁布了大量防疫规则及章程，为疫情的平息提供了人才支持、制度支持和组织保障。

具体防疫措施。从各级防疫机关成立和组建来看，基本上参照西方防疫模式，以西医理论为指导。当时西方应对流行病的主要手段是阻断传播途径。[3] 政府采取的主要防疫措施有治疫、预防、救

---

① 张大庆：《中国近代疾病社会史（1912—1937）》，山东教育出版社 2006 年版，第 84 页。

② 曹晶晶：《1910—1911 年的东北鼠疫及其控制》，硕士学位论文，吉林大学，2004 年，第 18—24 页。

③ ［美］威廉·拜克汉姆：《医学社会学》，杨辉、张拓红译，华夏出版社 2000 年版，第 20 页。

济。治疫即对感染者实行隔离、治疗，消灭疫源，切断疫线。具体措施包括查验病人和病死者；发现染疫病人后，进行隔离；对染疫人员的房屋、家具、器皿、衣物等消毒或焚烧；焚烧或掩埋染疫者尸体；隔断交通，加强检疫等。预防即在无疫区采取一定措施，防止病菌的传入或传播，主要包括清洁卫生、加强公共场合的管理、控制流民、捕鼠、宣传等。关于救济，政府主要采取了三方面措施，第一，针对物价上涨，购买生活用品时政府设法补助；第二，采取措施，安置不能回乡的外地贫民，待疫情扑灭后资助返乡川资；第三，补助因疫情不能营业的戏院、小店等从业人员。

晚清政府从1901年新政开始正视自己的卫生职责，创设卫生管理组织、颁布防疫法规、建立医疗机构、设立医学培训学堂、普及卫生知识等制度层面的建设，到东北鼠疫防治期间采取阻断交通、捕捉老鼠、实行疫情报告、制定检疫隔离制度等实践层面的措施。清政府渐次把医疗卫生事业纳入其行政范围，逐步建立了国家卫生防疫机制，为民众的生命安全提供了强有力的保障。但是另一方面，清末我国处于半殖民地社会，虽然开始走主导医疗卫生之路，但它没有也不能独揽社会管理权。西方列强在租借地实施建立的西方先进防疫举措，因其防疫灭疫效果显著，拓宽了民众及政府当局的视野，为近代防疫制度在中国的确立起了示范作用。

总之，清政府在最后十年间，面对鼠疫、霍乱、天花为主的瘟疫，国家和社会都向前迈出了历史性的脚步，显示出中国由传统国家向现代国家转变的趋势。

四　民国时期的防疫治疫

我国卫生防疫机制是在中国传统医疗事业长期积累基础之上，受西医的冲击和影响，逐步形成的。它始于清末新政，在北洋国民政府时期进一步发展，到南京国民政府时期基本建立。卫生行政体系的建立是公共卫生事业发展的前提和基础，所以要探讨近代中国疫病防控，必先厘清卫生防疫机构的变迁。

（一）卫生防疫机构

1. 中央卫生行政机构

北洋国民政府，承袭晚清卫生管理体制，"民国元年有内务部卫生司，总理全国卫生行政事宜"①，卫生司共有四科，第二科负责传染病的预防、车辆船只检疫、种痘管理、国际防疫以及禁烟。由于北洋国民政府管理混乱，卫生司官员腐败，直到倒台，卫生司形同虚设，并没有发挥作用，主管的传染病防控工作没有真正开展。

1928 年，南京国民政府设立卫生部，专管全国卫生事务。同年颁布的《卫生部组织法》规定："卫生部管理全国卫生行政事务；置中央卫生委员会、中央卫生实验所及卫生行政人员训练所；卫生部置列总务司、保健司、医政司、防疫司、统计司。"② 防疫司管理传染病及地方病的调查、预防及扑灭事项；管理调查兽疫；检查海港、航空之车船；检查牲畜屠宰和国际防疫事项。同年 12 月，又颁布《全国卫生行政系统大纲》，该大纲进一步规定了地方卫生部门的职责，各地方政府需设立管理卫生事务的卫生局；各大海港需设立海港检疫所；各国境卫生要地需设置国境检疫机构。③ 但由于经费没有落实到位，这些规定部分没有落实。

卫生部的设立，令当时医界人士非常兴奋。伍连德曾说："自国府决意整顿卫生行政，乃设置卫生部，专司全国卫生事宜。此举实为东亚卫生行政放一曙光，即强邻日本，亦居吾后亦！"④ 但是，设置卫生部是蒋介石平衡政治的手段。据陈志潜忆述，从医学专业观点看，卫生部的建立，确是明显的进步。但是部长职位给了一名军

---

① 陈邦贤：《中国医学史》，团结出版社 2011 年版，第 233 页。
② 邓铁涛：《中国防疫史》，广西科学技术出版社 2006 年版，第 311 页。
③ 申报年鉴社：《申报年鉴》，国家图书馆出版社 1936 年版，第 49 页。
④ 邓铁涛：《中国防疫史》，广西科学技术出版社 2006 年版，第 312 页。

阀，以作为感谢他对国民党支持的礼物。① 而且当时政权不稳定，卫生行政机构经常变动，先后经历了四次改名。1931 年 4 月卫生部改为卫生署；1947 年，卫生署又改称卫生部；1949 年卫生部再降为卫生署。

2. 地方卫生行政机构

北洋国民政府时期，地方省市均未专设卫生管理机构，卫生工作由地方警察负责，至南京国民政府时期，全国地方卫生防疫机构才开始设置。1928 年 12 月，南京国民政府颁布《全国卫生行政系统大纲》，规定：各省设卫生处；市、县设立卫生局。至此，地方卫生行政机构逐步建立。

省卫生防疫机构。南京国民政府在 1934 年颁布了《省卫生行政实施方案》，方案要求：各省设卫生实验处，下设"防疫检验科"，负责研究和实施预防方法；扑灭、研究各地方病；检验、管理细菌学和血清学制品；检验、管理化学药物及其制品；推行种痘及其他预防接种工作；监督各县市的防疫等。② 江西省最先响应，其后湖南、浙江、宁夏、甘肃、青海等省也相继设置卫生实验处。由于各省卫生行政条件差别很大，因此各省卫生防疫的发展不等，参差不齐。

市卫生防疫机构。《全国卫生行政系统大纲》规定，各市政府设卫生局，管理各市的卫生防疫工作；卫生局按区设立卫生所和市立医院，负责辖区的卫生和疫病防治事宜。1921 年广州率先设卫生局，1927 年后，南京、上海、北平、青岛及威海卫相继设卫生局。1929 年，《市卫生行政实施方案》规定了疫病防治六个预案：第一，"厉行种痘"，在全国范围内推行免疫注射，七岁以下孩童必须接种疫苗；第二，设市立传染病医院和疗养院；第三，制定传染病"调查报告"；第四，对病人实施"强制隔离治疗"，提前预防；第五，"厉行预防沙眼"；第六，扑杀野犬，办理家犬登记，设置狂犬疫苗

<hr>

① 陈志潜：《中国农村的医学——我的回忆》，四川人民出版社 1998 年版，第 68 页。
② 内政部年鉴委员会：《内政年鉴》，商务印书馆 1936 年版，第 14—17 页。

注射处，"预防狂犬病"。①

县卫生防疫机构。1932年之前，各县多无卫生组织。1933年开始，设置县卫生医药机关，办理卫生事务。② 江苏、浙江两省县卫生防疫机构设立较早。1934年4月，卫生署通过《县卫生行政方案》，要求县设卫生院，卫生院是各县的"卫生行政中心"，隶属于县政府。县划分为若干区，各区设卫生所，各村设卫生分所。③ 1937年3月，卫生署又通过《县卫生行政实施办法纲要》，各县的卫生行政工作有了详细要求。卫生院的详细工作有：实施预防保健；训练卫生初级助理；考察卫生人员；统筹药品和医疗卫生器具；经费预算等。在疫病爆发时，改善公共卫生，隔离治疗。卫生所的工作有：报告疫病，隔离和治疗疫病患者，推行种痘和其他预防注射，改善环境卫生，推行妇婴卫生，编制防疫资料等。

省、市、县卫生防疫机构的建立，形成了从中央到地方的卫生防疫网络，标志着我国近代防疫体系进一步完善和发展，有利于地方疫情的管理和监督，使得瘟疫发生时，能早发现、早防治，更好地控制地方疫情。但动荡的政局，频发的战争，使得许多法令不能有效实施。在地方卫生建设中，很多县卫生机构的设备和组织未达标，且专门的防疫机构也未能建立，防疫工作多由传染病院或隔离病室完成，防疫目标很难实现。

3. 防疫专设机构

1911年，清政府以防治东北鼠疫为契机，开始接受西方医学的公共卫生及防疫政策，力求建立一种近代化的防疫制度。到民国时期各种防疫专门机构逐步建立起来。

（1）东三省防疫事务总管理处

在1911年哈尔滨召开的万国鼠疫研究会上，各国与会专家建议中

---

① 内政部年鉴委员会：《内政年鉴》，商务印书馆1936年版，第15—16页。
② 中国国家第二历史档案馆：《国民政府行政院公报》（第10册），中国档案出版社2011年版，第443页。
③ 同上书，第444页。

国政府在东北设立永久性防疫机构，以防止瘟疫卷土重来，清政府接受了这一建议。虽然辛亥革命爆发，但这一决定并没有因改朝换代而搁置。1912 年，南京临时政府在哈尔滨设立了"北满防疫处"，后改为"东三省防疫事务总管理处"。管理处归外交部管理，由伍连德任处长，在哈尔滨、满洲里、齐齐哈尔等地均设立防疫医院。当时东三省总督赵尔巽拨款白银 5 万两资助滨江医院，4 万两资助满洲里医院，4 万两资助齐齐哈尔医院，2 万两资助同江医院。海关总税务司古兰征得驻京外交团同意，也从海关税收中"每年拨付关平 6 万两"，作为管理处的日常经费。① 管理处对东北鼠疫做了一些相关研究，并参与了 1917—1918 年山西、内蒙古鼠疫的防治。尤其在 1920—1921 年东三省第二次鼠疫大流行期间，管理处发挥了指挥防疫的作用。1931 年东北沦陷后，管理处由日伪政权接管，1933 年改组为国立卫生试验所。

（2）中央防疫处

1918 年山西、绥远等地爆发瘟疫，波及河北、内蒙古、山东、安徽、南京等地。频发的瘟疫，使国家经济遭受重创。显而易见，政府对传染病认识不够、控制不力、防疫体系建设不到位是疫病不断发生的症结所在。伍连德等有识之士呈请北洋政府，建议在内务部设立传染病防治和研究机构。内务总长钱能训立即责令卫生司司长刘道仁和北京市立隔离病院院长严智钟筹建中央防疫处。

1919 年 3 月，中央防疫处正式成立，刘道仁、严智钟任正副处长。设立中央防疫处的目的在于研究预防疾病的方法，对传染病进行细菌学研究，制造疫苗和血清等。中央防疫处属国家级专门防疫机构，直属于内务部，设置秘书室和其他三科，第一科负责制定防疫计划和行政管理；第二科负责对传染病进行细菌学、免疫学研究和临床检验诊断；第三科负责生物制品的制造、存储和试验动物的管理。

---

① 邓铁涛：《中国防疫史》，广西科学技术出版社 2006 年版，第 307 页。

　　中央防疫处由绥远防疫余款筹建，1921 年 12 月，时任内务总长齐耀珊通过外交部，与外国使团磋商，希望在海关关税中拨给经费。当时海关总监兼外交使团临时总监 Francis Aglen 致信外交部，表示同意，但必须设立有外国医生参与的经营拨款委员会，以监督款项用途。经内务部同意后，遂由中央防疫处处长与 3 名外籍医师、3 名中国医师共同组成拨款委员会。委员会每月召开例会 1 次，由中央防疫处提出经费预算及月终决算，由委员会审核后拨付。① 这就使得一些医疗设施无从购置，影响了部分生物制品的研制和开发。

　　中央防疫处虽然号称"中央"，但真正参与的防疫仅限京津一带，对较远地区的防疫主要是制造疫苗，发往疫区。1922 年中央防疫处所生产的生物制品有白喉抗毒素、抗脑膜炎血清、伤寒疫苗、霍乱疫苗、抗链球菌血清、牛痘疫苗等 15 种。1934 年，已能生产48 种生物制品。大部分产品质量好、疗效快，在防治传染病中发挥了作用。

　　1928 年中央防疫处由南京国民政府接管，隶属内务部。1931 年卫生部改卫生署，又隶属卫生署。"九一八"事变后，迁离北平，在南京设立南京制造所，北平原址改名为北平制造所。1935 年全部迁至南京，生物制品的研究与生产能力不断加强，"所制痘苗、疫苗及血清等生物学制品，堪与舶来品相颉颃"②。

　　1937 年 8 月，上海沦陷，南京危机，防疫处迁至长沙，并在汉口设立办事处，负责生物制品的运送。武汉失守后，防疫处又从长沙迁到昆明。1945 年 1 月，中央防疫处改名为中央防疫实验处，仍归卫生署管辖。1950 年，中央防疫处改称中央人民政府卫生部生物制品研究所，成为一个以研究为主、制造为辅的传染病研究机构。

　　从上可知，抗战前，中央防疫处的技术和设备都已达到较高水平，中国开始摆脱防疫药品过分依赖国外的被动局面，在各种疫病中发挥了

---

① 邓铁涛：《中国防疫史》，广西科学技术出版社 2006 年版，第 308 页。
② 陈邦贤：《中国医学史》，团结出版社 2011 年版，第 237 页。

重要作用。①

（3）西北防疫处和蒙绥防疫处

1930 年初，南京国民政府开发大西北，但该地生产落后，兽疫猖獗，疫病时发，须成立专门机构开展防治工作。卫生署为配合边疆建设，于 1934 年在兰州设西北防疫处，主要研制疫苗及血清。1935 年 8 月，中央防疫处指导绥远省政府及蒙古自治委员会设立"蒙绥防疫处"。这两大防疫处基本任务都是调查和防治兽疫的流行，制造生物制品，并辅导民众开展疫病防治工作。②

（4）中央卫生试验所

中央卫生试验所成立于 1929 年，隶属内政部。1932 年，南京国民政府颁布《中央卫生实验所组织条例》，试验所设病理科负责病理解剖、病理检验、寄生虫研究等；化学科负责饮食分析，化学实验等；药物科负责药品检验、鉴定和配制，药用植物培栽等；细菌科负责血清、疫苗制作和研究，免疫检查，细菌学检查等。③ 该所在药品研制、痘苗生产等方面成绩显著，1932 年疫病流行之时，提供了大量疫苗。

（5）中央卫生实验处

1928 年，南京国民政府卫生部聘请拉西曼为卫生部国际顾问委员会委员。1929 年 9 月，卫生部希望国际联盟卫生组织派团来中国进行港口和海港检疫考察。11 月，拉西曼率团来华，④ 考察后拉西

---

① 谭晓燕：《民国时期的防疫政策（1911—1937）》，硕士学位论文，山东大学，2006 年，第 22—23 页。

② 申报年鉴社：《申报年鉴》，国家图书馆出版社 1936 年版，第 100 页。

③ 立法院编译处：《中华民国法规汇编》，中华书局 1934 年版，第 482—485 页。

④ 考察团来华期间，视察了南京、杭州、上海、青岛、大连、沈阳、天津、北平、厦门、广州、香港等我国的主要港口城市，也视察了一些小山村。经过一个月的考察，考察团向南京政府递交了一份建议书，主要内容有：国联卫生组织配合中国收回海港建议权，并协助改组检疫组织；协助建设中央卫生模范区并培训人员；协助中国建立一所示范性的中央医院；促进地方卫生机构的建设；协助推动中国医学教育；与设在新加坡的远东疫况情报局密切合作，协助控制上海的霍乱和天花等内容。《中华民国医事卫生之现状——国际联盟保健部长报告》，《同仁会议》，第 7—8 页。

曼向国联卫生组织提交了中国医事卫生情况报告书。1931 年 4 月，负责各项卫生事务的全国卫生专门委员会成立，9 月，专门委员会改组为中央卫生设施实验处，11 月，又改称为"中央卫生实验处"。

中央防疫处也归中央卫生实验处管理。故卫生实验处下有中央防疫处和卫生实验区两个部门。① 中央卫生实验处 1933 年之前有九股，分别是：寄生虫股、防疫与检疫股、社会医疗救济股、环境卫生股、学校卫生股、妇婴卫生股、工业卫生股、流行病学及生产统计股以及卫生教育股。② 1933 年后调整。卫生处还在地方上专设卫生实验区，宣传科学防疫知识。

该处从创建至抗战开展了大量工作。比如进行了疟疾、鼠疫等传染病的调查与防治；建立市县防疫机构；筹建部分地区卫生工程；制定生命统计制度；培训妇婴卫生和卫生教育等专业人员等，这些工作推动了我国公共卫生事业的发展。

（6）全国海港检疫管理处

南京国民政府成立之前，中国海关长期被外国人把持。伍连德等医界人士提出："中国海港检疫乃主权问题，弊病不少，实有改组之必要"③，他们上书政府，指出收回海港主权的迫切性和必要性。卫生部、财政部、海关和各国公使共同协商后，1930 年 7 月，海港检疫管理处成立，直属中央卫生部，伍连德任处长。

1930 年 7 月 1 日，上海率先成立海港检疫管理处，接办上海海港检疫，接管吴淞防疫医院，建立海港检疫医院。1931 年收回了汕头、厦门、汉口的检疫权。1932 年天津、青岛、大沽、安东（丹东）、秦皇岛等沿海沿江口岸的检疫权也陆续收回。从此，国境卫生检疫交到中国政府手中，结束了我国卫生检疫条规不一、各自为政、

---

① 邓铁涛：《中国防疫史》，广西科学技术出版社 2006 年版，第 316 页。

② 同上。

③ 马伯英：《中国近代医学卫生事业的先驱者伍连德》，《中国科技史料》1995 年第 1 期，第 40 页。

业务混乱的状况。①

海港检疫管理处成立之后，检疫工作颇有成效，到 1937 年，陆续建立的检疫医院、消毒所和实验室有 20 余处，病床 2000 多张，当传染病流行时，各海港检疫医院积极参与收治病人，特别是在一些没有传染病院的地方，检疫医院起了很大的作用。

抗日战争的爆发使全国卫生检疫工作惨遭破坏，部分港口被日军占领，上海检疫工作由港务局代管，沦陷区其他口岸也由日本接管，检疫人员主要由日本人担任。国统区仅在宜昌、汉口、重庆、蒙自、腾冲、畹町设有检疫所。1937 年，伍连德被迫侨居马来西亚，其余人员分散各地，管理处工作处于停顿状态。②

（7）中央医院

中央医院成立于 1930 年，隶属于卫生署。1937 年 2 月颁布的《修正医院章程》，对医院的职能、形式、薪金等做了详细规定。医院主要有内科、外科、妇产科、儿科、肺痨科、检验科等科，基本从事疾病的防治、医护人员的训练等工作。

从中央到地方，再到专门的防疫机构，以政府为主导的卫生防疫网络逐步建立起来。政府防疫职能的实现，不仅使全国卫生防疫工作有了核心力量，而且使地方疫情的监督和控制得到了加强，标志着我国卫生防疫体系的进一步发展。

（二）民国时期防疫的实施及特点

民国时期是中国历史上疫病最为频繁爆发的时期，无论是北洋政府、南京国民政府，还是各地方政府都在一定程度上发挥其防疫职能。对于日常预防，加强卫生宣传教育和日常卫生管理；对于临灾救治，采用近代防疫手段，设置临时防疫机构。整个社会在重大

① 邓铁涛、程之范主编：《中国医学通史·近代卷》，人民卫生出版社 2000 年版，第 472 页。
② 昊霞：《全国海港检疫管理处》，《民国档案》2004 年第 4 期，第 136—137 页。

疫情面前，做到了以政府为主导，调动社会各方面力量共同防疫。

1. 防疫的实施

近代中国防疫治疫较为成功的案例，当属清末东北鼠疫、1917—1918 年晋绥鼠疫和 1932 年全国性霍乱的防治。在东北鼠疫的防治过程中，建立了一些近代防疫机构，现代防疫办法和公共卫生观念开始被国人接受，在短短四个月内扑灭了鼠疫，成功举办了万国鼠疫大会，积累的防治鼠疫的成功经验，在 1917—1918 年晋绥鼠疫防治中起到了积极作用。下面重点以 1932 年霍乱的防治为例来说明民国防疫政策的实施。

（1）疫前预防

1931 年我国发生特大水灾，"人民死于水患及疾疫者日以千百万计"①。同年 8 月，政府成立救济水灾委员会，向美国订购 45 万吨白面，发行 8000 万元公债。设卫生防疫组，成立六个工作区，负责长江沿岸及江苏北部的医疗救治及难民隔离。

1931 年的水灾，湖北、安徽灾情最重，湖北灾民 956 万，安徽 144 县中有 131 县被水数月。② 政府对水灾后疫病的防疫十分重视。在武汉，国民政府救济水灾委员会卫生防疫组主要负责安置难民、处理粪便、饮用水获取和消毒、隔离病人和注射防疫针等工作。③ 8 月，上海发现少数霍乱患者，为防止疫情蔓延，卫生署派专员在中央电台演讲《灾区卫生防疫计划》，内容包括灾区人畜粪便的消毒和处理、尸体处理、排泄水道、卫生稽查、报告疾病等。④ 特别强调疾病报告这一层非常重要，防疫重在防患于未然。

（2）防治并举

各地政府对水灾之后可能会出现疫病提前采取了一些预防措施，

---

① 《大公报》1931 年 8 月 20 日。

② 张宪文、方庆秋、黄美真主编：《中华民国史大辞典》，江苏古籍出版社 2001 年版，第 3 页。

③ 《大公报》1931 年 8 月 25 日。

④ 同上。

但最终没能阻止疫病爆发。1932 年霍乱在全国各省盛行，患者 10 万人，死亡 3 万余人。① 江苏、河北、河南、山西、山东、安徽、陕西、浙江、湖北等省染疫比较重；北平、绥远、福建、广西、湖北、安徽、江西、广东等地死亡率高。② 霍乱引起了社会恐慌，国人谈"虎"色变，迷信泛起，防疫新药名目繁杂。

面对霍乱，卫生署首先在沪宁等大城市成立专门防疫组织。1932 年 5 月 13 日，卫生署联合首都警察厅、南京市政府及救济水灾委员会卫生防疫组等成立首都预防霍乱联合办事处。5 月 17 日设置上海防止霍乱临时事务所。③ 其次，协助各地筹建时疫医院，阻断传染源，消灭病毒宿主。在长江、淮河流域，原救济水灾委员会卫生防疫组对灾民进行卫生消毒，卫生署联合当地主管机关，组织预防注射，设置临时防疫医院，隔离病人，防止传染。在霍乱流行期间，疫患免费住院治疗，因疫病而死的居民，殓葬由委员会安置，一般由医院办理，以迅速掩埋为主。④

在 1932 年霍乱流行期间，从中央到地方的具体防疫措施主要如下：

第一，加强预防注射。上海霍乱出现后，为防疫情扩散，卫生署下令实行预防注射，令"中央防疫处赶制大量疫苗，以备防疫之需"⑤。北平联合防疫委员会要求，每周一、三、五预防注射，给其他各机关供给疫苗。天津市立医院对霍乱病人"均予疫苗注射"，天津救灾联合会拨款 2000 元，委托红十字会购买疫苗，"施行普遍预防注射，以期彻底杜绝"⑥。

---

① 邓铁涛：《中国防疫史》，广西科学技术出版社 2006 年版，第 425 页。
② 陈邦贤：《中国医学史》，团结出版社 2011 年版，第 311 页。
③ 谭晓燕：《民国时期的防疫政策（1911—1937）》，硕士学位论文，山东师范大学，2006 年，第 45 页。
④ 杨念群《民国初年北京的生死控制与空间转换》，载于《空间·记忆·社会转型——"新社会史"研究论文精选集》，上海人民出版社 2001 年版，第 153 页。
⑤ 《大公报》1932 年 8 月 6 日。
⑥ 《大公报》1932 年 7 月 1 日。

　　在市民信巫不信医的地区，采取强行注射的办法。山西由于霍乱蔓延剧烈，省民政厅从地方收入中拨给防疫经费五千元，强迫注射预防霍乱疫苗。① 一般由卫生户籍巡长强制带领市民到定点注射，宪兵注射队每日傍晚到茶楼实施注射，巡回注射队每队日注射至少200人以上。最终挨户注射 17363 人，医院注射 18054 人，巡回注射7915 人。两个月后，疫势很快被抑制。②

　　此外，还有部分城市施行免费注射。无锡各镇聘请医士免费注射，注射者踊跃。江苏省公安局开设平民诊疗院，"免费注射防疫疫针，造福民众"。③ 免费注射措施，防疫效果良好。

　　第二，加强卫生管理。瘟疫流行，必须注意卫生问题，1931 年水灾爆发时，上海市卫生局广发传单，宣传饮水不洁可能导致霍乱发生，组织消毒队，发放消毒药品，施行井水消毒工作。山西省民政厅组织防疫委员会，取缔湖中清洗便桶的习惯，封闭不洁厕所。④报刊等媒体极力宣传个人防疫方法，倡导饮水煮沸，食物煮熟，便后洗手，勿与病人接近，手指不可入口等个人卫生注意事项。

　　第三，实行海港、交通检疫和交通管制。为了避免霍乱迅速流行，卫生署令海港检疫处和各海港检疫所，"一体注意检查"⑤。霍乱蔓延后，政府在长江各口岸，设立检疫机关，如发现类似病例，尽快报告并强制隔离，等到疾病痊愈，方可放行。铁路方面，铁道部命令在天津北宁和津浦路局设立检疫所，按铁路防疫章程办理。⑥7 月 23 日，绥远在车站成立检疫处，检查过往来人。此外，政府还实行交通管制。7 月 19 日《大公报》报道，"潼关发生霍乱，与西安间的汽车暂停一周"。武汉为了防止霍乱传播，"汉埠将通告停止

<hr>

① 《大公报》1932 年 7 月 1 日。
② 杨念群《民国初年北京的生死控制与空间转换》，载于《空间·记忆·社会转型——"新社会史"研究论文精选集》，上海人民出版社 2001 年版，第 152—153 页。
③ 《大公报》1932 年 8 月 16 日。
④ 《大公报》1932 年 7 月 12 日。
⑤ 《大公报》1932 年 8 月 6 日。
⑥ 《大公报》1932 年 7 月 20 日。

船舶往来，其他城市因惧传播此地疫症，将不许难民登岸"①。

1932年霍乱防治是南京国民政府防疫政策的实际运用，最终霍乱被控制。但仅一年后，华北又爆发霍乱，1939—1945年间，霍乱、鼠疫、天花、斑疹伤寒等传染病在我国肆意爆发，原因如下：其一，科学需要社会制度做保障。国民党长期一党专政，民生建设浮于表面，且长期战争，防疫政策得不到深化。同时，日本侵华，民族危机加剧，防疫事业很难推进。其二，国民经济体系脆弱，防疫力不从心。其三，人口多，民众卫生意识薄弱，防疫人才缺乏。其四，贫困、战乱、天灾等社会问题导致易感群众大量存在，抗疫能力差。其五，防疫机构不健全，指导思想存在偏差。可见国家强盛，主权独立是推行防疫的基础，旧中国不具备这些条件，故效果难达理想，疫病长期为患。

2. 民国时期防疫的特点

民国时期防疫政策与清末相比有了新特点。比如在防疫机构组织管理上，清末防疫一般依靠中央到地方层层贯彻执行，中央权力容易被架空；② 而到民国，政府机关常常动员社会力量，将整个防疫部署置于中央掌控之下，政府对地方权力的控制逐渐增强。在资金筹集方面，民国时期各防疫委员会也常常依靠社会力量募集资金，防疫过程更加注重国家力量与社会力量的结合。但民国时期防疫仍存在以下特点。

（1）重城市轻农村

民国时期由于政治、经济发展不平衡，农村地区医疗条件落后，防疫机构建设和疫病救治与城市差别很大。

在环境卫生方面，广州在1924年清道费占全部卫生经费的55.5%；上海1928年自来水公司开放了新水库，并对浅水井、池塘

---

① 《大公报》1931年9月25日。
② 谭晓燕：《民国时期的防疫政策（1911—1937）》，硕士学位论文，山东大学，2006年，第50页。

等水源消毒；北平市 1929 年颁布《北平市管理公厕规定》，规定公厕必备基本卫生条件，并允许民间经营，发给公厕执照。

在传染病控制方面，1932 年，南京开设 40 张床的隔离医院，并成立夏季流行病预防联合会；1934 年，上海、北平等城市均建立了隔离医院和医疗机构。① 与之相对，农村医疗资源极其匮乏，防疫水平很低。卫生署曾提倡建立以县立医院为中心，开展防疫、医疗和卫生教育等工作。但是由于专业人才不足、卫生经费不够，收效甚微。据李廷安乡村卫生调查显示，"1934 年，全国乡村卫生机构 17 个"，② 到 1937 年，全国仅有卫生院 120 个，区卫生事务所 12 个。③ 乡村医疗水平远远落后于城市。所以，当疫病袭来时，乡村地区毫无抗疫之力。

在疫灾救治时，仍然存在重城市轻农村的现象。瘟疫来袭，大城市一般采取强制隔离措施，但乡间仍采用自发隔离、深居简出等传统隔离方法。④ 1932 年，关中和陕北大霍乱流行期间，潼关居民首先染病，但疫情发生后……没有及时采取有效措施予以控制和消灭，致使疫病由潼关向西北迅速蔓延，到 9 月霍乱已遍及关中 57 县和西安市区。⑤ 据《中华医学杂志》统计，1932 年霍乱上海死亡率最低，不能不归功于卫生设施完善。⑥ 显然，在防疫建设和疫病防治方面，城市比农村具有明显的优势。

（2）防疫设施、技术落后，防疫人才不足

中国近代卫生防疫体系是在西医的冲击下建立起来的，比西方晚了一个多世纪。所以，近代中国不管是基础医学的发展，还是医

---

① 邓铁涛、程之范主编：《中国医学通史·近代卷》，人民卫生出版社 2000 年版，第 475—476 页。

② 同上。

③ 龚纯：《中华民国的卫生组织（1912—1949）》，《中华医史杂志》1989 年第 2 期，第 82 页。

④ 李玉尚：《近代中国的鼠疫应对机制》，《历史研究》2002 年第 1 期，第 121 页。

⑤ 邓铁涛：《中国防疫史》，广西科学技术出版社 2006 年版，第 432 页。

⑥ 同上书，第 433 页。

疗设施、技术水平都落后于同时期的西方国家。清末东北鼠疫防治期间，不仅通晓西医防治的人才有限，就连普通的实验设备也无从谈起，当然尸体解剖就更不被社会风俗和法律所容。南京国民政府时期，医学教育与医学人才的数量据陈邦贤《中国医学史》中记载："据近日医事统计，全国共有医校 33 处：期间国立医校 5 处，军医学校 2 处，省立医校 7 处，私立医校 19 处（其中教会设立的占 13 处），各学校医学生总数，据上年度统计，共 3616 人，毕业学生 532 人，留学国外的医生 83 人；各医校教员人数共 821 人，其中专任者 586 人，兼职 235 人。"① 至 1935 年，全国共有各科班医师仅 5390 人，本国医师计 4638 人，占 87%。② 医师总量少，后备人才不足。仅有的这些医师区域分布还极不平衡，东南沿海多，西北内陆少，这对防疫事业发展极为不利。

（3）防疫政策缺乏连续性

民国时期政权更迭频繁，施行防疫政策缺乏稳定的政治环境。1912—1926 年发生了 48 次内阁变化，③ 卫生行政机构经常变动。内务部在 1912 年设立了卫生司，1913 年裁撤，1916 年又重设。南京国民政府时期的最高卫生行政机构也经历四次更名。动荡的政局有碍防疫政策连贯实施，新措施还没来得及执行，已被下一届新政策代替，许多防疫法规或流于形式或一纸空文。另外，连年征战也不利于政策有效实施。据统计，1912—1920 年的九年间共发生战争 39 次，1921—1927 年间共发生战争 73 次。④ 战争波及区域之广，导致环境破坏，百姓流离失所，人口大量死亡等，难民营和军营成为瘟疫爆发和传播的温床。

---

① 陈邦贤：《中国医学史》，团结出版社 2011 年版，第 264 页。
② 朱席儒、赖斗岩：《吾国新医人才分布概观》，《中华医学杂志》1935 年第 2 期，第 147 页。
③ 钱实甫：《北洋政府职官年表》，华东师范大学出版社 1991 年版，第 201—204 页。
④ 吴存浩：《中国农业史》，警官教育出版社 1996 年版，第 3—5 页。

（4）治疫重于防疫

政府常常在瘟疫爆发后，才认识到提前预防的重要性，在瘟疫得到控制后，才会加强防疫建设。如晚清东北鼠疫的防治，促成了东三省防疫事务总管理处的建立和万国鼠疫大会的召开；中央防疫处是在 1917 年晋绥鼠疫爆发的刺激下设立的；南京国民政府时期，基层卫生防疫机构的建立，也是 1932 年全国霍乱流行之后，政府才开始认识到地方卫生防疫的重要性而筹建的。缺乏疫前防疫，这主要与当时社会动荡、内忧外患的局势有关，政府无暇顾及防疫，卫生经费不足。防疫不力也与人民群众的防疫思想比较淡漠相关，即使政府号召民众注射疫苗，讲究个人卫生，但民众的配合度和参与度都不高。

（三）疫病防控对当代公共卫生建设的启示

政府采取的防疫措施，促使我国近代防疫体系基本形成，对公共卫生建设、民众防疫意识的提升、医学人才的培养等多方面产生了积极的影响。但国弱民穷、自然灾害、战争等因素制约了防疫政策的实际效果。近代防疫实施的历史问题带给我们诸多启示和思考。

1. 政府应在公共卫生建设中起主导作用

公共卫生关系到一个地区或一个国家人民大众的健康，它是一个庞杂的体系，包括多方面内容。没有一个统一政府的坚强领导和周密筹划，仅靠卫生职能部门，不可能建立一个成熟完善的公共卫生体系。比如 1940 年，重庆召开的清洁运动会，参加者就有市政府、警察局、财政局、工务局、卫生局、三清团中央团部、重庆新生活运动促进会等多家部门。重庆市夏令卫生运动委员会则由市政府、市卫生局新生活运动促进会、警察局、总工会、民政局、红十字会重庆分会、教育局、重庆市青年会、重庆市医师公会等 30 多个机关社团组成。这些卫生运动若没有政府斡旋，是不可能有效完成工作任务的。还有经费的支持，如果没有政府从财政上对公共卫生建设投以大量的资金，没有任何个人或社会团体具备全国性系统工程支撑能力。只有政府有能力通过各种渠道和平台进行广泛的动员，开展覆盖全社会的卫生宣传，也只有政府才能唤醒国人对公共卫生问题的高度重视，激起广大民众投身公共卫生建设的热情并付诸行动。

2. 公共卫生建设需要社会力量的支持

从近代疫病防控促进公共卫生建设发展的进程我们不难看到，虽然政府予以一定程度的投入，但限于政府财力、物力的不足还需要更多社会力量支持。这种支持包括社会团体、西方传教士、民众以及邦邻友国援助等以不同的方式支持和参与卫生事业的建设。在西医东渐中，西方传教士率先把西医知识传入中国，以开医院、免费施药等方式进行医疗救济。中国红十字会亦开设西医诊所，免费义诊。社会知名人士，如徐悲鸿就组织国内外书画名家，举办书画义卖，以资医院。社会力量的参与和支持，弥补了政府人、财、力等方面的不足。尤其在社会舆论上，社会团体、各界名人均有一定的组织号召力量，他们的积极参与有力地推动了社会大众对公共卫生建设的参与和支持。

3. 公共卫生建设服务的对象是社会大众

公共卫生的最终目标是促进人群健康，为人类健康服务。健康是一种基本人权，也是社会可持续发展的要素之一。影响人类健康的因素包括行为和生活方式、环境、生物学及卫生服务等因素。中国政府在 2003 年的全国卫生工作会议上提出，公共卫生是通过组织社会共同努力，改善环境卫生条件，预防控制传染病和其他疾病流行，培养良好卫生习惯和文明生活方式，提供医疗服务，以达到预防疫病及促进人民身体健康的目的。公共卫生和疾病治疗共同服务于人类的健康，不同之处在于疾病治疗着眼于个人，针对疾病本身，而公共卫生服务于全体社会成员，着眼于疾病的预防。在实践中，公共卫生以社会公正为价值基础，以内在的服务社会为特征，包括不断扩展的服务内容与服务目标，各级政府承担基本责任，以科学知识为基础，以预防为主要策略，各系统人员合作，为实现人群健康的共同目标而努力。

4. 公共卫生建设需要培养大量德才兼备的公共卫生人才

公共卫生是一个社会问题而非单纯的卫生技术问题，公共卫生的实施涉及社会的方方面面，因此要求全社会动员和多部门参与。特别强调的是，公共卫生是社会回报较长的事业，要有一支具有奉献精神，受过良好教育和多学科背景的公共卫生队伍作为技术支撑和保障。无论是1910—1911年抗击鼠疫名震海内外的伍连德，还是上海市第一任卫生局长胡鸿基，两者均为医学科班出身，并具有博士学位。这些具有医学背景的公共卫生专业人才，在疫灾泛滥的时候，能够从国家命运和人民生命安危的高度出发，主动担当大任，凭借扎实的专业知识挽救国家、民众，成为中华民族历史上的脊梁。

今天是昨天的延续，今天又是明天的出发点。新中国成立60多年来，中国在公共卫生领域做出了艰辛的努力，开创了符合国情的公共卫生事业发展之路，取得了举世瞩目的巨大成就。党的十八大以来，我国建立起了世界上规模最大的医疗保健网，基本公共卫生服务均等化水平稳步提高，公共卫生整体实力和疾病防控能力上了一个大台阶。但人民健康仍面临诸多威胁，2003年的"非典"还历历在目，2020年新型冠状病毒肺炎疫情又波及全世界，给人类再次敲响了警钟。现代社会如何应对传染病的防控，不仅是各国政府，也是全社会和全人类需要共同面对的课题。

第五讲

近代中国西医教育

近代中国西医教育，大致可分三个阶段，帝国主义以医药为工具，将其传入我国，我国西医自此开始。北洋政府时期，医学教育体系还不完善，在华教会医学院校由各国教会管辖，不受北洋政府教育部门管理。在此期间，政府仿效日本颁布了医学教育章程、学制等管理制度，为后期医学教育政策的制定及实施积累了一定的基础。南京政府成立后，医学教育体系逐步完善，1929 年 12 月成立医学教育委员会，对医学校的学制、课程、考试办法等制定标准，各种类型的新型医学校纷纷出现，近代医学教育体制逐渐建立。与此同时，中国共产党领导下的革命根据地，为了保证人民军队的健康，在医学教育方面，做了很多开拓性的工作。

一　晚清时期的西医教育

近代中国的西医教育，是在教会医院中以师徒传授的方式开始的。当时传教士行医需要助手，采用收授生徒的方式培养医务人员，通常是医生兼带生徒，训练医生、医务助理、药剂师、技术员及兴办护士训练班等。①

---

① 张晓丽：《近代西医传播与社会变迁》，东南大学出版社 2015 年版，第 158 页。

（一）师徒传授式的西医教育

英属东印度公司皮尔逊来华后，在广州、厦门设立医药局，1806 年开始招收华人学徒。1837 年伯驾在广州眼科局对关韬等三名学生传授医学知识。1839 年合信在广州开设惠爱医院，兼收生徒传授医术。1843 年麦克高文在宁波开设眼科诊所，并教中医学习解剖和生理。1879 年布恩任上海同仁医院院长，招收学生辅助医务。1883 年，巴克在苏州博习医院招收七名学生进行教学。1884 年，司督阁在奉天盛京施医院招收学生，用中文教授。1885 年尼尔在登州医院招收学生，梅腾更在杭州广济医院招收学生。1893 年，古田的怀里医院成立，招收七人。1887—1896 年高如兰先后在汕头、潮州主持医院，兼收生徒。①

进行医学教育并非传教士初衷，他们仅仅是因为工作需要，在诊所或医院招收少量中国学生，教授简单的医学知识，目的是培训他们基本的护理能力。这种学徒式的训练方法成效不高，不能满足医疗工作的需要，很难算得上是正规的医学教育。据 1887 年尼尔调查，当时的教会医院培养的生徒数量很少，在 60 所教会医院中，有 39 所招生人数超过 10 人，其余为 2—6 人，平均每所 4 人，当时已毕业的约 300 名，肄业生约 250—300 名。②

1. 皮尔逊——开西医师授徒先河

皮尔逊是英属东印度公司的高级医师，也是最早来华的医生之一，牛痘接种术就是由他引入中国的。他 1805 年来华，在广州、澳门开设医药局，为当地百姓接种牛痘。种痘术广受欢迎，许多患者慕名而来，仅皮尔逊无法满足社会需求。1806 年，他招募了几名中国人并亲自传授他们技术。这几个中国人是邱熺、梁辉、谭国、张

---

① 朱潮：《中外医学教育史》，上海医科大学出版社 1988 年版，第 66—68 页。
② 邓铁涛、程之范主编：《中国医学通史·近代卷》，人民卫生出版社 2000 年版，第483 页。

尧等。^① 其中，邱熺的成就最高，他聪颖好学，后来接管皮尔逊的诊所，接种牛痘达数万人。皮尔逊写过一篇《种痘之理论与技术》的文章，由邱熺翻译成《引痘略》，于1817年刊印发行。皮尔逊首开西医师带徒的先河，对种痘术在中国的推广，居功至伟。

2. 关韬学习西医的经历

关韬是从外国人学习全科西医的第一人，但他的学习形式依然是师徒授的方式。关韬出身于画家世家，家庭成员和来自欧美的外国人接触较多，在叔父的引导下，他自愿跟随基督教传教士伯驾学习西医。

伯驾毕业于美国耶鲁大学医学院及神学院，是美国第一位来华的医药传教士。他在1834年到达广州，于第二年在广州十三行新荳栏街开设眼科医局，这是当时远东地区最早的教会医院。来华之初，伯驾就希望能有一定医学教育的中国青年作为助手，这样一方面可以分担医院里的工作，另一方面还可以消除他与当地民众的隔阂。随着就医人数的增加，1837年，经过挑选，他招收了三名受过良好教育的青年，用英文讲一些基础理论和实际操作。"我很高兴告诉你们，三位很有培养前途的青年，一个十六岁，一个十七岁，一个十九岁，现在已经与医院建立了联系。他们的英语已经达到相当不错的水平，在配制药品和处理药方方面是得力助手。年龄最大的一个，是个积极而有责任感的青年，他除了受到培训外，每月还可以领到5元的工资。一些眼科小手术，譬如睑内翻和翼状胬肉等，他都已经做得干净利落。第二个青年的中文程度比其余两人好得多。他原打算学文学的，后来他父亲去世，使他没有能力继续求学。他受到马礼逊教育协会的帮助，学习英语和基督教教义。第三个青年有很高的天分，由他父亲全力支持，至少要留在医院五年。"^② 这三个男孩

① 彭泽益：《广州洋货十三行行商倡导对外洋牛痘法及荷兰豆的引进与传播》，《九州学刊》（第一卷）1991年，第73—84页。
② ［美］嘉惠霖、琼斯：《博济医院百年（一八三五——九三五）》，沈正邦译，广东人民出版社2009年版，第58页。

就是博济医院第一个医学班全部学生。

伯驾所说的三个学生中年长的那个已经在他那里学习一年多，他的名字叫关韬，外国人译音有时作关亚杜。他是画家林官①的侄儿，关韬聪颖好学，在伯驾的指导下，能独立施行常见的眼科手术、拔牙、治疗骨折、切除肿瘤等。凭着他精湛的医术，关韬赢得了国内同胞的信任和外国侨民的尊敬。伯驾也对这位学生十分器重，在其不在华期间，曾让关韬管理医局，医院正常运转令伯驾非常满意。在第二次鸦片战争期间，清政府委派他到福建的清军中担任军医，成为中国第一位西式军医，被皇帝授予水晶顶戴和五品官衔。1860年后，他回到博济医院担任嘉约翰②的助手，1874年去世。关韬凭借其勤奋与才智使西医逐渐为中国人所接受，促进西医在中国的传播，为中国第一代西医生树立了成功的榜样。③

此外，其他传教医师在行医过程中也招收了一些学生兼助手，比如合信，在日常治病之余，会向助手讲解一些解剖学、动植物学、物理、化学等自然科学知识。师授徒式教育首开中国近代西医教育的先河，培养了一批早期的医务工作者，为以后正规化的西医教育打下了基础。

（二）正规化的高等医学教育

1. 教会西医教育

收受生徒很难算得上正规的医学教育。要得到大批正规西医人

---

① 林官，又名关乔昌，他被认为是清代外销画家群中最有代表性的画家之一。师从当时英国在华画家钱纳利。他在广州十三行中设立画室，博济医院接待墙上挂有许多油画或水彩画的人像，都是一些曾在这里求医的病人，均出自林官之手。

② 嘉约翰（1824—1901），医学博士兼法学博士，美国长老会传教士。1854年来华主持博济医院院务，时间长达45年，并在华首创精神病病院。嘉约翰还致力于编译西医、西药书籍，以在中国推广西医知识。1901年8月10日，嘉约翰在中国传播西医学近半个世纪后，在广州逝世。他在中国医治门诊病人74万人次，住院病人4万人次，为4.9万人做了外科手术，翻译了34部西医西药书籍，培训了150名西医人才，无愧于在中国传播西医西药的奠基人称号。

③ 刘泽生：《中国近代第一位西医生——关韬》，《中华医史杂志》2000年第2期，第98—100页。

才，解决的办法只有发展正式的医学教育。中国最早的西医学校教育发端于教会医院。①

（1）博济医校——中国第一所正规的西医学校

中国第一所正式的西医学校是 1866 年美国传教士嘉约翰在广州创办的"博济医学校"。它附设在博济医院内，医学传道为一体，形成了接纳和传播西医科学的博济模式。"与医院相结合，开办了一所医科学校，给两家医院（金利埠和博济）的学生及少数其他学院进行系统的培训。我们希望这是一个医科学校的胚芽，在未来岁月中将要把它的学生送到这个帝国的各个地方。"② 1868 年，该校有 12 名学生，每周二、六上课两次。根据嘉约翰的安排，他本人教授药理学和化学，聘请黄宽③教授解剖学、内科学和外科学课程，聘请关韬教授中医学和临床实践各科。④ 1867 年，黄宽曾在该校进行首次解剖实验。经嘉约翰等人的努力，到 1870 年，博济医学校教育成果已初显成效，一些学生基本可以独立实施外科手术。1879 年，医学校从博济医院中分离出来，正式更名为"南华医学校"，⑤专门从事医学教学工作，并且开始招收女生。1904 年学校扩建后改成华南医学院。1914 年成立护士学校。1917 年由广州博医会接管。1930 年由广州岭南大学接办。新中国成立后并入广州中山医学院。

---

① 张晓丽：《近代西医传播与社会变迁》，东南大学出版社 2015 年版，第 157 页。

② ［美］嘉惠霖、琼斯：《博济医院百年（一八三五——一九三五）》，沈正邦译，广东人民出版社 2009 年版，第 176 页。

③ 黄宽：中国第一个正规西医毕业生，1829 年出生于广东香山。黄宽 12 岁时赴澳门就读于教会学校马礼逊学堂。1846 年，他和容闳、黄胜一起去美国进入马萨诸塞州的孟松学校，毕业后，1850 年赴英国考入爱丁堡大学医科，成为中国第一个留英医学生。黄宽在英期间，考试名列第三名，获金牌奖状及医学学士学位。毕业后留英在医院实习两年，研究病理学和解剖学，获博士学位。1857 年回国先后在香港、广州从事医疗及医学教育工作。容闳称黄宽是当时好望角以东最负盛名的优秀外科医师。1878 年黄宽患项疽，突然发作而病逝，享年 49 岁。黄宽终身忙于诊务与教学，著述不多，他接受的是正规的西医教育，成绩斐然，并把先进的医疗技术、医院管理及医学教育理念带回中国，在解除民众疾苦的同时，积极培养西医人才，为正规西医教育的出现做出了人才及管理方法上的准备。

④ 朱潮：《中外医学教育史》，山海医科大学出版社 1988 年版，第 68—69 页。

⑤ 王尊旺：《嘉约翰与西医传入中国》，《中华医史杂志》2003 年第 2 期，第 96—99 页。

（2）广东女子医学校——中国第一所教会女子医科学校

中国"男女授受不亲"，行医过程中，许多教会医生发现，女性常因不允许男性诊治而耽误最佳治疗时间。传教女医生富玛利意识到培养女医生的重要性，并投入到筹建的实践中。1898 年，嘉约翰致力于创办精神病医院，因而提前结束了南华医学校的医学班，男生跟随他到了精神病医院，女生则前途堪忧。当时富玛利任职于广州博济医院，她认为留下来的 5 名女生应该继续接受教育，于是和博济医院另外两名中国女医生开办了医学班，并于 1899 年命名为广东女子医学校。①

广东女子医学校开建之时即遇到了很多困难，缺经费、缺教室、缺教师、缺学生，1900 年义和团运动爆发时还被迫搬到澳门办学。然而，这些困难并没有使其倒闭，并且在 1901 年迁回广州。富玛丽的哥哥富利敦当时在长老会工作，给予学校很多帮助，不仅提供办学场地，还筹集办学资金，为学校建设而努力。在富玛丽等人的努力下，1902 年，在美国教堂主事柔济女士的资助下，女子医学校第一栋楼房落成，开设了柔济医院，专收妇女和儿童。同年，美国人夏葛捐款修筑了一所新校舍，学校改名为夏葛女子医学校。最初培养学生人数有限，1903 年毕业仅 2 人，1904 年 4 人，1905 年、1906 年各毕业 3 人。1930 年美国长老会将教育权移交给中国人办理。1932 年奉教育部令批准立案。该校附设有女子医院、药剂学校及护士学校各 1 所。1933 年开始招收男生。1936 年并入岭南大学医学校。②

夏葛医学校的建立为女性提供了接受西方医学教育的机会，造就了我国最早的女性医学人才，华南地区大部分女医生都由此学校培训出来。她们为中国成千上万的女性提供了医疗服务，在一定程度上有助于改变华南地区缺医少药的状况。

①　张晓丽：《近代西医传播与社会变迁》，东南大学出版社 2015 年版，第 166 页。
②　邓铁涛、程之范主编：《中国医学通史·近代卷》，人民卫生出版社 2000 年版，第 485 页。

（3）教会医学校的普遍开设

继博济医学校后，一批医院和护士学校先后建立：

1881 年，上海开设同仁医院，彭氏在该院教授华人，这就是后来的圣约翰大学医学部。[①]

1883 年，苏州设立博习医院，附设教授华人之传习所，创办人为朗勃和拍氏，派克氏教授化学及物理学，拍氏教授内科学与临床讲义小儿病调剂术，朗勃氏教授解剖学、生理学及药物学。[②]

1884 年，杭州成立广济医学校（1905 年停办）。

1887 年，英国伦敦会在香港成立香港西医书院，第一届有两名毕业生，其中之一是孙中山。

1889 年，南京成立斯密斯纪念医院医学校。

1890 年，济南成立济南医学校。

1891 年，美国教会在苏州成立苏州女子医学校。

1894 年，成立苏州医学校（苏州女子医学校并入，1910 年停办）。

1896 年，上海圣约翰大学设立医科。

1899 年，美国长老会在广州成立夏葛女子医学校。

1903 年，上海成立大同医学校，1917 年并入齐鲁大学医学院。

1904 年，耶稣会成立震旦大学，1909 年迁至上海并建立医学院（1952 年合并于上海第二医学院）；1904 年，英美教会在济南成立共和道医学堂，1917 年改组为齐鲁大学医学院。

1906 年，英美教会在北京联合创办协和医学堂，1915 年由美国洛克菲勒基金接管。

1908 年，成立北京协和女子医学校，1923 年合并于齐鲁大学医学院；汉口成立大同医学堂，1917 年合并于齐鲁大学医学院；南京成立金陵大学医科。

---

① 陈邦贤：《中国医学史》，团结出版社 2011 年版，第 188 页。
② 同上。

1909 年，广州成立里赫盖脱女子医学专门学校；汉口成立汉口协和医学校。

1910 年，南京成立华东协和医学校。

1911 年，青岛成立德国医学校，福州成立协和医学堂，成都成立华西协和大学，并于 1914 年成立医科。

1914 年，美国教会在长沙成立湘雅医学专门学校。[1]

据统计，1900—1915 年我国先后建立了 23 所教会医学院校。[2]到 20 世纪以后，主要教会大学都陆续设立医学院附设护士学校。

2. 国人自办高等西医教育

随着西医逐渐被国人接纳，教会医院培养西医人才不断增多，但中国西医医疗事业仍被外国教会操控，国人的民族自尊心和爱国心被激发出来，在教会医学校的示范下，洋务派和清政府的开明之士开始了自办西医教育的实际行动。

（1）同文馆

我国仿照西方自办医学堂，首为同治四年（1865）北京同文馆所设的科学系，聘请杜琼氏为教授，这是中国有新医学教育的开始。[3] 1871 年同文馆设立生理学和医学讲座，聘请德贞为第一位生理学教习。此后英国伦敦会传教医师卜世礼，美国长老会医师满乐道等曾先后在同文馆讲授西医知识。同文馆最初的医学教育只是课堂讲授，没有实习。到 19 世纪 80 年代以后，教育进入了一个新的

---

[1]　邓铁涛、程之范主编：《中国医学通史·近代卷》，人民卫生出版社 2000 年版，第 485—486 页。

[2]　朱潮：《中外医学教育史》，上海医科大学出版社 1988 年版，第 68—69 页。

[3]　陈邦贤：《中国医学史》，团结出版社 2011 年版，第 191 页。一般认为，中国的新医学教育开始于 1865 年京师同文馆设立的科学系，这一论断陈邦贤在《中国医学史》中就有论述。《中国医学百科全书·医学史》的"西医院校"栏中认为，有鉴于西方近代医学的进展和传播情况，清政府 1865 年聘请杜琼为教授，在北京同文馆特设科学系中讲授医学，这是我国新医学教育的开始。朱潮在《中外医学教育史》中也采用这一说法。但关于同文馆的医学教育，高晞曾在 1990 年发表《京师同文馆的医学讲座》一文中，指出同文馆的医学讲座不能称之为"医学教育"开端。从现存资料考察，同文馆将近三十年的医学教育，几乎未培养出职业医生，很显然，在同文馆内听医学和生理课，参加医学考试，只是完全充分地体现同文馆"广见闻而开风气"的教育宗旨，还不足以看作医学教育的开端。

层次，以德贞翻译的《全体通考》和《全体功用》作为教科书；规定学生每周要到教会医院实习；聘请社会上有声望的传教医师，加强师资建设，改进教学方法，医学教育标准不断提高，并逐渐系统化和正规化。① 1900 年八国联军入侵北京，同文馆被迫解散。

（2）京师大学堂与医学实业馆

资产阶级改良派登上舞台，认为非变法不足以维新，致力于教育改革。1898 年光绪皇帝接受了维新派的主张，兴办京师大学堂，设立卫生学（包括医学）。任命礼部尚书孙家鼐为管学大臣。在孙家鼐筹办的办学方案中设道学、文学、天学、地学、武学、农学、工学、商学、医学等科，但并未实行。京师大学堂因义和团运动和八国联军侵华被迫停办。

1901 年，清政府实行"新政"，京师大学堂复办，张百熙为管学大臣。1902 年 8 月清政府颁布了第一个系统学制文件《钦定学堂章程》，又称"壬寅学制"，仿照日本体例，大学共分七科，医学为第七科，下设医学、药学两目，然而仍未能实施。以《钦定学堂章程》为基础，清廷在 1903 年又颁布了《奏定学堂章程》，又称"癸卯学制"。该章程将大学分为经济、政治、文学、格致、农、工、商及医科八门，其中医科分两门，一为医学，一为药学。② 招中学毕业生入学，入学后分为本科和预科，本科修业年限为三到四年，预科三年。医学分主课和补助课两类。主课有中国医学、生理学、病理总论、胚胎学、外科总论、内科总论、内科各论、妇科学、产科学、上课模型演习、眼科学、细菌学实习、卫生学、检验医学、外科手术实习、皮肤病及霉毒学、精神病学、霉菌学。补助课有药物学、药物学实习、处方学、诊断学、外科临床讲义、内科临床讲义、妇科临床讲义和儿科临床讲义。③ 当时尚未废除科举制度，中国知识分

---

① 邓铁涛、程之范主编：《中国医学通史·近代卷》，人民卫生出版社 2000 年版，第 485 页。

② 朱潮：《中外医学教育史》，上海医科大学出版社 1988 年版，第 63 页。

③ 刘泽生：《徐定超与京师大学堂医学馆》，《中华医史杂志》2003 年第 1 期，第 21—23 页。

子持观望态度，所以京师大学堂的生源并不充足。

1903 年京师大学堂开设医学实业馆，5 月 11 日招生。提调为朱锡恩，选址在后门（今地安门）内太平街民房，每月拨经费 1000 两，学生最多时达 111 人。实业馆有教员 4 人，中医内科教习 1 人，中医外科教习 1 人，西医教习 1 人，西医助教 1 人。讲授中西医学，并诊治病人，馆内购有多种医药书籍。1905 年科举制度正式废除，医学实业馆改称医学馆，另建房屋于前门外后孙公园。[①] 1905 年后学制改为五年，所有增加的课程均由政府学部核定，课程设置及内容采东西方各国之长。1907 年，医学馆停办，在校学生全部送到日本。

与此同时，湖北、广东、浙江等省也成立了医学堂。晚清国人自办的医学堂，大多仿照日本，教师多聘请自国外，在办学模式、课程、教学方法等方面为民国时期政府办学打下了基础。

（3）李鸿章与医学馆、北洋医学堂

洋务运动中，李鸿章[②]在考察西方军事制度后发现西医在各国军队中地位很高，所以在北洋水师创建之初，他就在各舰上分别雇佣西医。他信奉西医，提供 2000 两银元的建筑基金，资助马根济在天津开办"总督医院"。1881 年，附设在总督医院内的医学馆成立，医学馆学制为四年，第一次招了 8 名学生，由马根济和海军外科医生共同教学。1885 年 6 名学生毕业，林联辉（第一名）和徐清华（第二名）留校任教，其余 4 名被分派到陆军或海军部队担任军医。马根济 1884 年去世后，医学馆扩建为天津海军医学校，一直办到

①　陈邦贤：《中国医学史》，团结出版社 2011 年版，第 192 页。

②　李鸿章最初并不相信西医，但他亲身经历过西医的神奇后，思想便有了转变，1879 年马根济治愈了李鸿章妻子的病。另外，1887 年 11 月，李鸿章在天津病重，当地医生诊断为"舌癌"，都认为不能治愈。李鸿章急招香港西医书院院长孟森，确诊为"舌下脓肿"，经引流霍然而愈。1895 年 3 月，李鸿章在日本签订《马关条约》时，被日本刺客用枪击中左颊，林联辉后来成功地为李鸿章取出脸部的子弹。这一切使李鸿章对西医深信不疑。李传斌：《李鸿章与近代西医》，《安徽史学》2001 年第 3 期，第 21—24 页。

1933 年，共有 218 名毕业生。①

1893 年 12 月，李鸿章在地方乡绅的帮助下创建了天津总医院，1894 年校舍落成，正式命名为北洋医学堂。北洋医学堂，学制四年，由李鸿章直接领导，天津政府负责办学经费，聘请中外医生为教员，以英语医书为教材，设有生理、解剖、内外科、妇产科、皮肤花柳科、眼耳鼻喉科、公共卫生、治疗化学、细菌及动植物学等课程。教学有基础又有临床，考生必须经过严格考试，需中国和外籍医生共同签署考核结果后才能毕业。1900 年，学校因义和团运动关闭。李鸿章 1901 年病逝后，袁世凯 1902 年恢复，改称海军医学堂。1913 年北洋政府又改其名为直隶公立医学专门学校，1915 年划归海军部管理，称海军医学校，1928 年停办。

（4）袁世凯与北洋军医学堂

1895 年，袁世凯在天津小站督练新军，新军采取近代德国陆军制度。小站练兵期间，他不仅注重军事教育和军官的培养，还在天津成立了北洋军医学堂，培养军医人才。北洋军医学堂聘请徐华清为总办，日本军医平贺精次郎为总教习。该校学制四年，每班 40 人。天津四马路校舍新建后，附设防疫学堂，由日本人古城梅溪主持，教员多聘请日本人，课本也采用日本教材。1906 年，改名为陆军军医学堂。1907 年伍连德任协办（副校长）。1908 年增设药科，学制三年。1911 年东北鼠疫爆发期间，伍连德率领该校学生赴哈尔滨进行鼠疫防治工作，效果显著。1915 年校址迁至北京。1933 年又迁至南京，改称陆军军医学校。该校在校生常有二三百人，这是我国最早设立的陆军军医学校。②

继李鸿章、袁世凯之后，两广总督岑春煊 1906 年在广州设立随军医学堂，1909 年又在广东设立陆军军医学堂及海军军医学堂。这些军医学校，虽属国家经营，但并非为新医学传播而设，而是为了

---

① 张侠、杨志本等合编：《清末海军史料》，海洋出版社 1982 年版，第 451 页。

② 邓铁涛、程之范主编：《中国医学通史·近代卷》，人民卫生出版社 2000 年版，第 486 页。

编练新军附设。尽管如此，谈及中国医学教育，亦不可抹杀军医。

晚清时期我国的西医教育从零星的师徒授，到教会医院、国人自办医学堂等，西医教育在中华大地上从无到有、从少到多，不断发展。教会医学与国人自办医学教育相互补充，共同推进我国近代西医教育向前发展。

二 北洋政府时期的西医教育

北洋政府时期，政权频繁更替，战事不断，中国社会几乎一直处于动荡之中，政府无暇顾及医学教育。这时期中国自办的医学教育力量还比较弱，受外国势力控制，要在各种势力的夹缝中生存。1912—1913年及1922年的两次学制改革，中华医学会、中华民国医药学会等医学团体的成立，前期医学院校培养毕业生的增加等，这些因素促使医学界的有识之士开始考虑把医学教育事业收回国人自己管理。1912年国立北京医学专门学校的成立标志着中国独立自主创办西医教育的开始，此后，中国社会主要存在教会、政府和私人三种办学主体，我国的医学教育开始纳入正式的教育系统。①

（一）壬子癸丑学制与壬戌学制对医学教育的影响

学制的产生与发展，是中国教育近代化一个极为重要的方面。我国第一次学制改革是1902年张百熙主持拟定的《钦定学堂章程》；该学制对医学教育仅做了一些简单规定。②

1912年1月中华民国建立，10月教育部公布《大学令》（壬子学制），1913年修改后称壬子癸丑学制，这个学制一直执行到1922

---

① 朱潮：《中外医学教育史》，上海医科大学出版社1988年版，第87页。
② 钱曼倩、金林祥：《中国近代学制比较研究》，广东教育出版社1996年版，第10页。

年北洋政府公布壬戌学制为止。① 此次学制规定在高等教育阶段，设立大学。大学分预科、本科、大学三个层次。其中预科三年；本科分文、理、法、商、医、农、工七科，3—4 年；本科之后设大学院，年限不定。本科毕业授予学士学位，这是我国最早建立的学位制度。医学、药学被设在与大学平行的专门学校之中。

1915 年 9 月，北洋政府颁布高等文官考试令，规定凡是在国外高等学校学习各项专门学科三年以上，并获得文凭者，皆可参加考试。医科考试第二科内容为基础医学，第三科内容为临床医学。药学考试第二科内容为物理、化学、调剂学、生药学、制药学等科目，第三科考试内容为实际操作。这是民国初年国家制定的医学考试内容。

1922 年 11 月，徐世昌任大总统，北洋政府又公布了新学制即壬戌学制。壬戌学制取消了预科，把大学分为大学、专科学校、大学院三个层次。大学学制 4—6 年，医科规定至少五年；专科学校学制三年，如超过三年，待遇与大学同；大学院即研究生院，招收大学本科毕业生，年限不定。②

1926 年，教育部为了统一全国医学课程，进行学制改革，废除大学预科，高中毕业可直接学医，将五年医学课程改为六年。新学制颁布实施后，很多学校采用，学医人数增加，但也有极其少数医学院校仍以造就较高程度医师为目的，沿用预科。③

北洋政府时期的学制改革，主要模仿日本，规定了必修科目与修业年限，适当地加入了一些中国的内容。从此，我国的医学教育纳入了正式的教育系统。近代中国医学学制的产生和发展，从一定程度上是传统医学教育制度与西方医学教育制度冲突融合的结果，我国西医教育制度从无到有，逐渐融入世界医学教育发展，这本身

① 朱潮：《中外医学教育史》，上海医科大学出版社 1988 年版，第 86 页。
② 张晓丽：《近代西医传播与社会变迁》，东南大学出版社 2015 年版，第 230 页。
③ 陶善敏：《中国女子医学教育》，《中华医学杂志》1933 年第 6 期，第 849—864 页。

就是一个逐步发展提高的过程。

（二）公立、私立医学院校的创办

中华民国成立后，北洋政府逐步认识到医药卫生事业在国民经济中的重要作用，加强了对医学教育的管理投入，先后设立了一些公立医学高等院校。

1. 国立北京医学专门学校

1912 年 10 月成立的国立北京医学专门学校，是辛亥革命后中国向西方学习的产物。一批留学归国医学教育家，致力于发展医学事业以增强国民体质，洗刷长期压在中国人民头上"东亚病夫"的耻辱。国立北京医学专门学校就是在他们的努力下建立的。

在西学风潮影响下，西医在中国的地位有了显著认可和提升。1912 年全国教育大会在京召开后，中华民国教育总长范源濂与正在筹建浙江省医学专门学校的汤尔和商议，希望汤尔和能在北京创办一所国立医学校。汤尔和提出要办就办一所纯粹的西方医学学校，不搞中西合璧。同年 10 月 16 日，中华民国教育部任汤尔和为北京医学专门学校校长，校址设在宣武门外八角琉璃井医学馆旧址。1913 年 1 月，学校从京沪两地招收首届新生 72 名。1 月 20 日，国立北京医学专门学校举行第一届开学典礼。至此，中国有了真正为医学而办的医学校。它的开办，标志着中国医学教育进入了一个崭新的历史阶段。

汤尔和重视基础医学，强调解剖学。1917 年首届毕业生有 22 名。1924 年改为国立北京医科大学校。1927 年，张作霖入主北京后，成立京师大学校，改名为国立京师大学校医科。[①] 学校开设了当时教育部规定的 70 门课程，但教材很少，多采用翻译德国、日本教材。学校考试制度严格，淘汰率较高。1928 年 11 月，京师大学校改

---

① 中国历史档案馆编：《中华民国史档案资料汇编》（第 3 辑·教育），江苏古籍出版社 1991 年版，第 231 页。

组为国立北平大学，医科改称医学院。抗日战争时期，该校并入北京大学，成为北京大学医学院。①

到 1927 年，北京大学医学院共培养 11 届毕业生 363 人，在当时全国主要医学院校中，得到经费最少，培养学生最多。这些学生毕业后分散到全国各地医药卫生领域，壮大了西医队伍，是西医在中国得以发展不可或缺的力量。②

2. 政府自办西医学校总体情况

1912 年之前，我国的高等医学教育由外国教会设立，李鸿章和袁世凯虽然开办了海军和陆军军医学校，但没有面向民众，大众医学教育仍然为零。随着留学欧美、日本医学生回国和教会医学校培养的本土西医人才的增加，我国自办西医学校的条件逐渐成熟起来，在浙江、北京、江苏、直隶、广东等省诞生了一大批公立或国立医学专门学校。

1912 年 4 月，留日归国学生韩清泉、历家福、汤尔和等，在杭州成立浙江医药专门学校（浙江医科大学前身），这是中国人自筹资金创办的最早的现代医药专门学校。1915 年，苏州成立江苏医学专门学校。1916 年，保定成立省立直隶医学专门学校。1921 年南昌成立江西公立医学专门学校。1926 年广州成立国立中山大学医学院。1927 年国立同济大学医学院创办。1928 年河南省立中山大学医科创立。这些医学院校大学医科学制 5—6 年，专科学制三年，大学院接收本科毕业生，年限不定，考试及格者颁发毕业证书，授予学位。学校一般都聘用日本人或留日学生充当教员，所用教材也大多源于日本，与英美教会医学院校形成对峙局面。

---

① 1952 年全国教育院系调整，北京大学医学院脱离北京大学，独立建院名为北京医学院，后改为北京医科大学，2000 年北京大学合并，5 月 4 日，北京医科大学正式改名为北京大学医学部。

② 罗卓夫、孙敬尧：《北京医科大学的八十年（1912—1992）》，北京医科大学、中国协和医科大学联合出版 1992 年版，第 24—26 页。

3. 私立高等医学院校

晚清以来，中国社会内忧外患，一些爱国实业家以复兴民族、富强国家为己任。他们认为中国要强大，科学为先，积极投身医学教育事业。

中国第一所私立西医学院为广东光华医学院。[①] 光华医学院由首位在美国取得行医执照的华裔医生郑豪和陈子光等数十人创办。光华医学院创办于 1909 年，最初名为广东光华医学社，后又改名广东光华医学专门学校、广东光华医学院。光华医学院完全由中国人管理和教学，并招收女生。该校不少毕业生成为当时华南地区医药卫生界和医学教育界栋梁。

私立南通医学专门学校是我国创办最早的高等医学院校之一。创办人张謇[②]认为辛亥革命后中国医药卫生落后，影响实业发展。"都市集中生活，首重卫生，且医学的发达与否，有关民族之强弱，故人生所需，不可无医，乃建大学医科于学科之中心，而附属医院于其侧院，非以为营业也，也含有慈善公益，学术实习诸义。"[③] 派熊省之去日本千叶医学专门学校学习，熊省之回国后，协助张謇创办南通医学专门学校。1912 年 3 月，张謇和他哥哥张詧共同出资创立"私立南通医学专门学校"，最先设置西医科。1913 年，为方便学生实习又购地兴建医院，初名为"南通医院"，后改称"附属医院"。1917 年增设中医科，中、西医各开设预科，预科学制一年，本科学制四年。[④] 校名和教学内容基本仿效日本模式。

---

① 刘小斌、陈沛坚：《广东近代的西医教育》，《中华医史杂志》1986 年第 3 期，第 148—151 页。

② 张謇，1853 年出生，1869 年考中秀才，1894 年考中状元，授翰林院修撰，1904 年清政府授予他三品官衔。1912 年南京临时政府成立，任实业总长。后因国事日非，走上实业和教育救国之路。张謇是中国近代著名的实业家、教育家，他一生创办了 20 多家企业，370 多所学校。他创办的南通医学专门学校和南通地区一系列私立文化教育机构，一起形成了一个以师范及农工商科学技术教育为中心，包括初等、中等、高等教育在内的私立学校教育、社会教育体系，为南通地区教育事业的兴起和我国近代教育事业的发展，作出了不可磨灭的贡献。

③ 孙约翰：《南通近代医学教育史刊》，《中华医史杂志》1984 年第 2 期，第 90—92 页。

④ 南通医学院志编纂委员会：《南通医学院志》，江苏人民出版社 2002 年版，第 1 页。

　　继广东光华医学院和私立南通医学专门学校之后，我国还相继开办了一些私立医学院校。1918 年，黄胜白、沈克非等在上海创办私立同德医学专门学校。1919 年，辽阳成立私立辽阳医学校（1923年停办）。1920 年，上海留日学生顾南群创办私立南洋医学院（1930 年停办）。1922 年，沈阳成立奉天同善堂医学校（1932 年停办，共毕业生 223 名）。① 1926 年哈尔滨成立私立哈尔滨医学专门学校。同年上海郭琦元创办私立东南医科大学。

　　国民政府及实业家创办的医学校，是为了满足当时社会对医疗人才的巨大需求而创建的，大多走大众教育路线，招收人数较多，学制较短。这些学校，国家及地方政府教育经费投入有限。部分私立院校，经费多依赖校方筹募基金、医院收入等，因而办学经费收入不定，常有亏空。不少学校实习医院不足，教学实验设备简陋，教学场地狭窄，且教授多为兼职，教学质量不高。

（三）教会医学教育的发展

1. 教会医学院校的新趋势——联合协作办学②

　　这一时期，除原有的一些教会医学校得到发展外，还建立了一些新的教会医学校。如 1911 年青岛成立的德国医学校；美国在福州设立的协和医学堂；1914 年成都华西协和大学设立医科；长沙成立湘雅医学院，1917 年美、英、加拿大三国教会创办的齐鲁大学医科。据 1915 年统计，中国当时共有 23 所英美教会医学院校，护士

---

　　① 私立同善堂医科专门学校在朱潮主编的《中外医学教育史》一书中，创办时间是 1923年，停办时间是 1927 年，此处采用邓铁涛、程之范主编《中国医学通史·近代卷》，人民卫生出版社 2000 年版。私立南洋医学院的创办时间在上面两本书中也不统一，本文也采用邓铁涛、程之范主编《中国医学通史·近代卷》中的创办时间。
　　② 依据主办方的性质，本文将教会医学院分为单独差会办学、数个差会联合办学、海外志愿传教运动与中国地方团体联合主办和国外财团以基金会形式接管四种办学形式。单独差会办学，如圣约翰大学；数个差会联合主办，如齐鲁大学。"海外志愿传教运动"与中国地方团体联合主办，如湘雅医学院；国外财团以基金会形式接管教会学校，如北京协和医学院。

学校 36 处。① 1900—1915 年间先后成立教会医学院校达 323 所。②
对于教会医学机构进行西医教育的历史应做客观的具体分析。帝国
主义把西方医学引入中国是为了奴役中国和实施文化扩张，传教机
构把医疗工作当作工具传播福音，与传教医生主持医院或医学院校
发展相矛盾。而且，虽然建立了不少学校，但这些学校无论在师资
还是在资金上都略显不足，设备也非常简陋，影响医学教育的发展。

　　针对此种情况，中华博医会在 1912 年通过决议，制定了发展教
会医学教育的新规定：一、在沈阳、北京、济南、成都、汉口、南
京、杭州、福州、广州等地的医学校尚未充分发展之前，其他地方
不开设新的医学校；二、入学者必须中学毕业，且至少有两年大学
学习经历，必修过外语；三、学习年限应延长至 5 年；四、至少有
10 名教师能同时教学，考虑到休假等因素，一校至少有 15 名教师；
五、要有充足的教室和实验设备；六、中华博医会成立协商指导委
员会，以便在教会、学校以及政府之间协调。③ 中华博医会的这一规
定得到基督教全国大会的认同，并于 1915 年成立医学教育委员会。

　　在医学教育委员会影响下，各教会医学院努力维持办学，且加
强合作，以提高办学水平。除华西联合大学④ 1914 年建立医学院，
1919 年以前各地教会很少新建医学院校，相反在院校合并的政策下
教会医学院校的数量还有所减少。1917 年，金陵大学医科停办，并
入齐鲁大学医学院；同年汉口大同医学校并入齐鲁大学医学院，齐
鲁大学医学院因此得到加强。1914 年，雅礼会同湖南地方团体"湖

---

　　① 赵洪均：《近代中西医论争史》，学苑出版社 2012 年版，第 31 页。

　　② 邓铁涛、程之范主编：《中国医学通史·近代卷》，人民卫生出版社 2000 年版，第 486 页。

　　③ *The China Missioin Year Book*，4th issue，1913，pp. 296 – 297，转引用自李传斌《基督教在华医疗事业与近代中国社会（1835—1937）》，博士学位论文，苏州大学，2001 年，第 39 页。

　　④ 华西联合大学由美、英、加拿大三国基督教会的五个差会联合建立，筹建于 1905 年，1910 年 3 月 11 日正式开学。第一班学生共 11 人，是从附属华西协和中学 100 名学生中选录的。华大的医科于 1914 年创立，牙科于 1917 年设立，在中国是最早的牙科专业。在此后全国口腔学科的人才多系这里毕业，华西口腔在 20 年代末期就从苏联、匈牙利、印尼、朝鲜等国接收留学生，是接收外国留学生来中学习现代科学技术最早的单位之一。技术精湛，历来为国内外各界人士所称道。参考华西校史编委会《华西医科大学》，四川教育出版社 1990 年版，第 3—29 页。

南育群学会"合办湘雅医学院，雅礼会在学校管理上起主要作用，该校获得了较好的发展，与北京协和医学院齐名，是30年代中国著名的高等医学院之一。1915年北京协和医学院被洛克菲勒基金购买，原来办校的六个教会在董事会仍占一席之地，但学校的管理基本上由洛克菲勒基金负责。1921年，医学院新校区建成并投入使用，成为一所设备先进、规模较大、享誉中外的医学高等教育机构。

教会医学院校目标是培训医界精英，因此招收人数较少。所以，教会医学院校的教学水平在民国初期是首屈一指的。

2. 非基督教运动对教会医学院校的冲击

非基督教运动，是中国知识界从1922年到1927年文化战线上的反帝国主义运动。如果说义和团运动是一次反对列强侵略的情绪爆发，多少带有盲目排外的色彩，而非基督教运动则是一次中国人反对外来文化的理性批判。① 非基督教运动其中一个目标就是：收回教会学校的教育权。1924年10月，全国教育联合会通过两项议案：一是取缔外国人在华办理教育事业；二是不允许校内宗教。1925年北洋政府教育部公布《外国人捐资设立学校请求认可办法》。1926年以后，外国人在华所办的各级教会学校，均需向中国政府立案注册，校长多由中国人担任，同时宗教课和宗教活动也做了适当调整。

非基督教运动再加上中国本土医学教育的迅速发展，在中国医学教育系统中，教会医学院校扮演的角色开始下降。1922年中国基督教教育调查团的调查报告显示：教会学校在中国的地位，已不如从前。1921年，教会单独办学的有八所，它们是齐鲁大学医学院、华西协和大学医学院、福州协和医学院、北京协和女子医学院、广济医学院、辽宁医专、圣约翰大学医学院、夏葛医学院。再加上合办性质的湘雅医学院，教会医校共有9所。② 此外，诸如东吴大学、

---

① 杨天宏：《中国非基督教运动（1922—1927）》，《历史研究》1993年第6期，第83—96页。

② *The China Mission Year Book*, 11th issue, 1923, pp. 191–192, 转引自李传斌《基督教在华医疗事业与近代中国社会（1835—1937）》，博士学位论文，苏州大学，2001年，第45页。

华中大学等教会大学举办医学预科教育。之后，教会医学院校又有所变动。1922 年福建协和医学院停办；1924 年北京协和女子医学院并入齐鲁大学医学院；同年上海女子医学院创办，该院由美国妇女联合布道会、监理会女子布道部浸礼会合办，1919 年停办的苏州女子医学院设备并入上海女子医学院。至 1927 年，教会医学院校固定在 8 所。

（四）洛克菲勒基金会与中国医学教育

我国近代教育体系在辛亥革命前后发生了重大变化，废除封建科举制度，引进近代西方教育制度。就医学教育而言，国家、地方及私人开办的新式医学院校陆续创建，教会及外国人创办的医学院校不断调整。此时，美国洛克菲勒基金会开始介入中国医学教育，在中国医学教育的发展中扮演了一个重要角色。

洛克菲勒基金是美国石油大亨洛克菲勒设立的慈善基金，1913 年 5 月正式成立。和美国大多数基金会一样，洛氏基金的钱绝大部分花在国内，不过其在海外的资助事业也很庞大。① 基金会早期资助的重点是医学、公共卫生和教育。在推动医学事业方面，有三大策略：建立医学科学研究机构、改革医学教育、协助改善公共卫生。洛克菲勒和他的慈善委员会多年来一直立足中国，从成立到 1949 年退出中国内地，洛氏基金会对中国的医药卫生、文化教育事业进行了大量的投资，在每一个重要的领域几乎都留有痕迹。②

1. 北京协和医学院

洛克菲勒基金会在中国的资助重点是协和医学院。1913 年，基金会在确定投资方向后，便决定调查中国的医药卫生状况。1914 年，洛克菲勒基金会先后向中国派了两个医学考察团进行医学考察，

① 洛克菲勒基金会在海外的工作遍及六大洲，其主要活动包括 1919 年和 1963 年两次对海外国家和地区的资助以及 1914—1947 年对中国的资助。1919 年，基金会建立医学教育分部，明确提出帮助"世界不同地区和国家医学院，改进他们的资源和提高教学和研究水平"，资金覆盖英、法、比利时、巴西、东南亚、加拿大、南太平洋和其他地区。

② 资中筠：《洛克菲勒基金会与中国》，《美国研究》1996 年第 1 期，第 58 页。

加上 1909 年派往中国的"东方教育考察团"① 共三个。在这几个详细报告的基础上，决定成立"中华医学基金会"，开始了以医学为中心的对华援助工作。

北京协和医学院是在北京协和医学堂的基础上兴建的。北京协和医学堂 1905 年在慈禧太后和李莲英等王公大臣的捐赠下开始筹建，1906 年正式落成，1908 年正式开课，到 1914 年共培养了 38 名毕业生。1915 年洛克菲勒集团经过考察后，中华医学基金会用 20 万美元收购了医学堂的全部资产，并改名为北京协和医学院，1917 年北京协和医学院及附属医院举行奠基典礼，1921 年建成。洛克菲勒基金会决心把协和医学院办成合乎美国标准的一流医科大学，以美国约翰·霍普金斯大学医学院为范本，由美国医学泰斗韦尔奇主持。② 它是基金会在海外项目中单项拨款数目最大，延续时间最长的一项事业。太平洋战争后遭到日军破坏，1947 年又重新恢复招生。根据 1947 年年度报告，1916—1947 年 32 年间，用于创建、维持和发展这所"远东独一无二"的医科大学的拨款总数达 44652490美元。③

在协和医学院开学典礼上，小洛克菲勒代表洛氏基金会、中华医学基金会和协和医学院董事会作了重要讲话，对协和的创办方向提出了一系列要求，主要内容有：全校师生应以服务的态度对中国提供物质和精神帮助，并不断扩大；学校的任务主要是培养高质量、有前途的学生，将来可以成为有领导能力的医师、教师和科学家；学校能给全国医师提供短期进修培训学习机会，并起示范作用促使其他地方开办更多类似的学校；学校有科学精神，不仅能传授知识，而且能进行科学研究，对医学科学的发展进步做出贡献；实验室的

---

① 洛克菲勒在少年时代就对中国产生了兴趣，1909 年他采纳其顾问盖茨的建议，派出一个"东方教育考察团"到日本、印度并以中国为重点进行为期六个月的考察，该考察团的报告特别提到了中国在医学教育方面的迫切需要。

② 资中筠：《洛克菲勒基金会与中国》，《美国研究》1996 年第 1 期，第 60 页。

③ 同上。

设备基础和临床研究。①

2. 洛克菲勒基金会对中国近代医学发展影响

洛克菲勒基金会除在北京创办协和医学院之外，还拟在上海建立一个医学中心。1916 年 4 月 6 日，洛克菲勒基金会决定成立"洛克菲勒基金会上海医学院"。4 月 11 日董事会成立。② 上海董事会在法租界购买了 20 英亩的土地以建立校舍，因第一次世界大战影响，计划被取消。

虽然上海医学院的创办没能成功，但基金会其他项目仍按计划实施。主要有：在协和设立医学预科学校、护士学校；资助齐鲁大学医学院、湘雅医学院、华西协和大学医学院、福州协和医学院、奉天医学院、华北女子医学院、广东公益医学院和夏葛女子医学院等医学院；帮助圣约翰大学、金陵学院、福建基督教大学等开办医学预科；资助北京、天津、上海、厦门、广州等地的教会医院购买 X 机、实验室和手术设备等；设立奖学金和研究金，资助中国医生与护士去美国进行专门研究和培训，如 1915—1919 年，有 25 位中国医生赴美国进行 1—3 年的专题研究，14 人回国后分别在协和医学院、湘雅医学院和齐鲁医学院任职。此外，基金会还支持愿意到中国服务的美国传教医生和护士；赠予博医会和中华医学会活动经费；支援医学名词委员会统一医学名词、翻译医学文献和出版工作；支援定县的农村卫生事业实验，等等。可见洛克菲勒基金会已渗透到中国医学事业的方方面面，对我国近代医学教育有着重要影响，客观上对我国医药卫生事业的发展起了促进作用。③

---

① 中国协和医科大学：《中国协和医科大学校史（一九一七—一九八七）》，北京科学技术出版社 1987 年版，第 9—10 页。

② 张大庆：《中国现代医学初建时期的布局：洛克菲勒基金会的影响》，《自然科学史研究》2009 年第 2 期，第 150 页。

③ 张大庆：《中国现代医学初建时期的布局：洛克菲勒基金会的影响》，《自然科学史研究》2009 年第 2 期，第 150—151 页。

三 国民政府时期的西医教育

医疗卫生人才的多寡是医疗事业发展水平，也是医疗卫生政策产生成效的决定因素。① 民国时期，医疗水平低下，无数病人因为没有得到及时医治而丧失生命。现代化国家的重要指标，就是要拥有完善的医疗卫生体系。因此，南京国民政府成立后，面对当时的医疗卫生状况，深刻认识到要大力发展医疗卫生事业，当务之急是从医学教育入手，规范现代医学教育体系，创办更多的医学院校，培养医疗卫生人才。

（一）近代医学教育体制的建立

南京国民政府教育部与卫生部为了规范国家医学教育，于 1929 年 2 月成立医学教育委员会。医学教育委员会的职责为：派员视察国内各学校；拟定医药专科以上学校毕业生考试统一办法；拟定医学院及医药专科学校课程标准；拟定医学院及医药专科学校设备标准。② 后来又制定了教育部医学教育委员会章程，章程规定设立医学教育委员会的目的、任务、人事管理工作方针等内容。在医学教育委员会成立的同时，教育部与卫生部又共同成立了助产教育委员会和护士教育委员会，并分别颁布《助产教育委员会章程》（1929 年 1 月 30 日）《护士教育委员会章程》（1934 年 7 月 11 日）《护士教育委员会会议细则》（1934 年 7 月 11 日）等。③ 这些章程确定医学、助产和护士学校的课程标准，从此医护人才的培养有了全国统一的标准。

---

① 郭锋：《南京国民政府初期的医疗卫生事业》，硕士学位论文，广西师范大学，2010 年，第 35 页。
② 陈邦贤：《中国医学史》，团结出版社 2011 年版，第 263—264 页。
③ 同上书，第 267—268 页。

1930 年 2 月，医学教育委员会举行首次会议，赞成 1928 年教育部拟定的医学教育规划，并提出要进行完善和改进。南京国民政府在完善医学教育规划的同时，也相继出台了有关医学教育的法规。主要有：《助产士考试规则》（1929 年 3 月 14 日）《修正助产学校规则》（1928 年 12 月 20 日）《省市种痘传习所章程》（1929 年 2 月 13 日）《学校学生健康检查规则》（1929 年 11 月 27 日）《开办接生婆训练办法》（1929 年 12 月）《特种考试助产士考试条例》（1931 年 4 月 3 日）《高等考试药师考试条例》（1931 年 6 月 19 日）《高等考试卫生行政人员考试条例》（1931 年 6 月 19 日）《高等考试西医医师考试条例》（1931 年 6 月 19 日）《中央高级护士职业学校章程》（1935 年 4 月 23 日）《卫生署公共卫生人员训练所章程》（1937 年 1 月 22 日）《助产教育委员会章程》（1937 年 6 月 16 日）《修正教育部医学教育委员会章程》（1936 年）等。这些条例法规和章程，在医学教育管理上发挥着重要作用。

在学制方面，医学教育委员会根据需要适时调整。1930 年该委员会初步决议医学院学制六年、医学专科学校学制四年。1935 年公布"大学医学院及医科暂行课目表"，规定"大学医学院为 6 年制，开设 37 门课程及 3 门选修课；除第 6 年实习外，5 年授课总计 5682 学时，讲课与实习为 2∶1，每学期 18 周，周学时数为 31—36 学时。规定开设课目：党义（36），国文（108），第一、二外语（270），数学（72），生物学（276），普通化学（204），分析化学（136），有机化学（136），物理学（300），胚胎学（64），解剖学（324），组织学（120），神经系解剖学（64），生理学（240），生物化学（240），药理学（192），细菌学（200），病理学（300），寄生虫学（96），物理诊断学（96），实验诊断学（96），内科学（460），热带病学（60），小儿科学（152），精神病及神经病学（108），皮肤花柳科学（120），外科学（416），泌尿科学（40），矫形外科学（38），眼科学（96），耳鼻喉科学（74），公共卫生学（208），妇产科学（180），放射学（32），法医学（32），战时救护训练

（96），体育（各校自行酌定）。选修课为：医学史，医师伦理社会学及医院管理法等"①。

关于教学用书，尚无统一教材。丁福保翻译日本的数十种医书，已过时，渐归淘汰。为此，教育部医学教育委员会专门成立了编审委员会，负责教科书的审查，1937 年颁布编审委员会图书审查办法，对教科书的审查过程、职责分担、要点等做了详细规定。② 私立北平协和医学院李涛曾提出医学教科书的六个标准：须由专家担任编译；须以本国现实为基础；须精详明了；须采用统一审定名词；须有精美插图；须采用通俗语言。当时博医会、商务印书馆、同仁会（东京）和私人出版的医书，不足百种。以博医会出版的最多，其次是商务印书馆和同仁会，约占 90%，其他占 10%，就编或译来分，翻译占 90%，编著占 10%。而编者中仍有译自他书的可能，因为当时中国尚缺少基础性的研究，自编教材，尚无可能。③ 如果按照李涛提出的六个标准去评价当时的医书，可以说没有一本符合标准。大多数学校靠自编讲义，富家子弟可购买外国医书或国内出版的医书，清贫学生只能抄讲义。

上述情况表明，我国医学教育开始纳入教育系统，逐渐走上了现代化的轨道。

（二）医学院校的发展

1927—1937 年间，虽然新军阀混战未停，内部派系不断，但总体来看，相对稳定，社会经济得到了一定的发展，医疗卫生工作及医学教育也取得了一些进步。一方面是因为国民政府认识到医药卫生事业在国民经济中的重要作用；另一方面受过现代医学教育的本土医务工作者渐渐增多，留学海外的西医知识分子抱着"科学救国"

---

① 李经纬等：《中国医学百科全书·医学史》，上海科学技术出版社 1987 年版，第 100 页。
② 慕景强：《民国西医高等教育研究（1912—1949）》，博士学位论文，华东师范大学，2005 年，第 39 页。
③ 李涛：《关于医学教科书》，《中华医学杂志》1932 年 18 卷，第 995 页。

"教育救国"的心愿回归祖国，对医学教育的发展有着重要影响。在这段时间内，我国自办的医学校，尽管有些政治背景较复杂，如阎锡山为巩固其地方割据而创办的山西川至医学专科学校，陈果夫、陈立夫为培植自己在医务界的势力而创办的江苏医政学院等。但这个时期成立的医学院校，不论其成立动机与背景如何，在客观上促进了医学教育的发展，为中国的医疗卫生事业培养了大批人才。

根据 1937 年教育部医学教育统计当时全国共有公私立大学医学院，独立医学院，医药、牙科学校及专修科总计 33 所。其中国立 4 所，省立 7 所，私立 6 所，教会办 8 所，外人办 4 所，军医学校 2 所，不详者 2 所。[1] 各医校教员人数共 821 人，其中专任者 586 人，兼职 235 人。[2] 1936 年左右，全国 30 多所医学院校经费共 8735068 元，而外人设立的协和医学院等三大医校，竟占 6201015 元。[3] 经过国民政府十余年的建设，医学院校已初具规模，基本上达到了 1928 年教育部和卫生部医学教育规划中每省一所的目标。

抗战时期，医学教育事业破坏较为严重。日军占领地区，大部分医药院校教学仪器设备惨遭破坏，无法维持正常的教学秩序，被迫停顿或内迁。内迁后与内地学校合并，组成联合大学如齐鲁大学医学院、中央大学医学院和北京协和医学院（部分迁至成都与华西大学医学院组成联合医学院）；北平大学医学院迁到西安，成立西安临时大学医学院；南京陆军军医学校迁至贵州安顺等。抗日战争胜利后，内迁学校纷纷返回原址并陆续复课。同时，还建了几所医学院校，如 1947 年在汉口建立的武汉大学医学院，同年在山西太原成立的山西大学医学部。

---

① 邓铁涛、程之范主编：《中国医学通史·近代卷》，人民卫生出版社 2000 年版，第 495 页。

② 陈邦贤：《中国医学史》，团结出版社 2011 年版，第 264 页。

③ 邓铁涛、程之范主编：《中国医学通史·近代卷》，人民卫生出版社 2000 年版，第 495 页。

（三）革命根据地的医学教育

1931 年中华苏维埃共和国临时中央政府在瑞金成立，为了巩固根据地政权，夺取革命战争的胜利，1931 年，中央苏区建立了中国工农红军卫生学校。1932 年又在福建汀州建立中央红色医务学校。此外，还开办了红色护士学校、医药干部学校、卫生训练班、边区助产训练班等。

抗日战争期间，革命根据地的医学教育事业有了进一步发展，先后成立了晋察冀军区卫生学校、延安中国医科大学、白求恩卫生学校、晋绥卫生学校、延安药科学校、白求恩护士学校、新四军军医学校等，共培养医学生 3000 多人。[①] 同时，各根据地医院、部队医院还举办了各种短期培训，培养了一批医药卫生干部。

解放战争时期，各个解放区普遍建立了医学教育机构，这些机构培养了一批政治坚定、技术优良的医生和药剂师。他们通过战伤救治、短期培训等方式，逐渐成长起来，例如各军区卫生部成立卫生干部轮训队，为了提高战伤救治技术而组建军区医务学校、卫生学校及小型训练班等。

到 1949 年初，东北军区有中国医科大学（总校和四所分校）、长春医科大学；华北军区有华北医科大学；华东军区有华东白求恩医学院、华东军区人民医学院；西北军区有西北人民医药专门学校；中南军区有华中医学院；还有第二野战军医科大学等医学院校。下面重点介绍不同革命时期建立的医药学校。

1. 中国工农红军中央看护学校

1927 年大革命失败后，中国共产党领导的人民革命武装在南方和西部开辟的革命根据地通称为"苏区"。[②] 苏区创建伊始，缺医少

---

① 朱潮：《中外医学教育史》，上海医科大学出版社 1988 年版，第 132 页。

② 王卫平：《革命根据地医学教育述略》，《纪念教育史研究创刊二十周年论文集（11）——中国革命根据地教育史研究》，2009 年，第 32 页。

药，为了解决这个问题，从井冈山时期开始，根据地就克服各种困难创办医学教育机构，培养医疗卫生人员。

中国工农红军中央看护学校（后改称中央红色医务学校）是红军卫生学校（延安中国医科大学）的前身，由傅连暲主持创办。傅连暲原是汀州福音医院院长，倾向革命。1929 年，当红四方面军主力向赣南、闽西进军开辟中央根据地的时候，傅连暲即接收大批伤员住进汀州福音医院进行治疗，把福音医院办成了红军医院。1932 年 1 月，傅连暲根据毛泽东"不但自己做医生，还要替红军训练医生"① 的指示，在福音医院创办了中央苏区第一所"中国工农红军中央看护学校"。学校教员除了傅连暲兼任外，还有陈炳辉、肖志高。学校第一期学员 60 名，男女各半，都是从江西、福建挑选出来的优秀人才。学校实行急用先学的原则，首先要把最基本、最迫切需要的医药知识和医疗技术教给学员。当时，教师白天上课，晚上编写讲义，共有内科、外科、急救、药物学、处方学等六种讲义。这些不仅为学员学习提供了方便，还提高了红军医护人员的技术水平。

1932 年 10 月，毛泽东到福音医院老古井休养所养病，他希望傅连暲培养医务干部，以适应革命战争的需要。于是，傅连暲又在福音医院内开办了中央红色医务学校，与中国工农红军中央看护学校合并办学。

2. 红军军医学校

红军军医学校是中央军委军医处于 1931 年在赣南创办的。该校校长由军医处处长贺诚兼任，教员由红军各部队技术较好的军医担任，其中不少教员是俘虏过来的国民党军医。由于战争需要，采取了一年制短期速成的学制，课程以部队战伤和多发病的防治为重点，课程内容简明适用。第一期学员共 26 名，来自各红军部队的初级医

---

① 王卫平：《革命根据地医学教育述略》，《纪念教育史研究创刊二十周年论文集（11）——中国革命根据地教育史研究》，2009 年，第 32 页。

务人员，随军流动教学首批学员都是工农出身，思想坚定，有吃苦耐劳的毅力和艰苦好学的精神。经过一年学习，大部分学员到毕业时掌握了实施手术和诊治疾病的基本知识技能。1933 年 1 月，第二期学员招收 200 余名，除设置军医班外，还有护士、药剂、卫生等专业。1933 年 3 月，又招收第三期学员，此次不仅从部队中招收，而且也招收立场坚定、身体健康、粗通文字，年龄在 18—20 岁的地方青年，考试合格录取。① 学员在校除学习外科、内科、生理、病理、解剖、手术实验、药物等医务技术课程外，还进行严格的军事训练，学习射击、投弹、刺杀等课程。

3. 红军卫生学校（延安中国医科大学）

1933 年 4 月，中央红色医务学校从汀州迁到瑞金，后红军军医学校也迁到瑞金。两校合并为红军卫生学校。红军卫生学校有较为正规的教学制度，学制八个月到一年。红军卫生学校在中央苏区一共办了八期，具有高等医学院校毕业资格的教师有 10 人。同时还开设看护班、调剂班、卫生员、保健班、研究班等短期专业培训班。抗日民族统一战线形成以后，红军卫生学校改名为八路军卫生学校。由于战争原因，校址多次搬迁，但不管迁至何地，红军卫生学校始终紧随党中央，坚持边搬迁、边教学、边发展的方针。1940 年 9 月，在毛泽东的建议下，学校更名为中国医科大学，学制做了一些调整，军医班学制四年，制药班学制三年，调剂班学制一年。

延安时期是中国医科大学发展的重要时期，这一时期，教学工作逐渐走向正规，规章制度得以制定实施。《校章》规定学校的性质是："在中国共产党的领导下，从事培养技术人才的学校"；是"养成政治坚定，思想正确，忠于职责，贯彻始终的卫生工作者"②。

这一时期，医科大的教师队伍不断壮大。一是国统区与沦陷区

---

① 王卫平：《革命根据地医学教育述略》，《纪念教育史研究创刊二十周年论文集（11）——中国革命根据地教育史研究》，2009 年，第 32—33 页。

② 刘民安、钟振寰：《中国医科大学校史（1931—1991）》，辽宁科学技术出版社 1991 年版，第 32 页。

的知识分子来到延安,成为医科大学的教员,如史书翰、鲁之俊、曲正、周泽沼、黄树则、谭壮等。二是一些国际友人参与教学工作,如德国的米勒、苏联的阿洛夫、奥地利的富莱等。此外,学校还从重庆和香港购买了仪器设备,保障了教学任务与研究工作的开展。医科大为陕甘宁边区培养了一批医务人员;为边区"试制生产了35万支牛痘疫苗"①;在防治流行性疾病、宣传卫生知识等方面,学校做了很多有益的工作。

抗战胜利后,延安中国医科大学接受中央军委命令,迁往东北,与东北军医大学、东北大学医学院合并建址于东北兴山,1946年张家口蒙疆医学院并入,同时学校将学制改为一年。在当时的历史条件下,这种改革是必要的和正确的。解放战争期间,仅兴山总校就培养了1731名学员,有力地支援了东北以至全国的解放战争。

4. 延安药科学校

延安药科学校的前身是中国工农红军军委卫生学校。1931年2月,创立于江西中央苏区。抗日战争爆发后,军委卫校随军北上,经过二万五千里长征,到达陕北,建校于瓦窑堡,于1937年改称"第八路军军医学校"。由于革命形势的发展,军医学校亦随之日益发展壮大,1940年春奉命移至延安,改称"中国医科大学",1941年调剂班改为"中国医科大学药科"。1942年药科由医大分出,成立"延安药科学校"。② 后来,八路军制药厂也合并到延安药科学校。该校有专职教师10人左右,多为国内医药院校毕业生。抗日战争胜利后,延安药科学校于1946年冬迁到东北,1947年3月,在佳木斯成立东北药科学校,同年9月又改称东北药科专门学校。1948年11月学校迁沈阳,在接收沈阳医学院药学系(它的前身是伪满洲医科大学药学部)的基础上,改为东北药学院。1949年8月学校复

---

① 刘民安、钟振寰:《中国医科大学校史(1931—1991)》,辽宁科学技术出版社1991年版,第33页。

② 沈阳药学院教务处:《沈阳药学院概况介绍》,《医药通报》1980年第11期,第524页。

并入中国医科大学药学院。1952 年全国高等学校院系调整，改为独立的学院——东北药学院。1956 年，学校改称为沈阳药学院。东北药学院与南京药学院、北京医学院药学系、上海第一医学院药学系、四川医学院药学系并称"两院三系"，为当时国内药学教育高等学府之一。①

5. 晋察冀军区白求恩卫生学校

晋察冀军区白求恩卫生学校前身是 1939 年成立的晋察冀军区卫生学校。1938 年 5 月，白求恩在晋察冀边区五台山建设了一所模范医院，轮训部队中的医务人员。1939 年，晋察冀军区卫生部在此基础上筹建了晋察冀军区卫生学校。白求恩为学校编写教材，制订教学计划。白求恩遇难后，为了纪念白求恩大夫，1940 年 2 月军区将该校改为白求恩卫生学校，提出"培养为抗战服务，为人民服务的白求恩式的医务工作者"的教育方针。白求恩卫生学校初设军医、调剂、护士三个教学班，后又增设军医高级班和妇产科班。学校常有学员 300 多名，最多达 700 多人。②

白求恩卫生学校在战争中成长，面对日寇"分进合击""铁壁合围""三光政策"等残酷的进攻，提出"一面战斗，一面学习"的口号，平时敌人不出来扫荡，就住在老百姓家里，以民房当教室。师生克服各种困难，挖死人骨头做骨骼标本，自刻油印讲义；用泥土、木材等制成模型、标本等教具；用裁衣剪代替手术剪，用剃刀作手术刀；这样，既完成了教学、医疗任务，又培养了艰苦奋斗、自力更生的精神。③

抗战形势好转后，学校条件也得到改善，规模扩大，师资队伍得到充实，印度的柯棣华、奥地利的傅莱都曾到该校任教。1946 年

---

① 杨子渊：《沈阳药学院简介》，《中国药学杂志》1980 年第 4 期，第 18 页。

② 刘民安、钟振寰：《中国医科大学校史（1931—1991）》，辽宁科学技术出版社 1991 年版，第 34 页。

③ 王广斌：《回忆白求恩卫生学校军医第一期生活》，《中国医院管理》1985 年第 1 期，第 50—51 页。

学校与张家口医学院合并，改名为白求恩医科大学。从学校成立到解放战争前夕，共培养了 4000 多名毕业生。

6. 华中卫生学校和华中医学院

华中卫生学校是新四军军部根据陈毅军长"面向连队，保健在先，医生与护士合理分工，发扬红军时代医务人员英勇果敢，与伤病员共甘苦的精神"① 建立起来的。1939 年 9 月，皖南新四军医务主任宫乃泉率领 20 名医务干部，在安徽庐江县东汤池成立江北指挥部军医处并建立了医院，同时着手筹建卫生干部训练班。1940 年 8 月第一期卫生干部训练班结业，刘少奇在结业典礼上讲话。他的讲话，鼓舞人心，增强了干部群众办好卫训班的信心。1940 年 10 月，第二期卫训班开学。皖南事变后，第三期卫训班改为卫生学校。从卫训班到卫生学校前后六年，共办了五期培训，培养学员近 500 名。

1942 年，新四军在淮南根据地来安县大刘郢，创办了华中医学院，它是华中抗日根据地最早的一所培养高中级卫生干部的新型医学院。② 华中医学院学制一年半，体现了战时教育特点。课程设置基础与临床兼顾，课程内容既注重系统又突出重点。吴之理教解剖学、组织学；宫乃泉教生理学、病理学；章央芬教诊断学、药理学；江淮大学周国英教英语；张仲磷教化学；韦悫教心理学。学员来自军部与各师选送的技术骨干和优秀的医务干部。他们政治素质好，学习积极性高。学校教学和生活采取军事化管理模式。华中医学院是我军在抗日战争期间，在华中根据地创办最早的医学院校，标志着新四军医学教育从初级的普及阶段，逐渐迈向中高级阶段。

7. 晋绥卫生学校

1940 年延安派出由祁开仁带队的医疗队，赴晋绥协助晋绥军区组建手术医院，因医疗急需，先在手术医院内办医训队。1941 年晋

---

① 中共安徽省委党史研究室：《民族的觉醒历史的转折》，新华出版社 2005 年版，第 203 页。

② 黄爱军：《新四军医疗卫生工作研究》，《安徽广播电视大学》2006 年第 4 期。

绥卫生学校正式成立，由祁开仁任校长。医训队设教学组，改卫生学校后设教务科，学制二年，不包括临床实习。每期学员 30—50人，学员来自部队基层卫生人员。1947 年学校合并到西北医专。

这些革命根据地学校主要培养专科人才以备战争时代需要，重点短期速成教育，为革命战争培养了大批卫生技术人员，支援了战争，为几百万名病伤员的救护、治疗和卫生防御做出了贡献，功不可没。

四　近代西医教育的启示

清末民初西医教育从无到有，从教会医院零星的师徒授方式到遍布全国的医学院校，从最初只有教会办学到国立、省立、私立等多种形式，现代医学教育在中国生根发芽。西医教育通过不断探索，为中国医学的发展提供了人才，也积累了开办医学教育的历史经验。

（一）西医教育要增强医学人文精神养成教育

清末民初，许多人通过西医疗法感受到了西方文明。在来华传教士中，有逞凶作恶者之流，有为虎作伥之徒，但有一些传教医师受到好评，这也是医学之魅力所在。[①]

从传教立场看，治愈疾病是手段，攻心是目的，传教医生最终目的是要中国人皈依上帝。教会医校早期宗教课程的设置即为此目的，但由于各种原因，民国以后的宗教课程，或成为学习外语之工具，或流于形式，直至最后被完全撤销。

民国时期，医学院校课程设置以技术学科为重，除医学课程外，一般会安排党义、伦理、古文等课程。在历史课程方面，教会医学院校一般宣扬本国历史。在东北，日本推行奴化教育，设置国民道

---

① 何小莲：《略论晚清西医的文化穿透力》，《社会科学》2003 年第 3 期，第 109 页。

德课，以麻痹奴化学生。总之，医学院校人文课程设置少或者没有，缺失医学人文精神的熏陶。

医生以救死扶伤为天职，和谐医患关系的建立由于长期以来，医学院课程设置重技术轻人文，培养出的医学人才缺失医学人文的培育和熏陶，进入工作岗位后，缺乏与患者沟通的常识和技能，导致医患关系紧张，这与当前构建"健康中国"核心理念不匹配。因此，有必要对医学生进行系统的医学人文精神培育，从而真正达到"以治病为中心"向"以人民健康为中心"的转变，为实现健康中国提供助力。

（二）医学教育资源合理配置

近代中国医学教育首先出现在广东、上海等开埠通商城市，然后才逐渐从沿海到内地，城市向农村发展。整个民国时期，医学教育呈现出沿海城市发展快、水平高，内地及乡村发展慢、水平低的状况。虽然西医数量有了增长，但相对于中国人口总数，西医数量远远不够，且分布不均。卢沟桥事变爆发前后，英国医师拥有比为1/800，美国为1/1000，而中国为1/30000，且医师大多集中在少数几个大城市。中国医师，多数宁愿在大城市挣扎生存，也不愿到乡村去。① 1937 年调查统计显示，当时全国 33 所医学教育机构，从地域分布看，上海、北京、广州居多。②

抗日战争爆发后，国民政府把院校迁到远离战区的西南地区，重庆、成都、昆明和西安成为首选。抗战胜利后，内迁学校才返回原地。战争给医学教育带来了不利影响，但也促进了西部偏远地区医学教育的发展，有利于西医教育资源合理配置。

中华人民共和国成立后，国家以行政命令的方式在全国各地新建了一些医学院校，缓解了医学教育资源分配不均的矛盾。但现实

---

① 伍连德：《公医制度之概要》，《中华医学杂志》1937 年第 5 期，第 575 页。
② 龚纯：《我国近百年来的医学教育》，《中华医史杂志》1982 年第 4 期，第 210 页。

是，我国的医学教育资源不平衡现象依然存在。优秀医学教育资源依然集中在沿海等大中城市，少数民族及农村偏远地区的医疗卫生现状依然堪忧。我们可以借鉴历史上多元联合办学模式，国内院校与国外院校合作，发达地区与落后地区学校联合，形成优势互补。

（三）西医教育模式建立启示

从晚清到民国，我国近代医学教育经过几十年的发展，逐渐形成了相对稳定的人才培养模式。课程设置渐趋统一；考核方式重视理论与实践相结合；教学方法以教师、课堂、教材为中心；教学模式基本上采用基础、专业和实习三段式；培养、进修采用导师制、住院医师制度、进修制度、出国留学、客座教授等途径。以上这些人才培养模式最终被固定下来，形成近代医学教育模式。

在这种医学教育模式下，医学把人当作生物来研究，人体被看成由各种零件组成的大机器，任何疾病都可以从器官学、细胞学角度找到相应的治疗手段，我们称之为生物医学模式。生物医学模式在过去医学人才培养中曾发挥积极作用，由于时代发展，生物医学模式一味强调科学精神的绝对性，忽略了人文精神在医学发展中的重要性。[①] 主要表现在：其一，生物医学模式过分强调人的生物属性，而忽视了人的社会属性。医生在治疗时注重对疾病生物医学方面的诊治而忽视病人心理、社会因素等因素的考虑。其二，生物医学模式下的医患关系。由于生物科技的发展，医学分科越来越细，病人身体的每一个"零件"均由专科医生负责。医生过分依赖影像数据和报告单，诊疗过程考虑各项生理指标是否正常居多，对人的情感等人文因素视而不见

医学是人学，西医教育既是科学启蒙，也是回归。"历史的价值不是使我们回到历史中去，而是为新的历史提供资源。"在面对现代

---

① 宫福清：《医学生医学人文精神培育研究》，博士学位论文，大连理工大学，2012年，第49—50页。

医学技术发展和建构和谐医患关系上，如何创新医学教育的同时，赋予医学以人道，提高师生的人文素养，近代医学教育积累了宝贵经验和教训，以史为鉴，必将迎来一个杏林满园、桃李芬芳的美好明天。

第六讲

近代中国西医群体

中国社会自近代以来，政治、经济、文化和社会结构都发生了质的转型，西医和西医群体进入中国经过近一个世纪的本土化过程之后，以一个新兴的力量出现在历史舞台，他们的出现给中国近代社会和医疗卫生事业的发展带来了深远的影响。

一 近代西医群体的特点

随着中国近代医疗卫生事业的发展，西医作为职业人群①开始形成并迅速发展，成为近代中国一股新的社会力量。西医群体内部成员复杂，主要可分为四类人员：外籍西医，毕业于国内外医校中的中国西医，由医院看护等医务人员转化而来的西医和各种初识西医、略懂西医常识的江湖医生。他们是近代中国西医事业发展的主要力

---

① 现代职业人群的出现，是近代中国社会转型的重要内容。随着士农工商这一社会职业等级结构的逐渐解体，一批新的职业人群在都市社会中兴起。西医以及西医群体就是其中之一，他们与律师、会计师一起被称为"自由职业群体"。关于"自由职业群体"尹倩对这一概念进行了具体说明，她认为近代自由职业群体具有以下特点：一、近代新式知识分子，并以此身份投身某一职业；二、经过系统学习，具有某一专业的相当知识，并在这一行业内不论是知识还是市场都具有垄断性；三、职业生涯相对独立，可以自我聘雇；四、经济地位和社会地位远较一般劳动者为高。参见尹倩《中国近代自由职业群体研究述评》，《近代史研究》2007 年第 6 期。

量，在各自的医学领域中发挥着自身价值，形成了以下特点。

（一）成分复杂，良莠不齐

近代中国西医，因来源、接受西医教育程度不同，而呈现出一片混乱的局面。依据学历和行医活动将西医群体分为上、中、下三级。其中，上级医包括医学博士、医学学士或在国外获得学位的；中级医包括毕业于教会医学校、医学专门学校及同上程度学校的毕业生；下级医包括没有正规的毕业学校，但通过各种途径了解西医技术，且有开业经历，以此谋生的西医从业者。[①] 这些西医中，上级、中级西医总数不多，平均年龄不大，接受教育程度较高。比如上海 1928 年登记的西医师共有 367 人，平均年龄 37 岁，大部分毕业于国内外医科大学，有 20 人无毕业学校。[②] 但是当时存在大量从事西医工作的医生，他们没有资格到当地卫生局登记，大多属下级西医师。

在 1935 年《华年》刊登的《庸医的取缔》，对当时杂乱、荒芜医疗市场的状况进行了如下描述：

近顷政府最高当局以未经登记之中医开业，本不合法，又不懂得科学消毒方法，随意对患者打针营利，贻害病人不少，且包医各病，属于欺骗性质，因此特令严行取缔。查民国十八年一月十五日国府公布医师暂行条例，规定在医师法未颁行以前，各地医师概需登记方可开业行医，但直至二十一年底止，各地医师已经登记者，为数殊属寥寥。以上海而论，中医人数

---

① 石云子：《现代医师开业术》，新医书局 1949 年版，第 17—18 页。转引自尹倩《民国时期的医师群体研究（1912—1937）——以上海为中心》，博士学位论文，华中师范大学，2008 年，第 35 页。
② 上海特别卫生局：《第一次登记西医、助产、中医名录》1928 年，转引自尹倩《民国时期的医师群体研究（1912—1937）——以上海为中心》，博士学位论文，华中师范大学，2008 年，第 35 页。

四七八零人，西医四七三人，而已经登记者只一千有另，其他如北平，中医人数不下一千余人，而已登记者不到五十人；汉口中西人数在七百人以上，而已登记者只有百分之十五，内地各省情形之类乎此者，更不待言。

我国医师一业本在所谓"九流三教"之列，为士大夫阶级所不齿，自从欧风东渐以后，社会上鄙视医师的观念为之一变。但是一方面一知半解不明医理的旧式医生，既比比皆是，政府又不加取缔，一方面仅仅懂得医学科学一些皮毛的新式医生，仍多以原来走江湖的手段来应世，因此庸医杀人的现象还是随处可见。此中原因固不止一端，但是政府的不闻不问，要为主要之由。[1]

我国最早的西医群体是传教医师。因为清末、民国时期，我国政局不稳，政府对医药卫生管理松懈，而且，在华外籍医师享有领事裁判权的保护，故而中国成为外籍医师理想谋生之地。比如上海，1935 年有外籍医生 264 人，占当时上海全部西医的 22%。[2] 来华外籍医师虽然业务水平较高，广受欢迎，但他们之中也存在千差万别，大致分五类：第一类以传教为目的者，他们本是基督徒出身，多分散在内地教会医院，各大都市则较少见。这些外籍医师毕业于本国医学院校，毕业后志愿为教会服务，先在本国教会登记，再由教会指派到某国某地服务，待遇多寡以服务年限或家庭情况为标准。第二类以获利为目的者，这类医师大部分集中在大城市，利用国人崇拜外人的心理，联络各洋行买办，做他们的介绍人，诊金高，架子大，终日营营逐逐，进出富人之门，往往奸诈骗人，多为私人开业，与我国江湖医生，无甚差别。第三类以研究为目的者，他们以研究东方病为目的，有的在医院就业，有的私人开设诊所，医学知识相

---

① 《庸医的取缔》，《华年》1935 年第 18 期，第 341—342 页。
② 朱席儒、赖斗岩：《吾国新医人才概观》，《中华医学杂志（上海）》1935 年第 2 期，第 147 页。

对丰富。因为他们更多目的在于研究，所以对普通病症不甚关心，如若遇到疑难杂症，则通宵达旦，视病人为研究工具，这类医生不多，沿海内地皆有其活动足迹。第四类以谋生为目的者，这类医师数量庞大，但大多数由国外医院护士或教授助手转化，不具有行医资格，在本国内无人信任，远赴中国谋取生活，与牟利为目的的医生同属江湖医生一类。第五类以服役为目的者，在华外籍医生中，这种很少，存在于各医学校教师中。① 可见，良莠不齐的外籍医生加重了中国西医界的混乱程度。

近代中国存在接受过一定医学培训但没有取得医师资格的医护人员，他们可能是护士，也可能是在医院实习的实习生，抑或是开业医师、药店的学徒，偶然剽窃学到一点皮毛的江湖游医。他们中只有少数能通过考试获得行医资格，绝大部分仅会皮下注射，认识几种常见西药，凭着一点经验，勉强应付常见疾病，面对复杂疑难病症凭运气以蒙混为主。但大都市由于人口多，需求量大，这些医生有一定市场。在一些正规医师不愿意去的偏远地区，也有这些医生的生存空间。这些医生职业道德上不受约束，哄骗民众，扰乱了正常的医疗秩序和西医队伍，给患者带来了很大痛苦。虽然政府和一些医学团体也采取过一些措施，整顿医疗市场，但收效甚微，这种混乱的状况在民国时期一直贯穿始终。

（二）近代西医群体本土化趋势明显

自从英属东印度公司皮尔逊来华，首开西医师带徒的先河后，通过教会医学教育、留学生教育和本土医学教育等培养方式，至1935 年，全国共有 5390 名科班医师。② 因为我国当时还存在相当数量没有登记的西医，所以西医确切人数无从考证。但中国西医本土

① 郭培青：《在华外籍医师之质的分析》，《医药评论》1934 年第 113 期，第 20—21 页。
② 朱席儒、赖斗岩：《吾国新医人才分布概观》，《中华医学杂志（上海）》1935 年第 2 期，第 147 页。

化趋势明显是不可否认的事实。如前所述，早期的西医主要是国外传教医生，1887 年，中国共有 150 名传教医生，他们大部分来自美国，其中 27 名女性。① 直至 1900 年，中国的西医都是教会医生占主导，本土西医人员数量少，力量弱，没有话语权。进入 20 世纪后，海外留学的医学生陆续回归祖国，我国本土医学教育迅速发展，中国西医界的格局慢慢发生了改变。政府开始收回医学教育、医院管理等医疗卫生事业的主权，中国医师逐渐成为近代中国医学发展的主角。这些早期留学海外的医学人才一方面进入政府和地方卫生行政机构工作，参与制定和实施中国近代医疗卫生及医学教育制度建设；另一方面，他们在"教育救国"和民族主义浪潮感召下，创建各级、各类医学教育学校，独立自主地培养西医人才。1934 年，南京国民政府教育部认定的 31 所高等医学院校中，教会学校 11 所，扭转了早期教会学校垄断医学教育的局面。全国 5390 名西医中，毕业于本土医学院校的 3843 人，在医生数量上本土医生已占有绝对优势。②

1925 年开始，我国开展收回教育主权的运动，北洋政府和南京国民政府多次颁发命令，要求在华教会学校必须注册，方才承认其办学资格，并且要求学校校长必须由中国人担任，校董会中国人应过半数以上。受上述原因影响，到 20 世纪初，我国医院和医学院规模不断扩大，从事医疗卫生事业和崇尚西医人数不断增加，中国人身体疾病不断得到治愈，"医院作为宗教空间和医生作为神性传播者的功能令人诧异地在不断发生萎缩和蜕变"。③ 以北京协和医学院为例，众所周知，协和医院的成立、发展和医学传教士有着非常密切

---

① 杨念群：《西医传教士的双重角色在中国本土的结构性紧张》，《杨念群自选集》，广西师范大学出版社 2000 年版，第 391 页。

② 朱席儒、赖斗岩：《吾国新医人才分布概观》，《中华医学杂志（上海）》1935 年第 2 期，第 147 页。

③ 杨念群：《西医传教士的双重角色在中国本土的结构性紧张》，《杨念群自选集》，广西师范大学出版社 2000 年版，第 391 页。

的关系。可自从 1915 年以来，"协和内部人员的结构比例发生了引人注目的变化，最突出的一点是，本由传教医生构成的外国职员比例呈大幅度下降趋势，已差不多完全被没有宗教背景训练的国人所取代。医院的主体语言由中文取代了英文"①。"自从 1920 年以来，协和医学院外国教授的比例从 100% 降至 48%，外国职员的比例从 73% 下降至 25%，外国护士的比例从 59% 降低到 4%。"② 许多教会学校被迫重新登记以适应新式教育的本土化现象。20 世纪中国医院作为宗教空间功能的削弱，协和医学院只是众多个案的一个典型而已。

　　医学社团也呈现本土化的趋势。中国近代医学社团发端于医学传教活动，1886 年在华医学传教士建立的博医会被公认为中国成立医学社团的嚆矢，博医会只接受在华传教医师入会，中国籍医生被排除在外。1915 年，伍连德、颜福庆联络刁信德、萧智吉等 21 人为了维护本土西医利益，成立了中华医学会。同年底，中华医学会成员达 232 人，这些成员主要包括留学欧美和国内英美体系医学院校毕业的西医师，即欧美派。1915 年 8 月，汤尔和、侯希尼为了维护国内留日医学生的利益，发起成立了中华民国医药学会，该会主要成员为留日医学生。中华民国医药学会每年召开一次常会，在北京设立总事务所，1930 年迁到上海，1932 年同中华医学会合并。这两个医学团体的主要成员多在国民政府卫生行政机构中担任要职。此外还有全国医师联合会、中华护士会、中国生理学会等医学团体。这表明中国西医师们在民国时期已经形成了一个自觉维护自身职业利益的职业群体。虽然外籍医师仍然存在并占一定比例，但中国籍医师在西医界的影响力已然势不可挡，不容忽视。

----

　　① 杨念群：《西医传教士的双重角色在中国本土的结构性紧张》，《杨念群自选集》，广西师范大学出版社 2000 年版，第 392 页。
　　② 同上书，第 394 页。

（三）总量有限，地域分布不平衡

当时国内西医的数量增长很快，但培养西医周期较长，且医学教育发展时间较短，西医总量有限，分布存在地域差距。

各省西医数量不均：西医人才各省分布数量差距较大，江苏人数最多，共 2010 人，占全国总数的 37.3%；广东次之，共 606 人，占比 11.2%；江苏和广东占西医总人数一半左右。其余省份从高到低依次分布如下：河北 387 人（7.2%）；浙江 350 人（6.5%）；辽宁 352（6.5%）；山东 244 人（4.5%）；湖北 192 人（3.6%）；福建 153 人（2.8%）；江西 85 人（1.6%）；四川 71 人（1.3%）；安徽 63 人（1.2%）；湖南 56 人（1%）；其他省共 284 人（5.3%）；不明身份者 537 人（10%）。详情见表1 中国各省医师之分布。

表1　　　　　　　　　中国各省医师之分布①

省份	医师人数	百分比	人口（内政部估计）	每一医师人口数	百万人中医师数
江苏	2010	37.3	34125857	16978	59.0
广东	606	11.2	31433200	51870	19.3
河北	387	7.2	31232131	80703	12.4
浙江	350	6.5	20642701	58979	17.0
辽宁	352	6.5	15233123	43276	23.1
山东	244	4.5	30336001	124328	8.0
湖北	192	3.6	26699126	139058	7.2
福建	153	2.8	9744112	63687	15.7
江西	85	1.6	18108437	213040	4.7
四川	71	1.3	54010410	760710	1.3
安徽	63	1.2	21715396	344689	2.9
湖南	56	1.0	31501212	562522	1.8

① 朱席儒、赖斗岩：《吾国新医人才分布概观》，《中华医学杂志（上海）》1935年第2期，第149页。

续表

省份	医师人数	百分比	人口（内政部估计）	每一医师人口数	百万人中医师数
吉林	56	1.0	6102489	108972	9.2
黑龙江	54	1.0	3724738	68977	14.5
山西	40	0.8	12228455	305704	3.3
河南	45	0.8	29090180	6466448	1.5
广西	13	0.3	8741293	672407	1.5
其他	76	1.4	57180637	752377	1.3
不明	587	10.0			
总计	5390	100	441849148	81976	12.2

城市之间分布不平衡：上海是我国最早的通商口岸之一，经济近代化程度较高，中西杂陈，医师最为集中。1935年全国5390名西医中，在上海从事医学相关的有1182人，占全国总人数的22%；广州与外国人通商也早，在广州从业的西医师有302人，位列第二。（详见表2中国各城市医师之分布）因此在上海、广州等早期开放的一些大城市，医师数量较多，而在交通状况较差，开放较晚的内地城市，则是另外一番景象。以天府之国著称的四川，全省仅有西医71人，而当时内政部人口统计四川为54010410人，每一名医师人口数为760710人，百万人中医师数居表中数据最低仅1.3人。这表明当时四川地区西医院极少，医疗需求的缺口很大，市民从医疗机构获得的医疗服务相当有限。

表2 中国各城市医师之分布①

城市	医师总数	百分数	人口（邮政局估计）	每一医师人口数	每百万人中医师数
上海	1182	22.0	3558111	3010	3322
南京	275	5.1	902941	3283	3046

---

① 朱席儒、赖斗岩：《吾国新医人才分布概观》，《中华医学杂志（上海）》1935年第2期，第150页。

续表

城市	医师总数	百分数	人口（邮政局估计）	每一医师人口数	每百万人中医师数
沈阳	216	4.0	889647	4119	2428
北平	252	4.8	1220832	4845	2064
哈尔滨	40	0.7	216833	5421	1845
厦门	63	1.2	473058	7509	1332
杭州	136	2.5	1136060	8353	1197
青岛	70	1.3	592800	8469	1181
济南	68	1.3	662642	9745	1026
广州	302	5.6	3156698	10453	957
香港	84	1.6	900812	10453	982
苏州	77	1.4	865800	11244	889
汕头	54	1.0	647652	11944	834
天津	83	1.5	1250539	15067	664
武汉	104	1.9	1948274	18773	534
宁波	39	0.7	1041455	26704	374
福州	39	0.7	1508630	38683	259
长沙	17	0.3	1243044	73120	137
其他	1752	32.5	4196333	239517	41
不明	537	10.0			
总计	5390	100	441849148	81975	122

医疗卫生机构城乡空间分布不合理：医疗机构主要集中在少数城市、县城，而广大农村地区医疗卫生条件较差，医疗问题主要依靠传统的中医。比如广东省，广州作为我国最早开放的通商口岸，我国最早的西医院（广州眼科医局）出现在广州，最早的女子医学教育（夏葛医科大学）出现在广州，但新会的沙岗、东莞的大环乡、连县的新闻社、连州的阳山，这些偏远乡镇旧医多，小一点的城镇里连一所医院都没有，至于 X 机，各种诊断所用的西医器械和实验

室更是闻所未闻。即使有西医，但他连麻醉剂都不会用，只会一些小型手术，常规诊治仅限于开一张药单或打些皮下注射。

总之，我国近代西医群体在地域和城乡空间分布上呈现出一种不平衡的状态，开放较早、交通便利的大城市汇集了大多数质量较高的西医，而农村和中西部落后地区西医数量则严重不足，这种空间分布失衡的现象成为我国近代西医群体的重要特点。

二　近代西医执业资格管理

民国时期我国医疗卫生事业开始了近代化的脚步，西医人数不断增加，但庸医横行，医疗市场混乱的状况依然存在甚至越来越严重。对医师进行统一规范的管理成为朝野上下一致的共识，于是资格考核和登记注册在政府的倡导下成为医师这一特殊职业群体朝着专业化发展的必由之路。

（一）中国古代医师管理

西周开始，我国就建立了医政组织与医师考核制度。当时医师是国家医事政令的最高负责人，他们掌管国家医药政令，负责王室贵族的健康和各地疫情的控制。医师之下有士、史、府、徒等专职人员，在年底时医师会对他们全年的医疗成绩进行考核，根据考核成绩核定他们的级别和俸禄。[①]

宋代以后，一套成熟的医学官方教育体系已经成型，在医生培训、筛选、鉴定、考核等方面要求十分严格。但这种医学教育体系，仅针对医官，所谓"考官不考民"。医官主要服务于皇家和少数贵族，很少为民间百姓服务，除了疫病流行期间的施医散药等特殊情况。真正服务于群众的民间医生，没有任何考核和资格认证制度。

---

① 甄志亚：《中国医学史》，人民卫生出版社 1991 年版，第 56 页。

清朝后期西医东渐，中西医并存加剧了医界的荒芜繁杂。医学教育制度管理混乱松散，医生来源多样复杂，除了部分世代行医或弃儒行医外，更多"医生"混入医疗行业谋生。①

在西学东渐过程中，"医疗乃国家行政职责"思想也传到中国，为了人民健康，国家必须承担起保障公民健康的责任。作为西方社会制度重要组成部分的现代医疗卫生体系逐渐进入一些政府官员的视野。李鸿章就对西方各国"非专门名家历经考试，该国未能给凭诊治"②的医师管理制度印象深刻。维新人士郑观应、梁启超等也大力呼吁中国应该学习西方的医学教育体制、医疗管理制度，并广设医院以增强人民的体质。

受近代思潮的影响，以及统治者对西方制度的了解，学习和效仿西方国家医学管理制度已成为国家改革的重要内容之一。清末新政开始出现了卫生行政机构，辛亥革命之后的政府更加明确了近代国家保卫国民生命健康权的职责。北洋政府把对医药人员的管理纳入其行政职掌，南京国民政府成立后，卫生部设专职管理医师、药师、助产士、护士等卫生群体的医政司。这些都表明政府已经承担了国家对医界的管理和监督责任，并把医师登记纳入其卫生行政事务。

（二）北洋政府时期的《管理医师暂行规则》

北洋政府时期，中央和地方卫生行政部门均不完备和成熟，但政府已开始尝试医师登记考核。

1915年左右，教育部接到一份要求立即组织医生考试，及格后再发开业证书的呈文，该呈文由顺天府固安县中医张治河及前清太医院赵存仁先后提交。政府征求中华民国医药学会的意见，汤尔和

---

① 余新忠等：《瘟疫下的社会拯救：中国近世重大疫情与社会反应》，中国书店2004年版，第275页。

② （清）李鸿章：《李文忠公全集·奏稿》，《近代中国史料丛刊》，文海出版社1983年影印本，第2261页。

呈文教育部，建议"博采东西成法制规程，限以科目，公布海内，俾众周知，凡非学校出身必须此种试验"①。北洋政府采纳了他的建议，在全国范围内开展了第一次医师调查，然而表格发出后，大多省份不予理会。因此，医师考核发证无从说起，中央也未能颁布医师管理相关法令。

中华医学会是我国成立最早的本土西医社团，学会成立的宗旨即为"巩固医家友谊，尊重医德医权，普及医学卫生，联络华洋医界"②。1916 年首届代表大会在上海召开，会议就医学教育、预防医学、医疗标准等进行了讨论，大会还通过了五项决议，（1）实行医士注册法；（2）在北京建立中央卫生管理机构；（3）控制结核病与性病流行；（4）建立公共卫生服务体制；（5）派遣医学生出国留学。③ 为保障西医群体合法化，中华医学会对医师进行登记管理的呼吁不余遗力。1922 年中华医学会和博医会联合呈请内务部要求颁布医生注册条例，同年 3 月，北洋政府内务部公布了《管理医士暂行规则》《管理医师暂行规则》，开始了中央政府规范医业的第一次尝试。④

《管理医师暂行规则》规定凡具有医师资格者，应具有内务部颁发的医师执照。凡未经核实没有执照的，不得行医。凡年满二十岁并同时符合下列条件之一者，均可申领医师执照。国内公立、私立医科大学及医学专门学校医学专业毕业，领有教育部核准的毕业证书；国外公立、私立医科大学及医学专门学校毕业，有毕业证书或医术开业证书；本规则未颁布之前，在国外私立医学堂肄业三年以上，领有毕业证书；曾在本国政府领有医师开业证书的外国人，经

①　史全生：《中华民国文化史》（上），吉林文史出版社 1990 年版，第 431 页。
②　《中华医学会宣言书》，《中华医学杂志（上海）》1915 年第 1 期，第 51—52 页。
③　刘远明：《中华医学会与民国时期的医疗卫生体制》，《贵州社会科学》2007 年第 6 期，第 165 页。
④　民国初年存在中西医并存的二元格局，人们习惯上称传统中医治病的人为"医士"，称采用西法治疗经西式教育毕业的人为"医师"，所以这套法令分中西医两套。这两个条例一出台，就遭到了中、西医团体两方面的强烈反对，因此并未得到贯彻。

外交部证明，认为适于执行医业者。①

　　为顺利推进医师资格审查，北洋国民政府还设立了医师资格审查会，由卫生司人员担任。但政府一直没有建立卫生部，所以对医师资格的审查、考核只是以规范社会秩序的内容进行管理，内务部及警察机构是这一法规的具体实施部门。

　　北洋政府对医师登记的措施仅在于尝试，准备并不充分，而且警察机构缺乏医学常识，不熟悉业务，不能准确领会法令含义，所以在执行时常引发纠纷，登记过程难免混乱。比如 1922 年在召开科学名词审查会时，参会的吴济时、俞凤宾等西医就此种混乱的现象联合致电教育部、内政部，他们反对医师注册由警察部门管理，认为在中央未完成各地医师状况调查前即进行医师登记操之过急。

　　尽管如此，北洋政府颁布的管理医师相关法规，是中国第一部现代医师管理条例，对建立医师职业认证制度意义重大。国家作为医师职业认证和审核的最高机构得到医界认可。只是由于北洋政府缺乏管理经验，又得不到地方政府的支持，一味模仿西方，在当时医学教育还不发达的中国，以学校教育作为资格认证的主要标准很难实现。加之北洋时期战乱频繁，中央始终没有形成控制全国性的力量，有效实施医师登记的条件还不成熟，所以登记结果收效甚微，只有少数医师在内务部进行登记。

（三）南京国民政府时期的《医师暂行条例》《西医条例》《医师登记变通办法》

　　南京国民政府成立后的第二天，民政部就成功组建，民政部下设卫生司，统管全国卫生行政。后又增设卫生部，设中央卫生委员会作为全国卫生决议机关，委员来自全国选调的医学专门人才，有 20 人，委员们既担任卫生部部长及各卫生局长，同时也是西医团体

---

① 徐矛:《中华民国政治制度史》，上海人民出版社 1992 年版，第 428 页。

及西医院校的主要领导人，如胡定安①、余云岫②、颜福庆③等。南京国民政府推行的卫生行政政策主要以西方近代医学理论与实践为基础，委员均具有现代西医教育背景，排斥中医，这种情况必将引发争论，为后来日趋激烈的中西医之争埋下种子。

在第一届中央卫生委员会会议上，医师登记成为大会讨论的热点问题。经过充分讨论，大会通过了关于中西医限制登记的决议。内容如下：从事西医工作者，最迟应该在 1929 年底前完成登记，凡开业超过三年以上的西医，准许登记，未满三年的，须经过考试方予登记；中医最迟应该在 1930 年底之前完成登记，已经行医者，可终生行医。两者一旦登记即给予执照，并不追究既往之资格，但超过此期限，中西医皆不允许登记，改由政府注册立案学校毕业者始才能开业。④

1929 年，卫生部在 1922 年《管理医师暂行规则》的基础上稍作修改，拟定《医师暂行条例》，由国民政府公布。其中重要的一条规定是：凡在国内外立案登记的公立、私立医学专门学校毕业、领有毕业证书者可以直接登记，除此之外必须通过考试才能取得登记资格。从制度建设而言，这一规定符合近代管理发展趋势，但从当时国情来看，如北洋政府时期医师管理规定一样缺乏可操作性。因为当时我国存在很多教会创办的医学院校，它们逐渐成长并成为中国本土西医的中坚力量，但由于政治或宗教原因，部分教会学校并

①　胡定安，公共卫生医学博士，南京市特别市卫生局局长，后担任江苏省立医政学院教务长，国立江苏医学院首任院长。

②　余云岫，留日归国人员，曾任国民政府卫生部中央卫生委员会委员，内政部卫生专门委会会委员，教育部医学教育委员会顾问，上海市医师公会第一任会长，《中华医学杂志》主编等。曾提出"废医存药"废止中医案，并在民国第一届中央卫生委员会议上通过。

③　颜福庆（1882—1970），中国近代著名医学教育家，公共卫生学家，中华医学会首任会长。他先后创办湖南湘雅医学专门学校、国立第四中山大学医学院、中山医院、澄衷肺病疗养院，并与中国红十字会合作，接办该会总医院等医学教育和医疗机构。他非常重视预防医学，积极开展城市和农村卫生工作，并一直坚持。他还积极广泛地动员医药卫生人员响应中国共产党的号召，参加医疗手术队奔赴前线。他一生治学严谨，医德高尚，言传身教，桃李天下，服务人群。

④　朱英、尹倩：《民国时期的医师登记及其纷争——以上海地区为考察中心》，《华中师范大学学报》（人文社会科学版）2009 年第 5 期，第 80 页。

没有向中国政府立案注册，其中就包括震旦大学这样影响力大的学校。登记条例中"立案学校"就明确限制了此类学校毕业的医师。同时，虽然中国的医学教育发展快，但毕竟起步晚，在教育部备案的学校不多。即使是医师人数众多的上海，符合这一登记标准的医师，数量也相当有限，广大内地更是少得可怜了。

这一登记标准一经公布，便引起西医界的反对。中华医学会、中华民国医药学会、上海医师公会等医学团体召开联席会议，与卫生部交涉，请求修改《医师暂行条例》。西医界对《医师暂行条例》反对的核心问题在于是否给私立医学院毕业生免试登记的资格，维护其职业利益。但除此诉求外，还因为随着西医群体不断发展壮大，他们对不懂医学的非专业人员制定医师管理条例感到不满，想要参与政策决策与管理。1929 年《中华医学杂志》曾发表社论《卫生部医师暂行条例之不当》指责这种现象："医师暂行条例者何？乃医师法未颁布前之代替法也。夫医事法关系何等重要，今竟随意颁布。产出方式之不当，事先毫未考虑，只凭数人意见，妄将十年前内务部条文修改数则，而骤发表。何异冬衣夏帽，南辕北辙，欲求人群共守，岂不难哉！今我卫生部既未召集全国医学校及医学会共同讨论，对于医学教育标准又从未规定。岂非舍本求末？医师权力之抹杀，法者乃保护人群互相利益者也，此种条例，一方因注重病家之维护，一方亦应规定医师之保障，始得谓平。今则毫未提及，是直可谓片面之。医师义务之无限，例如第十四条纯属药师之责任，而竟以则之医师。又第二十条关于预防等事，医师自有其责，决不能受官吏之指挥。呜呼！悬壶疗贫之士，何竟如此多难也。"①

对于《医师暂行条例》有关医师资格登记规定上的不足，卫生部官员也并非全然不知。事实上，卫生行政机关在推行各项卫生制度过程中，也常常受卫生人才不足的限制，倾向放宽医师登记限制。所以，卫生部对西医群体的反对态度比较客气，建议中华医学会、

---

① 《卫生部医师暂行条例之不当》，《中华医学杂志（上海）》1929 年第 5 期，第 456 页。

上海医师公会、中华民国药学会等加强和立法院、行政院交涉，给管理部门施压。在多方压力下，立法院通过了《修正医师暂行条例》即《西医条例》。《西医条例》对医师登记资格的规定作了调整，要求无论是毕业于国内还是国外，无论是否在教育部备案，私立医学校的毕业生都必须经过检定和考试才能获取行医资格。[①] 立法院做出的调整，是想兼顾法理和国情，但实际上却不顾国情偏向法理，仿照西方，把考试作为取得医师资格的唯一标准。由于《西医条例》制定仓促，要求既没有规定哪项资格应该接受检定，哪项资格应该考试，也没规定具体内容。作为补充，立法院又出台了《高等西医医师考试条例》。

全国医联会对《西医条例》的规定是失望的，当即向卫生部提出意见，请求暂缓公布《西医条例》。上海、宁波、汉口等地的医师公会也纷纷向卫生部上诉，声称西医人数不足对中国医疗卫生事业所产生的后果，有的甚至还提出取缔不合条例规定的医师会影响卫生防疫。不久之后，卫生部被裁，医师登记由卫生署管理，卫生署虽然对西医群体无条件登记的要求并不赞同，但为了顺利推行各项卫生政策，对立法院过于严格的医师资格登记也不赞同，于是绕开立法院，直接向行政院呈请"未经立案医学校毕业及医院实习出身，经营多年确有医师能力之医师暂行给证"[②] 的医师登记变通办法，为满足各地医疗及卫生事业的发展，行政院原则上同意卫生署的要求。

从内政部角度出发，医师登记变通给证的办法既能防止庸医浑水摸鱼，又能甄别出有价值的医学人才，是给医界最好的交代。政府对医师资格限制的让步，医联会给予了配合，对有疑惑的各地医师公会进行耐心的解答，还向内政部建议将上海市办法在全国推行。

---

① 蔡鸿源：《民国法规集成》（第40册），黄山书社1999年版，第257页。
② 黄邵雄：《变通医师给证办法行政院及内政部往来文件》，《医事汇刊》1932年第12期，第49页。

但到 1933 年底，全国仅有 2919 名医师登记，约占实际医师数的 1/3。① 医师变通领证办法的期限为一年，但实际上广大内地或者偏远地区消息闭塞，这些地方的医师在结束后才知道此消息，因此受惠者主要是大城市的医师。

1937 年卫生署与医界合作，聘定朱恒碧、王子轩、徐乃礼、牛惠生等九人组成甄别委员会。② 西医界积极配合，上海医师公会特主办甄别医师补习班。但随着日本侵华战争全面爆发，甄别工作没有实施，此项政策转移到抗战后方，直到战后，关于医师资格登记的争论才告一段落。

综上所述，南京国民政府希望通过医师资格认证来保障医疗品质，规范医疗队伍，这是我国医疗卫生事业近代化的重要步骤，也基本符合现代管理发展趋势。但政府通过简单移植模仿，想完成西方社会几十年才完成的西医群体专业化之路，脱离了中国国情。医师检定，与是否具有完备的医学教育相关，而我国当时的医学教育并不具备实行严格限定医师资格的客观条件。而且，政府出台的相关政策朝令夕改，行政院、卫生部、立法院相关决策意见不能统一，使得许多政令相矛盾和冲突，影响了大家对政府的公信力。

西医团体之所以放宽西医资格限制，一是担心当时西医人数有限，严格的准入制度，会加剧西医人才紧张的矛盾，不利于西医在中国发展；二是为了生计和维护自身职业利益，担心资格不符的西医，影响了群体的社会声誉。宽松的西医执业登记政策，使得庸医地位合法化，这显然违背了规范医疗队伍的初衷，既不利于自身发展，又不利于医疗卫生事业的进步。

---

① 《全国登记医师名录》，《中华医学杂志（上海）》1933 年第 4 期，第 677 页。

② 《医师甄别委员会第一次审查会》，《中华医学杂志（上海）》1937 年第 4 期，第 511—512 页。

三　近代西医群体的执业方式

西医在民国时期以自由职业者①的身份出现，指从事医疗及卫生事业的专业人员。民国时期医生有很多职业可选，比如：医院医生、药剂师、私人诊所医生、医事顾问、军医、政府及社会团体中的医疗人员、医学教材编写委员、卫生行政人员，等等。其中，医院（公立、私立）、个人诊所是西医从事工作的主要场所。

（一）医院

中国古代治疗各种病症以家庭为主要场所。西医东渐，尤其是鸦片战争后，教会医院、私人诊所等医疗机构在全国各地纷纷出现，冲击着中国传统医疗系统。民国时期，在全国各大城市，医院已经取代家庭成为我国医疗机构的主体。医院作为基本医疗机构，与医药人才的数量和质量直接反映了医疗卫生事业的发展水平。南京国民政府时期，在政府和医务人员的努力下，全国各省纷纷建立起省立、市立医院（见表3），医院病床数量增加显著，硬件设施明显提高，给病人治疗提供了便利。

表3　　　　　　　　各省医院设备调查及进步状况表②

1930 年	189 个医院，总值 6464780 元，每医院平均总值 36916 元	总床数为 11900	34% 无高压消毒器	31% 无临床实验室	87% 无 X 光设备

---

①　中国自由职业者与西方社会的影响密不可分，而且在近代中国社会中占有一席之地。国内研究者对近代中国的自由职业工作者（如医生、律师、新闻记者、工程师等），作为一类社会群体，在物质生活、社会地位、文化修养和政治态度方面有许多共同之处，其中最大的特点是经济上比较独立，工资收入远较一般以出卖劳动力为生的工薪阶层高，因而能够比较集中精力地从事某一专业方面的研究工作。参考陈时伟《中央研究院与中国近代学术制度的职业化——1927—1937 年》，《中国学术》2003 年第 3 期，第 194 页。

②　沈云龙主编：《近代中国史料丛刊续编》（第九辑），文海出版社 1974 年版，第 423—424 页。

1933 年	214 个医院，总值 43467121 元，每医院平均总值 214465 元	总床数为 16930	9% 无高压消毒器	96% 均有临床实验室	50% 已购置了 X 光设备，43% 设备在购置中

在医疗机构建立层级方面，有中央、省市、县三级形式。在中央层面，南京于 1930 年 3 月成立中央医院，属卫生部。中央医院按照西方正规医院标准，并结合人才培养和科学研究来建立，是全国最高治疗机构和国家卫生行政指导机关。中央医院设置较为完善，有"内科、外科、妇产科、眼科、小儿科、皮肤花柳科、耳鼻咽喉科、泌尿科、检验科、脑病科、门诊部、护士部、保健科、药局及事务部"① 等 15 个科室，主要负责疾病的预防和治疗、医务人员的培训等工作。

省属医院拥有全省最好的医疗设施和最高的医疗水平。1937 年设有省立医院的省份有："江苏、河南、陕西、甘肃、宁夏、湖北、贵州、青海、江西等九省；浙江、陕西、湖南开设省立传染病院；北平、天津、上海、南京、青岛、汉口、广州、杭州等市设有市立医院；上海、北平、南京、广州、青岛等市设市立传染病院。"②

为提高各地基层医疗卫生水平，全国各地市县也纷纷建立县立医院或卫生院。在医院建设中，各地政府和卫生部门根据本地实际，对筹建医院不遗余力。到 1937 年，设有县立医院或卫生院的省份逐渐增多。其中，浙江 8 所，陕西 9 所，河南 72 所（辉县为卫生院），江苏 44 所，江西 81 所，福建 15 所，湖南 6 所，云南、甘肃各 1 所，

---

① 内政部年鉴委员会编纂：《内政年鉴》，商务印书馆 1936 年版，第 288 页。
② 沈云龙主编：《近代中国史料丛刊续编》（第九辑），文海出版社 1974 年版，第 429—431 页。

湖北 2 所，河北定县保健院 1 所。①

中央、省市、县三级医院的建立，给患者提供了安全固定的医疗场所。医院发挥场地、设备和技术的优势，极大地提高各地医疗卫生水平，推动了我国医疗卫生事业的发展。

但民国时期，医院整体发展数量少，规模小，经费紧张，西医人数不多。一般医院都会设院长一人，各科主任一人，医疗人员多由护士和助理担任。当时很多医院里的医生不足，造成医院医生供应不足的原因，一是这些公立医院常带有慈善性质，经费缺乏，没有财力聘请更多的医生；二是这些医院对医师的条件要求较高，要求医师接受过科班专业训练，较高的要求把一些医生拒之门外，而少数符合条件的医生则因医院工作繁重、待遇低，不愿在医院工作。有的医师即使在医院任职，还开办了私人诊所或在医学院校担任教师，其主要精力并没有放在医院。还有些社会知名主任医师，身兼数职，社会活动占用了他部分精力，在医院的精力和工作时间愈发难以保障。

即便如此，还是有医师愿在公立医院工作，因为公立医院的慈善性质，能够满足医生救助贫困的社会责任感，拥有较高的社会地位。此外，医院病人较多，既能够为教学研究提供病例，也能够积累临床经验，提高社会声望。大医院工作的经历，可以为自己开办的私人诊所招徕病人，拓展业务。

比如天津特别市市立医院有院长一名，各科主任各一名，医员若干，助手若干。② 主任医师协助院长主持全院医疗事务管理，撰写重要的医务文件，监督全员工作；医师要按照治疗原则服务，校阅各项统计报告，安排并督查护理工作，巡视住院病人，将全院工作情况报告院长核查。③ 全院有严格的规章制度，医生必须遵循，诊疗

① 沈云龙主编：《近代中国史料丛刊续编》（第九辑），文海出版社 1974 年版，第 429 页。
② 《天津特别市市立医院组织规程》，《天津特别市政府市政公报》1930 年第 23 期，第 91 页。
③ 《天津特别市市立医院办事细则》，《天津特别市政府市政公报》1930 年第 23 期，第 93—95 页。

簿上应详细登记患者初诊、复诊、患者症状、医师诊断经过、要点、治疗方法等；小手术每日由外科医生施行，大手术诊断后择日施行，急诊除外；入院患者的治疗实行主治医生负责制，应有详细的病例记录；每日小手术室可以在医生的指挥下由看护进行；医员实行每日轮流值班制度；节假日及急诊由值班医生予以诊治；每月底，医院工作人员需将各自的医疗成绩表报送院长。①

医院的收入主要有挂号费、药品费、注射费、出诊费、化验费、检查费、手术费等，不同的医院有不一样的收费标准。医院会对贫苦民众免费诊治，如 1939 年 3 月天津市立第一医院免费门诊人数达 986 人，② 约占门诊人数的 13%。为方便市民诊治，每天上午十点至十二点还设置临时诊疗所，号金铜元 20 枚，军警及贫寒免费，一律不收药费。③ 由于医院的慈善性质，医生门诊挂号费用不高，且诊金一半以上归医院所有，用于设备损耗及管理，所以公立医院医生收入有限。

（二）私人诊所

私人诊所是西医群体的主要执业方式之一。当时全国开办了多少诊所，没有确切统计，上海约有开业行医者 600 多名，天津有 190 多名，西医诊所的开办数量不及中医诊所。相比医院，私人诊所不受规章制度的制约，开业时间由医生根据自己的情况决定，比较灵活。大部分诊所由一名医师负责，也有一部分是两名或多名联合开业。我们可以从《申报》《中国工商业报》刊登的医药广告对当时私人诊所的开诊情况作一粗略了解，以管中窥豹。

---

① 《天津特别市市立医院章程（1930 年）》，《天津特别市政府》，天津市档案馆：J0025 - 2 - 000034。

② 《市立医院三月份工作报表（1939 年）》，《天津特别市公署卫生局》，天津市档案馆：J0115 - 1 - 000107。

③ 《市立医院筹备处临时诊疗所布告》，《天津特别市卫生局月刊》1929 年第 5 期，第 2 页。

表4　　　　　　　　　上海、天津个人诊所开诊情况略举①

医师	医别	诊金	开诊时间	资历	资料来源
沈奎伯	西医、花柳科	1.2	11：00—17：00	德国医科大学	《申报》1929 年 1 月 24 日第 14 版
叶蓬伯	西医、妇科	1.2	9：00—14：00	应诊十余年	《申报》1929 年 6 月 11 日增刊第 2 版
陈效怀	花柳科	1.0	全日，晚上预约	澳国花柳专家	《申报》1929 年 6 月 21 日第 13 版
周锦华	花柳全科	上午 0.2，下午 1.2		世医	《申报》1929 年 1 月 6 日增刊第 1 版
孙厥谋	西医	门诊1.2，出诊5.2	中央医院 9：00—16：00；国民药房 17：00—19：00		《申报》1929 年 9 月 3 日第 3 版
刘尊植	眼鼻耳喉科		10：00—13：00 16：00—18：00		《申报》1929 年 1 月 17 日增刊第 1 版
北材好大夫		门诊 2.0，出诊6.0	10：00—13：00 16：00—18：00	医学博士	《申报》1929 年 2 月 22 日增刊第 1 版
陈无咎	盲肠炎	门诊2.0，出诊8.8；拨号门诊4.0，出诊16.0	门诊 13：00—15：00，出诊 15：30—18：00		《申报》1929 年 4 月 12 日增刊第 1 版

---

① 参照左家文《近代天津西医群体研究》，硕士学位论文，天津师范大学，2017 年，第 32—34 页；尹倩《民国时期的医师群体研究（1912—1937）——以上海为中心》，博士学位论文，华中师范大学，2008 年，第40—42 页。

医师	医别	诊金	开诊时间	资历	资料来源
S. bergstam	牙医		9：30—12：00，14：00—18：00		《申报》1929 年 1 月 21 日增刊第 1 版
黄实存	内科、眼科	门诊 1.0 元，出诊 5.0 元	上午门诊，下午出诊	日本大阪医科大学	《中国工商日报》，1926 年第 20 期，第 53—55 页
徐维华	全科		13：00—14：30	北洋医学校	《中国工商日报》，1926 年第 20 期，第 53—55 页
钱素媛	妇科		14：00—16：30	美国医科大学	《中国工商日报》，1926 年第 20 期，第 53—55 页
袁詙梅	花柳科	门诊 1.0 元，出诊 10.0 元	10：00—1—21：00	上海南洋医学校	《中国工商日报》，1926 年第 20 期，第 53—55 页

从上表可知，诊所大概有两类，即全科和专科。大多患者就诊于全科医师，遇到疑难杂症，再求助于专科医师。专科诊所以肺痨、花柳病居多，其中原因并非这类专家多，而是在上海、天津等开埠城市这两种疾病多。这类城市开放较早生活淫靡，花柳病患者人数众多，而肺病在全世界流行，尤以都市为甚。因此有很多诊所以此为幌子以招徕生意。真正的专科为民众服务的，则以眼科、产科居多。

很多医师不只局限于一个医疗机构，而是医院、药房以及私人诊所等同时兼顾，如孙厥谋，一天就要在两三个地方应诊。这些医师需要考虑合理的时间安排，以防医疗机构的业务和个人业务发生冲突，两者有冲突时，他们通常选择辞去医疗机构的业务。虽然医师们把主要精力都用在诊所的业务上，但个人诊所能顺利开展业务并非易事，对初出茅庐、资历尚浅的年轻医师来说，执业前期是相当困难的。因为医学是注重积累的学科，患者常常担心医师无经验不肯就医，要想打开局面，一个方法是传统的"敬守"，"以平稳之方，治半轻不重之病，久之，一传十，十传百"①。初来看病的都是司机、车夫等贫苦阶层，看好这些人的重病之后，名声会逐渐扩大，但这种方法成功太慢。另一种方法是通过广告等方法造成医生忙碌、广受欢迎的形象。在上海、天津、北平这样的大都市，医师众多，且中西医杂陈，竞争异常激烈，为扩展业务各执业医师煞费苦心。一些医术一般但思路活络的医师把精力和心思放在各种"开业术"上。宋国宾②在《行道艺术》中总结了名人介绍、广交际、夸大广告、投机著作、无线电宣传、广告医刊、医药顾问、大减价、雇佣掮客、集中病人十种当时惯用的行道手段。③

随着广播、报刊等新型宣传方式的出现，刊登广告成为医师们宣传自己的首选工具，主要方式如下：一是抬高身价，如"名校毕业生""医学博士""医院主任"等等，以此来吸引民众，而他们的学历的真实性和头衔很难查证。二是借助名人为其制造人气。一些诊所在宣传时，会刊登多个在社会上有影响的介绍人，以提高诊所的知名度。三是通过广告宣传该诊所拥有显微镜、X光机等高端仪器设备。四是借助感谢信加大宣传。例如天津的《益世报》在1936年就曾刊登了一条鸣谢牙医朗敬衡大夫的广告："鄙人牙齿多病，在平沪治疗皆不适用，因事来津就诊，朗大夫重新治拔，毫未觉疼，数日即告完竣，与在平沪所治之法完全不同，足见朗大夫医术高妙，非他人能比，且收费极廉，鄙人精神快愉，披露报端以表谢意并告

---

① 胡安邦：《国医开业术》，上海胡氏医室，1933年版，第6页。
② 宋国宾（1893—1956），民国名医，中国医学伦理学先驱，1921年毕业于震旦大学医学院，震旦大学医学院细菌学教授，曾任上海医师工会主席等职，他编写的《医学伦理学》是我国第一部医学伦理学著作。在其编写的《医学伦理学》中，他阐述了医生人格、医患关系、同行关系和医生与社会关系的伦理主张等。他认为才能、敬业、勤业和良好的仪表言辞是医师的理想人格，强调医生对社会和国家应尽公民义务。
③ 宋国宾：《行道艺术》，《社会医药》1937年第8期，第738—742页。

同病者。"① 此类广告以患者亲身经历进行宣传，其真实性也难查证。

西医群体除上述两种执业方式外，还有校医、工厂医生等。校医在洋务运动时期已经出现，主要负责学生的身体健康及学校的卫生防疫，包括健康检查、缺点矫正、预防工作、卫生教育等工作。工厂医生职责主要是定期检查工人身体，诊治疾病，工作内容有卫生教育，包括卫生谈话、播放卫生电影、张贴卫生壁报；预防工作和健康检查，如种痘、注射疫苗；诊治病人，以内科、外科、眼科、耳鼻喉科为主。

四　西医群体医学救国的理想与实践

中国自古就有"上医医国，其次疾人"的说法，宋代以后，不少心怀天下的儒生抱着"不为良相，便为良医"的理想投身医界。西方医学传入我国后，"睁眼看世界"的一些先进分子，在科学文化已成近代中国主旋律的背景下，逐渐形成了一个新兴群体——西医派。他们认为西医与"教育救国""科学救国""实业救国"一样，不仅自成体系，也可以富国强民。他们以"医学救国"为行动纲领参与社会变革，提倡建立一种以政府为主导的医疗卫生体系。宋国宾就明确表示：医生的责任不仅限于替人治病，还要有对国家卫生行政事业发展的社会责任感，医生不但是民众健康生活的导师，也是民族强弱的操纵者。② 1927 年，南京国民政府建立后，以政府为主导的政治、经济、文化、医疗卫生等各项事业开始向前推进。

（一）参与医疗卫生体系建设

传统社会中，人民群众的医疗保健卫生主要由民间中医承担，

① 《鸣谢久负盛名的牙科专门朗敬衡大夫》，《益世报》1936 年 4 月 10 日。
② 宋国宾：《医德：值得注意的问题》，《医药评论》1933 年第 100 期，第 7 页。

政府没有公共卫生方面的职能，国家与医生之间的关系并不紧密，中医与病人的关系是个体对个体的关系。自 17 世纪细菌学革命后，西方医学飞速发展，医院建设及体系也不断完善，国家与病人的关系、群体与个人的关系在新型的医患关系中被确定下来。群体的力量可操作性强，于是近代政权将医学教育、医学管理、公共卫生、防疫等卫生行政与国家权力相结合，形成了一套系统。无论是北洋政府还是南京国民政府，都明确将建立一个近代化政权作为其奋斗目标，在卫生行政方面以西方医疗行政系统为学习蓝本。有着西医背景的西医群体也踌躇满志，利用政府近代化建设的有利时机，参与制订国家医疗卫生发展计划，力图构建中国近代医疗卫生体系。

在各级政府筹建卫生行政体系时，所依赖的正是受过正规医学训练的西医群体。从卫生行政应包括的职能到各级卫生机构如何组建，西医群体都进行了广泛而深入的讨论。如有人建议，"文明国家所应有的卫生行政包括学校卫生、劳工卫生、城市卫生、乡村卫生、军队卫生、妇婴卫生，中国的卫生行政也应包含这些方面"[1]。我国最早从事地方公共卫生之一的李廷安在 1928 年曾提出卫生行政十大要点：

　　1. 设立以健全之中央卫生行政机关行使职权，一方面督促各省各市各县成立卫生机关，一方面处理国际卫生问题；

　　2. 设立及改良医学校，使造就医师护士及牙医师人才，并设立一卫生机关为研究学术及教授公共卫生人员之用，此项人才不论在何地方，皆极需要者也；

　　3. 由政府设立多数医院及诊疗所，使民众患者易得治疗之所；

　　4. 设立产科学校及医院为产妇婴儿之保障；

---

① 坚垒：《公共卫生与公共医权》，《医事公论》1933 年第 5 期，第 18—19 页。

5. 改良饮食品居室及其他环境卫生；

6. 遏减各种能制止之传染病如天花、白喉、胃肠病等；

7. 组织海港防疫机关防治海外危险病症之传播；

8. 改良工人生活及卫生状况；

9. 于各学校内办理学校卫生工作；

10. 厉行生死登记及人口统计以便国民得所稽考。①

在国民政府刚成立之时，担任卫生部要职的西医师颜福庆针对当时我国医疗卫生行政政令不一、权力分散、部门职能混淆的现状，发表了建议。他认为："中央卫生部产生的目的就在于消除政令不一，实现全国各地卫生行政部门与司法部门各司其职，免除互相推诿的现象。如果卫生部能够给予指导与监督，成效会更加显著。"② 作为一践行医学救国理想的爱国人士，颜福庆对当时医疗卫生体制的弊端切中时弊。

各医学专业团体也积极敦促政府卫生行政近代化的进程。中华医学会成立之初，我国还没有负责医疗卫生事业的专门机关，当时医学院校入学资格、毕业年限、医书医律审定、医师（士）注册等问题没有专业机构管理，标准不一，管理混乱阻碍着我国医疗卫生事业的发展。中华医学会与博医会在 1917 年联合召开年会时，通过两条议案，一为呼吁中央设立医事行政部，二为取缔吗啡买卖之奸商。③ 会后，伍连德等西医著名人士联名上书，希望政府能够召集全国医学院校优秀代表，尽早设立全国医事管理机关。虽然卫生部直到南京国民政府时期才得以设立，但中华医学会在国家医疗卫生体

---

① 李廷安：《国民会议应注意卫生事业》，《医学周刊集》1932 年第 5 期，第 43—44 页。

② 颜福庆：《国民政府应设卫生部之建议》，《中华医史杂志（上海）》1927 年第 4 期，第 231—232 页。

③ 俞凤宾：《中华医学会第二次大会记》，《中华医学杂志（上海）》1917 年第 1 期，第 3—4 页。

制初创时期筹划与组织的角色毋庸置疑。全国医师联合会①每次会员大会，也都会将重大卫生行政问题作为重点关注对象。上海医师公会对当地卫生事业也颇有贡献。

除了制度上的建议，一些西医师更是直接进入到行政体制内，成为近代医疗卫生系统的积极组建者和推动者。从中央到地方的各级卫生行政部门的官员，医师出身的占了绝大多数。而各级卫生委员会也成为医师们直接参与卫生行政的舞台。中华医学会会长刘瑞恒、颜福庆曾长期担任卫生部部长。除中华医学会外，其他医学团体也有不少成员在国民政府卫生系统中兼任官职。中华民国医药学会陈方之先后担任卫生司司长，中央卫生实验所所长。上海医师公会褚民谊则长期担任国民党中央委员。1926年，上海筹建卫生局时，就邀请了余云岫、徐乃礼、宋梧生、朱启洛、周君常、刘之纲等医师与当地士绅组成卫生委员会。

在医师群体等多方面的推动下，近代中国的卫生行政体系向近代化迈进。南京国民政府时期，中央成立了卫生部、中央卫生实验处、中央防疫处、全国海港检疫处、中央卫生试验所、中央医院、西北防疫处、蒙绥防疫处、医学教育委员会、助产教育委员会及护士教育委员会等卫生管理机构。在地方逐步形成了省级卫生处、市级卫生局（科）、县级卫生院的三级行政管理体系。

现代医疗卫生行政体系与国家制度相结合后，开始在国家医疗卫生事业进程中起主导作用。在国家卫生行政机关的指导下，医疗卫生事业发展迅速。首先，各省市设立省属医院、市立医院及传染

---

① 中国近代医学团体按其性质可分为学术团体和职业团体两大类，前者多致力于宣传、普及现代医学知识扩大医药影响，比如中华医学会；后者则侧重于交流学术、沟通同业、保障和维护医生合法权益，比如各地成立的医师公会，从时间上看，成立较早的是学术团体。中华医学会成立于1915年，是民国成立最早、影响最大的医药类学术团体，上海医师公会成立于1925年，是近代建立最早、影响较大、最具代表性的西医职业团体。上海医师公会成立后，全国各地纷纷筹设医师公会，1931年第二次全国医师大会上，上海市医师公会提出各省市设立医师公会。全国医师联合会，是由各省或行政院直辖市医师公会七个以上发起，及全体过半数之同意的组织，全国医师公会将各医师公会联合一体，成为一个政府认可且又充分自由的全国职业联合体。

病院，各县设立了县医院或卫生院，在全国范围内建立的各级医疗机构成为主体治疗机关，治疗机构整体实力得到加强；其次，政府颁布的规章制度，取缔了旧式产婆、旧有的考核考试以及医事人员登记等，医事人员管理更加规范和有效；再次，对医院内部制度的建设和医事机关的登记、统计、调查，加强了医事机关的管理，改变了其互不统属的局面；最后，取缔非法流通药品和打击不法药商，药品市场管理得到加强。

国家医疗卫生体系的前进促进了医疗卫生事业的发展，但也暴露了一些问题，如医疗卫生行政管理制度及大量政令法规停留在纸上，没有实施；参与构建卫生行政体系的人员均是具有西医背景的专业人士，忽视中医，甚至抵制中医，成为近代废止中医的主体力量。

（二）传播医学科学知识

国民的体质与健康反映了一个国家和民族的身体素质和健康水平，可以综合地反映一个国家和民族的经济发展、社会进步、卫生政策等效果，关系到国家的兴衰。所以普及医学科学知识，改变民众医疗卫生观念，提高国民体质与健康，这也是西医群体肩负的社会责任之一。

随着医学教育的发展，现代医学科学知识在中国得以迅速传播。但是医学教育主要是培养专业人才。在医界有识之士看来，中国民众体质羸弱，缺医少药是重要原因，但如果民众具有健康知识，能主动预防疾病可以使民众极大地获益。"要使国民健全，全赖乎医学知识的普及，务使人人了解普及所不可少的医药常识及应有的卫生知识。这非有赖于卫生教育的普及不可。"① 中国最早的卫生教育是在学校中进行的，不少医师团体和个人也参与到卫生教育的普及中去。随着近代报刊的出现，西医群体以报刊为信息传播载体，开展卫生教育，充

---

① 沈松年：《医学趋势与国家之关系》，《中医世界》1936 年第 6 期，第 7 页。

当国家卫生行政的宣传者、推广者和监督者角色。

北洋政府时期，西医群体传播医学知识的重点在西医基础知识和技术手段的介绍，翻译和移植外文文献多，自主撰写的相对较少。这一时期西医群体的知识再造能力相对不足，广大群众对西医处于被动接受的状态。

南京国民政府前期（1928—1937），西医群体对医学知识的传播处于兴盛时期。1928 年国民政府定都南京后，内政部下设卫生司，负责全国卫生行政。全国医疗卫生系统初具规模，医疗卫生事业发展较快，政府对西医西药倾力扶持，西医报刊也加速了发展，数量大，遍布全国。这一阶段部分西医人士在政府报刊中塑造"崇医为民"的良好形象，为传播西医掌握了主动。本阶段传播的医学知识内容广，学科全。据潘荣华不完全统计，1927—1937 年，中国发行护理、牙科、麻风、精神、眼科、产科、药科、生理、法医、妇科、性科学等 10 余类医学专刊，总数达 189 种。[①]

在出版业发达的上海，发行的各类医药报刊多达 40 多种，此外，《申报》《时事新报》《大晚报》《晨报》《时报》等各大报刊还刊行近 20 种医药副刊。这些报刊刊载大量论述医药科学知识的文章，涉及如何预防疾病，如何在日常生活中养成好的卫生习惯和健康的生活方式等（参见表 5）。

表5　　　　　　　　部分普及卫生习惯的文章[②]

文章题目	报刊名称及刊载日期
吃药谈	《医学周刊集》1930 年第 3 卷
怎样过年？	《医学周刊集》1932 年第 5 卷
论嘴呼吸之害	《医药评论》1929 年第 3 期
医学常识：献给母亲们	《广济医刊》1934 年第 2 期

① 潘荣华：《中国近代报刊传播西医研究》，博士学位论文，安徽大学，2010 年，第 125 页。
② 尹倩：《民国时期的医师群体研究（1912—1937）——以上海为中心》，博士学位论文，华中师范大学，2008 年，第 243 页。

文章题目	报刊名称及刊载日期
个人卫生上应纠正的几点错误	《医事公论》1934 年第 24 期
介绍"儿童养育与家庭看护"	《现代父母》1935 年第 10 期
谈谈子女性的教育	《社会医药》1935 年第 2 期
民间最常发生的几种中毒现象及其疗法（附表）	《医事公论》1936 年第 21 期
卫生：空气传染之方法	《新医与社会汇刊》1932 年第 2 期
育儿常识：上篇：卫生问题，谈儿童牙齿健康	《长寿（上海）》1935 年第 2 期
眼睛的卫生	《社会医药》1936 年第 2 期
卫生：人力车的消毒	《新医与社会汇刊》1934 年第 2 期
妇女职业与儿童健康	《医药评论》1937 年第 149 期

在教育界、医界、政界等各方面的共同努力下，现代医学科学知识在中国有了一定的普及。在上海，病菌致病的观念已被很多人接受，在流行病传染时期，不少人会选择戴口罩出门；个人卫生和公共卫生都受到了关注，餐馆里卖的是"卫生食品"，报纸上也刊登着"消毒牛奶""卫生牙刷"的广告；随地吐痰、乱扔垃圾成为陋习；生病后上医院，吃西药已经成为市民生活中习以为常的事情。这些都表明现代医学科学知识和观念已经开始潜移默化地渗入到民众的生活和观念中。但由于受经济、政治等条件的限制，卫生教育程度存在很大的地域差别，只有上海、南京、北平等大都市卫生知识普及较多，风气闭塞的小城市及广大农村仍然很难接受到科学的卫生信息。

日本侵华后，非常时期西医传播事业维艰。这一时期，西南西北地区西医报刊发展增加较多。传播内容因应战时卫生建设的需要，更多关注民众身体素质、战争中伤员救治、医疗卫生人员培养、空袭救护、疫病防控等探索适应战时特点的医疗卫生内容。

（三）关注社会陋习和弱势群体的卫生状况，塑造健康国民

1. 废除社会陋习

"强国必须强种"，对于有可能危害整个民族健康的疾病，医界花费相当心力去寻求解决之道。西医群体认为疾病不单单是病毒、细菌、寄生虫等单纯的生物学现象，也是一种社会现象，不同社会、不同时代疾病的存在模式都不尽相同。一些疾病与社会和道德习俗有关，消灭这类疾病就必须断绝其根源，即消除不道德的习俗和行为。吸食鸦片、卖淫、缠足以及道德堕落等社会陋习的割除也是西医群体们工作的一部分。

19世纪以来，鸦片被帝国主义国家利用，成为打开中国大门和毒害中国人民的工具。吸食鸦片者遍及中国各个阶层，"中国人已经把吸食鸦片当作了一种新的饮食生活习惯"①。毒品对国人身体的摧残，一直被医界揪心。那些瘾君子实际上是患有"慢性阿片中毒的"病人，"患者身体各组织，统受他的毒害，结果精神颓废，身体衰弱，还要祸延子孙，扰乱社会，弱国弱种"②。西医们旗帜鲜明地站在维护民族健康的立场上，积极呼吁政府禁烟，并希望通过宣传使社会大众都能认识到烟毒的危害。王福申在《限制麻醉性药物与禁烟的关系》一文中指出："鸦片一物，向为帝国主义侵略工具，军阀生存之命脉……鉴于鸦片之危害，不独为吾国主义及建设上之障碍外，实为亡国灭种之祸根，颁令申禁，所以为谋国基之巩固，保人民之健康也。"③ 中华医学会也曾致电南京国民政府禁烟委员会，提出"烟祸 X 伤民生危及种族"，呼吁政府"本无畏精神彻底禁绝"④。在医界和社会各界的推动下，国民政府出台了一系列法令，推行"二年禁毒，六年禁烟"计划，同时国民党军事委员会也颁布《禁毒实施办法》《禁烟实施办法》，规范麻醉药品的管理，设立戒烟医院。

性病在中国古代俗称花柳病⑤，传统观念是指通过性交行为传染

---

① 苏智良：《中国毒品史》，上海人民出版社1997年版，第124页。
② 夏苍霖：《提倡新生活和扑灭亡国病》，《新医药刊》1934年第19期，第5页。
③ 王福申：《限制麻醉性药物与禁烟的关系》，《医药评论》1929年第2期，第22页。
④ 《专电"南京国府禁烟委员会"》，《中华医学杂志（上海）》1928年第4期，第303页。
⑤ 花柳病是中国社会对性病的俗称，在民国时期主要指三种性病：梅毒、淋病、软性下疳。

的疾病，卖淫是性病传播的罪魁祸首，妓院是滋生花柳病的场所。
花柳病中国自古有之，古代社会因为传统文化的影响，有礼教的约
束，花柳病对社会的危害有限。咸丰同治以来，西俗东渐，对外开
埠，娼妓市场开始繁盛。1905 年京师及各省先后征收"妓捐"，卖
淫合法化，娼妓迅速增多。1918 年北京有妓院 406 家，妓女 3880
人；① 1909 年，汉口官方统计有妓女 2857 人；② 广州 1926 年有妓院
131 间，妓女 1362 人；③ 上海工部局 1920 年调查显示妓女总数为
60141 人。④ 登记注册的都是公娼，私娼更盛，但无从统计。近代中
国城市人口数量说法不一，上述统计数字未必准确，举其大概，以
见一斑。妓女是患性病最多的人群，其次是工厂工人、伙夫等底层
百姓。对此，夏苍霖⑤医师极为忧虑。他指出，"全无卫生知识的农
民，而有许多传染机会，一人患毒，全家感染，从妻到夫，从女到
婿，从子到媳，不到几年，便从一家到全村，到邻村，不知要培养
多少花柳病人"。⑥ 对花柳病泛滥而忧虑的不只夏苍霖医师一人，整
个医界对此忧心忡忡，为了引起政府和公众对花柳病危害的注意，
各种医学刊物和报纸上，刊登了大量介绍花柳病的文章，既有普及
性的知识介绍，又有指导性的就医常识。对于引发花柳病的娼妓，
医界有两种意见，一种主张废娼，一种主张加强对娼妓的体检和管
理，两种观点针锋相对，难以达成一致。虽然医界的意见没有统一，
但引发了社会与政府对花柳病的关注，并在不同程度上影响了政府
对娼妓的管理政策。1935 年广西省政府批准桂林县呈送的《娼妓健
康检验所组织大纲及检验细则》，规定检查所由桂林公安局协同省立
桂林医院组织办理，医生、护士由医院派人兼任，事务员等由公安

① 王书奴：《中国娼妓史》，团结出版社 2004 年版，第 318 页。
② 皮明麻：《近代武汉城市史》，中国社会科学出版社 1993 年版，第 758 页。
③ 王书奴：《中国娼妓史》，团结出版社 2004 年版，第 320 页。
④ 同上书，第 319 页。
⑤ 夏苍霖（1900—1989），1921 年毕业于浙江公立医药专门学校医科，曾任上海普济戒烟所所长。
⑥ 夏苍霖：《提倡新生活和扑灭亡国病》，《医师公论》1934 年第 16 期，第 5 页。

局派人兼任，规定娼妓每月必须进行两次健康检查。① 除医界外，社会其他各界人士也呼吁废娼，"五四"以后妇女界提倡的"废娼"运动也愈加强大，中央政府及部分地方政府，也做出过废娼的努力，但在当时的经济、社会、政治环境下，废娼无法实现。如上海许多妓女转为地下，有的转移到公共租界，废娼收效甚微。虽然南京政府时期的废娼运动没有取得理想的效果，但其经验教训为中华人民共和国成立后实施"改造妓女"政策提供了借鉴。

除烟毒、性病，女子缠足也是旧社会一大陋俗。清代民间一些有识之士曾发起天足运动，反对缠足，认为缠足造成中国妇女羸弱，是中国落后的象征之一。而首先揭露缠足给中国妇女身体带来伤害的是西医传教士（尤其是女西医传教士），他们在给病人治疗时，常常能遇到一些缠足导致的疾病，因为缠足的缘故，妇女的脚溃烂常常可见。19 世纪 70 年代后，在我国医学传教的女传教士逐渐增多，她们提倡女性不缠足要放足的建议对妇女影响很大。同时，她们创办的女子医学校和护理教育，入学条件之一就是不缠足，比如位于汉口的普爱医学护士学校。这些不缠足女性毕业后服务社会，自力更生，为缠足妇女树立了榜样。

2. 关注弱势群体的卫生状况

近代西医群体对社会弱势群体的救治也很关注，包括痨病患者、妇女儿童等，改变他们的卫生环境，施与人道主义关怀。

肺结核在旧中国又称痨病，是一种在全世界流传的慢性传染病。近代中国社会缺乏生命统计及死亡报告的资料，因此关于全国结核病死亡率没有统计数字。但在部分资料中，可窥见结核病的危害。1932 年北平第一卫生事务所裘祖源等对该所管辖范围内死亡报告进行统计，"据 1926—1932 年资料分析，肺结核死亡率平均为 303/10 万、肺外结核为 81/10 万，据死因排列的首位"。此外，"1939 年 Opie EL. 分析，北平协和医院 392 具尸体解剖中 165 人（42%）患

---

① 张超：《民国娼妓问题研究》，博士学位论文，武汉大学，2005 年，第 99 页。

结核病，Huizenya LS. 1941 年对上海传染病死亡报告分析，总死亡
7947 人，死于结核病者为 4503 人，占 56.7%，居各种传染病死亡
的第一位，结核病死亡为其他传染病死亡总和的 1.3 倍。"① 可见结
核病的危害。肺结核在中国近代社会特别是城市里泛滥，主要与城
市密集而又恶劣的生活及工作环境有关。比如，城市拥挤不堪，恶
劣的住房环境，民众劳累过度、营养不良、随地吐痰、不讲卫生、
南方潮湿的气候等。在链霉素出现以前，没有治疗结核病的特效药，
因此医界对结核病的治疗和预防工作十分关注。丁惠康②医师就近代
防痨事业提出建议，"一，医界有报告之义务，防痨工作之进行，自
以医界为前锋；二，实行团体检查，凡工厂、学校、公司等公众地
方，具应施以 X 光检查；三，实施澄本清痨办法，强迫患者住院；
四，改良治疗方法，以天然治疗及综合手术为主要治疗方法，增加
医院；五，肺痨药物之研究；六，改进公共卫生；七，优生优育，
婚前检查；八，成立博物馆"等。③ 防痨事业需要社会方方面面的支
持与参与，而在上海成立的中国防痨协会正是集医界、教育界、政
府、社会公众等多方面力量而组成的防痨组织。伍连德、颜福庆、
牛惠生、刘瑞恒、刁信德等医界名人在防痨协会中担任要职。防痨
协会以健康民众身体、防止痨病传染为宗旨，对推动中国的防痨事
业有着不可忽视的作用。

新中国成立前，中国大部分妇女都被禁锢在家庭中，受"三纲
五常""三从四德"等封建礼教的约束，没有受教育的权利。即使
有人通过家庭或其他途径学习到技能，但像男性一样从事行医等活
动的机会也很少。西方医学为近代中国女性提供了医生和护士两种
职业选择，部分女性在西医的引导下逐渐走出家庭步入社会。金韵
梅、石美玉、许金訇、康爱德四人是中国最早接受西方正规医学训

---

① 邓铁涛、程之范主编：《中国医学通史·近代卷》，人民卫生出版社 2000 年版，第385 页。

② 丁惠康（1904—1979），1904 年出生于无锡，1927 年毕业于上海同济大学医科，1935 年获德国汉堡大学医学博士学位，创办肺病疗养院和虹桥疗养院。

③ 丁惠康：《我国防痨之实施方法》，《医药评论》1936 年第 136 期，第 24—25 页。

练的女留学生。① 金韵梅1869年赴美，1881年就读于纽约女子医学院，1885年获博士学位。许金訇1884年就读于费城女子学院。石美玉、康爱德1892年同时赴美，就读于密执安大学医学院。1879年，南华医学校开始招收2名女生，1883年，苏州博习医院尝试招收女生，当时男女兼收，在同一教室授课，但男女不同坐，分道进出。② 1891年美国监理会斐医生创办苏州女子医学校。③ 1899年，美国医师富玛利开办广东女子医学校。20世纪后，中国人开始自主创办女子医学教育机构，最早开办的是北京女医学院（1904年），同期类似的还有李平书④、张竹君1905年在上海创办的女子中西医学院、杭州产科女医学堂（1906年）、北洋女医学堂（1906年）等。《妇女杂志》在1919年统计："中国有女博士约170人，毕业于上海官立医校约百人，毕业于广州医院约50人，毕业于北京及苏州规模较小之医校约20人。"⑤ 1920年"教会学校有女教师3069名，女医生55名，毕业护士459名，肄业护士1707名"⑥。到1933年，全国28所医学院校中，2校专收女生，2校专收男生，其余24所，男女兼收。⑦

这些在国内成长起来的女医生不仅具有独立行医的能力，还开办医院、诊所，参与近代医学教育事业。张竹君在博济医校、广东女子医学校习医十三年后，留在博济医校担任助理，此后独立行医。1901年在广州荔湾创办褆福医院，1905年在女子中医学堂设立妇女

---

① 齐文颖：《美国史探研》，中国社会科学出版社2001年版，第447页。

② 夏东民：《博习医院（苏州）始末》，《中华医史杂志》1997年第2期，第82—85页。

③ 邓铁涛、程之范主编：《中国医学通史·近代卷》，人民卫生出版社2000年版，第483页。

④ 李平书（1854—1927），中国近代史上的知名人物，出身于中医世家。他一生活跃于官、商、中医药以及书画鉴藏界。他立足中医，汇通西医，1905年联合张竹君创立上海女子中西医学堂，李平书教授中医，张竹君教授西医，在学校旁边还开办了一所附属女医院。

⑤ 《女界要闻：中国之女医生》，《妇女杂志（上海）》1919年第5期，第1页。

⑥ 《中华归主——中国基督教事业统计1901—1920年》（下），中国社会科学出版社1987年版，第891页。

⑦ 陶善敏：《中国女子医学教育》，《中华医学杂志（上海）》1933年第6期，第854页。

养病院。这些女医在妇婴方面诊治也得心应手，"医之视疾也，心则就乳旁听其跳跃，肺则由胸际候其呼吸，袒衣而诊习以为常"①，有效保障了妇婴的生命安全。

这些中国社会最早的女性医护群体，作为医生，她们和男医生一样救死扶伤，而作为女性，她们倡导男女平等。② 张竹君曾"召集广东绅宦之眷属，集名园大演说，男女所以当平等之理，以为女人不可徒待男子让权，须自争之"③。学医女性一般都是非他人妻妾的放足者，因此，女性习医是对早婚等传统旧俗的冲击与反叛。④ 她们冲破传统束缚，开始自我觉醒，昭示着中国妇女开始登上历史的舞台。

总之，民国时期，医护群体以一种新的职业人群出现在社会和民众的视野之中。作为西医，他们的专业性不可替代；作为知识分子，他们拥有现代教育背景和知识结构；作为社会中坚，他们肩负"医学救国"的社会责任。他们把摆脱"东亚病夫"作为自己的历史使命，为构建近代中国卫生行政体制，在政府和民众之间寻求平衡和更大的发展空间。他们在近代中国的成长史，以及他们与政府、社会的多重关系，是考察近代中国社会转型不可忽视的方面。

---

① 《中西医学刍议》，《申报》1903 年 9 月 28 日。
② 何小莲：《西医东渐与文化调适》，上海古籍出版社 2006 年版，第 227 页。
③ 梁焕真：《夏葛医科大学三十周年纪念录》，1929 年版，第 942 页。
④ 李传斌：《条约特权下的医疗事业——基督教在华医疗事业研究》，湖南人民出版社 2010 年版，第 297 页。

第七讲
公共卫生与近代中国城市近代化

一 近代中国城市公共卫生之缘起

（一）舆论先声

鸦片战争后，中国被迫对外开放，西学东渐之下，中国近代公共卫生事业逐渐酝酿开展。这方面，来华传教士首倡其声。

西方传教士，尤其是传教医生来华以后，对中国城乡卫生环境印象深刻，直观感受相当强烈。他们觉得到处肮脏不堪，水质恶劣，居民没有卫生习惯，疫病流行。来华传教医师麦考尔曾这样描述他看到的中国乡村卫生情况："没有必要特别提醒人们，中国卫生问题有多么紧迫。大多数人都可以常常看到这样的景象———一个乡村池塘，在它的一边就是厕所，各种各样的废物被投掷到水中；水上漂浮着死狗，稍远处有台阶，附近人家有人下来打水，为日常家用。就在旁边，有人在塘里洗衣或洗菜。"① 在城市，英国传教士乔治·休士曾说："厦门的城镇和中国大部分城镇一样，都肮脏至极。狭窄

---

① P. L. Mcall, Medical Education Among the Chinese, *The China Medical Missionary Journal*, 1905, 19（1）. 转引自何小莲《传教士与中国近代公共卫生》,《大连大学学报》2006 年第 5 期。

而且没有规则的街道极其污秽，弥漫着各种混杂的气味。"① 厦门城区成为"各种疾病的温床，其中瘟疫和霍乱较为突出"②。1875年来华的日本人曾根俊虎对天津"各处污水沟和臭气熏天"印象颇深，并认为这极易"引发多种流行病，致使丧命无数"③。在西人眼中，广州的卫生状况十分堪忧："街道十分狭窄，街道的两边，是未加盖的沟渠，垃圾和脏水盈沟，水面漂浮着一层泡沫，显示其下正在发生的化学反应。这种情况，经年如此，惟有大雨之际，路过的行人才不会感受或意识到难闻的臭味。"④ 1886年，具有西方卫生意识的传教医生伯格·戴利则惊讶地描述了宁波当地人对粪溺的处置："我生活在一个人粪包围的环境中……我们住的地方附近有一个大粪坑，在不需要肥料时（尤其是夏天），这些人粪会堆积数月。春秋两季，粪便通过运河用船装运走。而在运河中，当地人却在那里洗菜淘米。我曾经看到一个妇女在离粪船几英尺远的地方洗菜、淘米。"⑤

这些为当时中国人所司空见惯的日常生活环境，在传教士医生眼中，却十分有碍公共卫生。由于当时的传教士认为，"个人卫生和公共卫生在整个传道的事工上极占重要的地位。耶稣在世布道时已极重视此种工作，即今日西差会的事工亦莫不以医药的工作为重要。故今日各地的教会应当注重卫生工作，使人的生活丰满，寿命延长，并且得有'更丰盛的生命'。卫生的需要是普遍的，无论本国或外国，无论何种何族，无论基督教的国家或差会布道的国家，卫生的

---

① ［英］乔治·休士（George Hughes）：《厦门及周边地区》，何丙仲《近代西人眼中的鼓浪屿》，厦门大学出版社2010年版，第40页。

② ［英］塞舌尔·包罗（Cecil A. V. Bowra）：《厦门》，何丙仲《近代西人眼中的鼓浪屿》，厦门大学出版社2010年版，第129页。

③ ［日］曾根俊虎：《北中国纪行·前编》，范建明译，中华书局2007年版，第7页。

④ J. G. K., The Sanitary Condition of Canton, *The China Medical Missionary Journal*, Vol. 2, No. 3, Sept., 1888, p. 136.

⑤ C. C. De Burgh Daly, Report on the Health of Ningpo for the Year Ended 30th September 1886, *China Customs Medical Reports*, No. 32, 1886, p. 69.

需要都是一样的"①。因此，在此指导思想之下，传教医生在中国进行了大量的卫生宣传和实践，呼吁中国改善公共卫生环境。

首先，传教医生广泛发行关于种牛痘以及预防天花、霍乱和鼠疫等传染病的知识读物，不断向有关官员建议改善中国公共卫生，并亲身参与中国的疫病防治工作。传教医师在厦门、上海、广州、汉口、济南等通商大邑进行实物宣传，并发行了大量疫病宣传物品。以博医会为例，1907 年博医会华中分会印制、散发的一套宣传公共卫生知识的传单中，就涉及肺痨、痢疾、性病、天花、猩红热、霍乱、传染性皮肤病等。以肺痨为例，传单指出，肺痨病人所吐之痰干时，经风吹遂散成粉，别人口鼻吸之，即成此症，不仅指出其传染性，还指明了预防此病的方法。据巴姆记述，济南曾建立公共卫生宣传区，与当地博物馆及医学院结合在一起，参观群众达 450 万人以上，各式各样的表格、模型及实例说明，向中国公众展示出疾病蔓延的主要原因。还有一些比较的数字统计，来说明预防传染病的重要意义。② 在 1911 年的东三省鼠疫中，中华基督教博医会专门派出人员与沈阳等地的传教医生一起参加控制和扑灭东三省鼠疫的工作。

其次，传教医生大量翻译与公共卫生相关的著作。晚清比较有名的是英人傅兰雅翻译的《化学卫生论》《孩童卫生编》《幼童卫生编》《初学卫生编》《延年益寿论》《治心免病法》《居宅卫生论》等系列卫生学著作。这些书籍或从化学的角度，讲述呼吸、饮食、抽烟与人体健康之间的关系；或阐述人体生理知识，免病良方；或论述居住环境、房屋结构与人之健康的关系；或言及饮食与长寿之关系，等等。美国人嘉约翰翻译的《卫生要旨》一书，堪称近代意义上比较完整的卫生学专著。在这些书中，传教医生强调公共卫生

---

① ［美］费尔顿：《基督教与远东乡村建设》，杨昌栋、杨振泰合译，上海广学会 1939 年版，第 303 页。

② 参见何小莲《论中国公共卫生事业近代化之滥觞》，《学术月刊》2003 年第 2 期。

的实施办法：政府应该在各大城镇，设立公共卫生章程，使地方可
免疾病之险。于各街道开设沟渠，通入清水，使污秽得以宣泄。同
时，洁净的自来水则是解决公共饮水卫生的一大法宝。

传教医生关于公共卫生知识的大量宣传和亲身实践，是中国公
共卫生事业的近代化的重要推手。在上海等一些中心城市，出现了
由中外人士共同参与的地方健康委员会，其宗旨为促进市民在公共
卫生方面的认识和理解，以期能够通过改造市民达到改善和提高城
市卫生状况的目的。

而中国本土精英人士发出改善公共卫生的声音则最早始于 19 世
纪 60 年代。当时最先感受到东西方公共卫生差距的是中国的出使人
员。志刚在《初使泰西记》中，记载了西方自来水生产过程，称之
为"激水机"，记载了西方抽水马桶的原理与妙处，无以名之，只称
"白瓷盎"①。这些出使人员还认识到西人讲求的一些卫生习惯是有
科学依据的。通过显微镜，"人在镜前观之，则陈面糊中，有寸许至
尺许之大虫，或蜿蜒而行，或蠕蠕而动。该一切食物及汤水中，皆
有生机之动，动而为生物居其中。故冷水及隔宿有汤水之物，皆不
可食，观此而亦信当知所戒矣"②。西方国家的城市建设给张德彝留
下了极深的印象。他认为巴黎的市容最值得称赞，"周有四五十里，
居民百万，闾巷齐整，楼房一律，白石为墙，巨铁为柱，花园戏馆、
茶馆酒肆最多。四周火轮车道，遥望如蛛网。甬道胥以小方石幔平，
专行车马，宽若三丈许……其道路之整洁，可想见也"③。街市上还
有"湿地水车"（洒水车），"车行则细水喷出，往还两次，遍地皆
湿，道不扬尘，如细雨之初过者"。张德彝还亲身到地下水道实地观
察，看见各家各户的污水都通过地下道流往大海，通城相连。至于
粪土等杂物，都是当晚清除好，盛于筐内，放到门口，第二天会有

---

① 志刚：《初使泰西记》，湖南人民出版社 1981 年版，第 28 页。
② 李圭：《环游地球新录》，湖南人民出版社 1980 年版，第 138 页。
③ 张德彝：《航海述奇》，《走向世界丛书》第一辑第一册，岳麓书社 1985 年版，第 490—
498 页。

专人收走。街道上也有人专管洒扫灰尘，并且一些场所还设置垃圾箱，"凡有零星无用之件，不得撂弃满地，望皆掷入桶中筐内，道既洁净且省人收拾也"①。最让他感到外国文明卫生的是公共厕所，往来行人，没有任意便溺于墙根角落的。在公园里设有妇女净房（女厕），在街衢闾巷设有男子屏蔽（男厕）。

　　1876 年，受海关总税务司赫德委派至美国的李圭则注意到外国的饮水卫生问题，"泰西各国，于食水一道，尤为加意讲求。近地有泉水则就近取之，否则就他处接筒吸取之，虽远不计。盖患居人食水不洁，至疾疫也"。讲卫生在西方社会中已经成为习惯。总体而言，"西人日必浴，衣一二日必浣，食饮必洁，不随地涕洟咳唾，其居无纤尘，其身无点垢"。如果中国人来到西方社会，不能入乡随俗讲求卫生，便会被"汕笑而厌薄"，因此李圭认为，讲卫生能让中国人"为西人所重"，更能收"言无不信，行无不从，事无大小，罔弗攸济"之效。他肯定讲卫生习惯之效，"虽浅实要，久交游于西国者，率不以为河汉也"②。李圭将西方讲卫生的习惯提升至如此高度，自是为了让国人效法。

　　有感于中国与欧美城市公共卫生的巨大差距，这些人开始向国人介绍国外公共卫生情况，并发表改善中国公共卫生的议论。比如，澡堂是西方卫生条件改善的重要环节。在西方的学校里，"有强迫儿童入浴者"。即便是地方澡堂，政府也能"不惜糜巨费以建之"。晚清出洋考察宪政的"五大臣"之一的戴鸿慈在切身体验之后认为，澡堂乃"洁净之道，关于卫生甚大"。中国澡堂虽多，但较之西方，则"器具屋宇概不修洁，积垢污人"。因此，国内澡堂"宜改良"③。

　　中国早期改良派思想家也对改善中国公共卫生问题提出了不少真知灼见。郑观应对西方城市垃圾处理称道不已：今泰西各国皆设

---

　　① 张德彝：《稿本航海述奇汇编》，北京图书馆出版社 1997 年版，第六册，第 449 页。
　　② 李圭：《环游地球新录》，湖南人民出版社 1980 年版，第 115 页。
　　③ 戴鸿慈：《出使九国日记》，湖南人民出版社 1982 年版，第 206 页。

工部局，"以水车洒尘埃，以木车收垃圾，街道洁净迥异寻常，非若中国各府州县，道路任其倾圮，污秽任其堆积"①。王韬在《瀛壖杂志》、葛元煦在《沪游杂记》等书中，对上海租界先进的公共卫生设施详细记载，大为赞赏。《申报》上也时常有改善公共卫生方面的议论。

来华传教医生的大力宣传与努力，出使人员的殷殷介绍，改良派的积极呼吁，共同构成了中国公共卫生事业近代化的舆论先声。

（二）租界先行

从 1845 年英国在上海设立第一处租界始，到 1902 年列强最后在厦门设立公共租界和奥匈帝国在天津设立奥租界止，英、美、法、德、俄、日、意、奥、比等国先后在上海、广州、天津、汉口、厦门、镇江、九江、苏州、杭州、重庆等 10 个通商口岸开设了 25 个专管租界。这些租界在公共卫生方面，仿照其母国的公共卫生制度，成为在中国大地上率先实行公共卫生的区域，对中国公共卫生事业的近代化产生了深远的影响。其中，最早、最具代表性的，当属上海公共租界。

1845 年，上海道台宫慕久与英国首任驻沪领事乔治·巴富尔签订《土地章程》，根据《土地章程》，划定上海北至李家场，东至洋泾浜，西至界路，南至黄浦江，面积共约 830 亩的地方为英租界，供英人居住，由英人专管，是为中国近代历史上的第一块租界。此后，美、法两租界于 1849 年相继在上海辟设。

1854 年，英、美、法三国租界组建了"上海市政委员会"来管理三国租界的市政事务，即时人俗称的"工部局"。三国租界内的公共卫生就归工部局主管。

1861 年，工部局开始对界内公共卫生实施管理。工部局第一位"卫生稽查员"是詹姆斯·卡莱尔，其职责为监管界内一切公共卫生

---

① 夏东元编：《郑观应集》（上册），人民出版社 1988 年版，第 663 页。

事务。

1862 年，工部局成立"粪秽股"，此乃工部局第一个专职公共卫生管理机构，掌界内住宅垃圾清除、马房监管及道路清扫事宜。

1869 年，工部局增设菜场股，掌检查马匹和工部局的兽医工作等事宜。

1870 年，工部局设立兼职卫生官。这在工部局公共卫生管理史上具有里程碑意义。卫生官职责是确保整个租界内所有居民的健康。自此租界公共卫生管理在卫生官的统筹规划下飞速发展：1892 年第一座真正意义上的永久性公共菜市场——虹口菜市场设立，1891 年设立公共屠宰场。1893 年，工部局设立由卫生官、工程师、总巡捕和卫生稽查员组成的卫生委员会。卫生委员会每两周开一次会，任何影响租界公共卫生的问题都必须在会上加以讨论，并将讨论情况向董事会报告。卫生委员会的设立，不仅很好地协调了工部局各部门主要负责人处理界内各项公共卫生事项，也协助卫生官更好地推行各项公共卫生举措。

卫生委员会的设立是公共卫生管理工作在工部局日常事务中日益重要的表现，它标志着界内公共卫生资源取得了进一步的整合，是工部局公共卫生管理发展史上的第二个里程碑。

1898 年工部局设立卫生处，卫生委员会被取而代之。卫生处的设立，是工部局公共卫生管理发展史上的第三个里程碑，它标志着公共租界内的公共卫生管理真正跨入了制度化建设之轨道。

工部局卫生处下设公共卫生实验室，这是卫生处的核心。公共卫生实验室包括细菌实验室、分析实验室、牛痘疫苗实验室和巴斯德实验室。鉴于公共卫生实验室的重要性，1902 年，卫生处增设一名副处长专管公共卫生实验室。卫生处自此开始大步向前走：1900年，建成华人隔离医院；1904 年，建成外侨隔离医院；1904 年开始接管外侨公墓和火葬场；1905 年接管住宅垃圾回收和处理，并设立了 3 座新的公共菜场；1906 年建成外侨精神病院。公共卫生工作的各项分支逐步整合为一体，公共卫生管理体系由此开始确立。

随着界内各项公共卫生设施的设立，租界公共卫生工作得到全方位的发展。至 1910 年，卫生处已形成一定的规模，仅就人员编制而言，卫生处已拥有 4 名专职外籍卫生稽查员，以及 20 名受过专业培训的专职外籍副卫生稽查员。

从 1854 年工部局设立至 1910 年，半个世纪的时间内，租界公共卫生管理结构，经历了三次历史性的巨大嬗变，即工部局卫生官、卫生委员会和卫生处的设立和衍变，每一次转变都使界内公共卫生管理迈上了一个更高的台阶，并最终在 1910 年完成了界内公共卫生管理的制度化建设。

随着工部局卫生处机构的日趋健全、设施逐渐完备、雇员专业水准的不断提高，界内公共卫生管理进入了良性循环的发展轨道，由此确立的管理模式在以后的岁月中得以延续和完善。上海公共租界当局是我国近代历史上最早起步构筑公共卫生防线的先驱，对近代中国公共卫生事业产生了深远的影响。

随后，汉口的英租界、法租界、德租界，广州的英租界、法租界，天津的英租界、俄租界、奥租界、比租界等也设置工部局来管理城市公共卫生。

城市公共卫生的管理涉及诸多方面，先从最易开始实行的环境卫生说起。上海租界公共卫生机构建立伊始，就开始了对道路环境卫生及垃圾的治理。《上海土地章程》便规定，租界内禁止"堆积污秽，沟渠流出路上"①。同时，工部局内有专设机构负责处置沟渠污水。1853 年，租界内建起了靶子场污水处置所、西区污水处理所、东区污水处理所处理各自辖区内的阴沟污水。租界街道起初由工部局雇专人打扫，每周三次，小弄堂卫生则多由私人负责。19 世纪 60 年代中期以后，界内人口不断增多，街道打扫的次数也逐渐增加，至 1869 年，除周日外，主要街道与部分小弄堂已归工部局每天打扫。

---

① 《上海土地章程》中文本，见《上海租界志》，上海社会科学院出版社 2001 年版，第684 页。

为了防止尘土飞扬，19 世纪 70 年代初，工部局开始使用垃圾车运送垃圾，用洒水车在界内主要街道洒水减尘。为动员界内居民一起搞好和维护环境卫生，工部局还发放了大量有关垃圾处理的通告。仅 1894 年一年，这种通告的发放量就达到 31000 份。1906 年，界内开始设置垃圾容器，收纳垃圾。

为了制止居民将垃圾随意倾倒在街上，工部局规定，垃圾只允许在天亮到早上九点以前倒在指定路旁，超过时限，一律送罚。倒在路旁的垃圾，由工部局专门派清洁工运扫。不久又严禁路人随路便溺，同时在界内逐渐增设公共厕所。此类禁令，以后不断增加，包括禁卖臭坏鱼肉，禁九点钟后挑粪担，且挑粪过街必须加盖桶盖。违反者，严惩不贷。1872 年，居民王阿保等人，挑着无盖粪桶悠然过街，巡捕劝解不听后，被罚拘留一天。同年，一位广东籍人在美国公馆门口便溺，会审公廨认为情节严重，判决枷号三日，以示惩儆，以儆效尤。①

饮水卫生也是公共卫生重点关注内容之一。晚清《申报》对上海城市恶劣的水质及污秽不堪、臭气熏天均有较多的描述。仅 1873—1874 年，《申报》就刊载了《上海城内宜设水船以便民用论》《论城内浚河秽气酿痧事》《上海饮水秽害亟宜清洁论》等文章或时论。② 著名传教医生雒魏林曾描绘 19 世纪中后期上海的河水状况："在黄浦江和吴淞江，那里有早晚的潮汐，但汇入它们的小河细流，由于没有涨潮和落潮，水则是静止而污浊的，泛着绿色并散发着令人作呕的气味。"③ 19 世纪 70 年代，上海县城内外的河水已经无法饮用。《申报》曾直指上海河水之因以及污染的河水对人体健康之妨

---

① 《挑粪宜用桶盖》，《申报》1872 年 10 月 26 日。

② 《上海城内宜设水船以便民用论》，《申报》1872 年 12 月 10 日。《论城内浚河秽气酿痧事》，《申报》1873 年 6 月 13 日。《上海饮水秽害亟宜清洁论》，《申报》1873 年 2 月 28 日。

③ William Lockhart, *Medical Missionary in China*：*a Narrative of Twenty Years Experience*, London：Hurst and Blackett, Publishers, 1861, p. 28. 转引自余新忠《清代卫生防疫机制及其近代演变》，北京师范大学出版社 2016 年版，第 135 页。

害："沪城滨海枕浦……沿河两岸，倾倒垃圾过多，潮水一来，满渠遍黑污秽，所酿无非毒流。"① "城内之河，其狭小有同沟秽，民间所积秽物，相率倾弃其中，水黑若墨，烈日所曝，秽气熏蒸，行路人处之易生疫病。"② 鉴于此，来沪西人为解决饮水问题，进行了各种尝试和努力，先是挖深水井，再是筹建自来水厂。1860 年，美国旗昌洋行在外滩开凿了上海地区的第一口深水井，深达 78 米，供洋行内部使用。1875 年，洋商格罗姆等人在杨浦树开设了一家营业性的小型自来水厂。1880 年，英商麦克利·沃特等人取得公共租界开设水厂的专营权，准备开设上海自来水公司。水厂厂址选在被收购的原来杨浦树小型自来水厂的厂址上。1881 年，自来水厂开始动工，1883 年 8 月建成后开始向租界提供自来水。水厂总容量 613 万加仑，有沉淀池 2 座、慢滤池 4 座、清水池 1 座、蒸汽锅炉 3 台、唧机 2 台及出水间 1 座。早期平均日供水量达到 3698m³。自来水是实现公共卫生的一大重要途径，西人建设自来水厂，为华人树立了饮水卫生的典范。

对食品卫生的管理，也是近代公共卫生事业的重要组成部分。中国人对病死的牛、猪、鸡等一般采取直接吃掉的处理方式，让来华西人颇感不安。比如 1868 年，上海爆发牛瘟。但当地人认为这是麻病，没啥大不了，③ 这让来华传教医生大跌眼镜。这也就不难理解为何西人对中国人使用问题畜肉会形成类似这样的共识："这些动物一旦死掉，一律会被吃掉，不管它们是被撞死、老死还是病死。"④因此，租界建立伊始，就相当重视食品卫生问题。1845 年的《上海土地章程》规定："如有人在议定界内开设零用饮食等物，铺房及租

---

① 《邑侯叶公淘河德政记》，《申报》1872 年 12 月 13 日。

② 《论开城河之利》，《申报》1887 年 8 月 7 日。

③ Alexander Jamieson, Report on the Health of Shanghai for the Half Year Ended 31th September, 1871, *Medical Reports*, Shanghai: The Customs Press, 1873, pp. 50 - 58.

④ Dr. Thin, Correspondence, *The North China Daily News*, 23 October 1868: D3.

给西洋各国之人暂行寄寓者，均应由管事官先给执照，始准开设。"① 简言之，商人若想在界内开设店铺，售卖饮食类物品，必须到工部局领取营业执照才能开业。这是租界以执照方式对食品卫生进行管理的第一个法规。此后，食品卫生监管范围日益扩大，至1898 年，食品卫生检查已涉及当时的主要食品。牛奶必须消毒、检疫后才能流入市场。不合格的糖果、变质的糕点不能贩卖，还应销毁。1892 年，工部局开设了上海第一家室内菜场虹口菜场，以便检查鱼肉蔬菜的质量和安全。1896 年，界内开设了屠宰场，其用途之一就是对肉类进行检疫。

　　对各种流行病的防治，更是租界公共卫生的重中之重。在传教士眼中，近代中国被称为"流行疾病的泉源"，"许多传染病在外国已经受到控制，而在中国却还在以惊人的速度流行着，没有受到制止。肺炎性和淋巴腺鼠疫、斑疹伤寒、霍乱、天花、伤寒和许多其他疾病每年夺走了无数人的生命，并没有采取适当的措施来制止它们的灾害"②。事实上，近代上海疫病流行，也确实严重影响到界内西人的生命安全，租界为此不得不不断加强对疫病的防控。19 世纪90 年代，广州、香港、牛庄和日本等地鼠疫流行，上海租界采取严格的检疫和防卫措施。上海海关"对所有来自这些口岸的旅客进行体格检查，并要他们先行提交免疫通行证，然后才允许他们入境和工作"③。1897 年，吴淞口外的崇宝沙卫生站，检查了 422 艘船只，55589 人次，相当数量的旅客被留站观察。④

　　同时，为了使公共卫生管理法制化，工部局颁布了一系列管理条例，如《上海洋泾浜北首西国租界田地章程后附规例》计有 42

---

　　① 《上海土地章程》中文本，见《上海租界志》，上海社会科学院出版社 2001 年版，第685 页。

　　② 《1901—1920 年中国基督教调查资料》，第 1176 页。

　　③ 徐雪筠等译编，张仲礼校订：《上海近代社会经济发展概况（1882—1931）——海关十年报告译编》，上海社会科学院出版社 1985 年版，第 87 页。

　　④ 同上书，第 88 页。

条，涉及沟渠、房屋建造、街道清洁、垃圾污秽的挑除、地方污秽的查视等；《工部局管理清洁卫生所给发无捐执照章程》计有 5 款 66 条，涉及牛奶棚、洗衣作、买肉铺摊、野味及鸡鸭铺摊、猪肉铺等的卫生管理。《牛奶棚章程》则详细规定了奶棚的卫生设施标准、奶棚工人及家属的健康要求、防疫措施。另外，工部局还颁布了《上海公共租界工部局卫生处开业医师、牙医及兽医注册条例》《医院各部门收费章程》等法规，对医生、医院等进行规范管理。法租界也有类似规章，详细而周密地规定了何者可行，何者不可行、处理办法、卫生检疫费用、罚款数额等。①

到 19 世纪末，上海租界已经在组织机构、硬件设施、法规制度、技术保障等方面，建立了相对完善的近代公共卫生系统。随着地方自治运动的兴起和发展，上海华界自 20 世纪初起，开始效法租界，将租界在市政建设、卫生管理、法规建设等方面的制度，照搬移植，并在食品检疫、预防传染病等方面与租界有着密切联系与合作。总体来说，上海此期的公共卫生，位全国之首。

（三）北京等大城市公共卫生面貌的改善

上海及其他各地租界在公共卫生方面所取得的巨大成就，对包括北京在内的中国其他城市是示范，也是刺激和机遇。1901 年，清政府开始实行新政，1905 年，清政府设巡警部，警保司下设卫生科，负责检疫防疫、建制病院等卫生事项，是为中央公共卫生事业的开端。与此同时，地方自治运动也在全国范围内兴起，卫生被列为地方自治中的重要一项，涉及清洁道路、蠲除污秽、管理医院、医学堂等城乡公共卫生之事。在这样的背景下，北京、天津、汉口、广州、厦门等城市在公共卫生方面都有了明显的改善和提高。

北京作为清政府的首都，是全国的政治中心，卫生状况却极为

---

① 《上海洋泾浜北首西国租界田地章程后附规例》《工部局管理清洁卫生所给发无捐执照章程》《法租界公董局章程》，见《上海指南》，上海商务印书馆 1909 年版。

糟糕。市民常以街巷为便溺之所，垃圾随意倾倒于街道。"人畜之类，堆积于道，晴则碾成细末，大风一起，扑人口鼻，不可向迩，雨则与沙泥融成一片，至不可插足。"① 清末新政，给北京带来机遇，其公共卫生于此起步。1901 年，随着巡警制度的被引入，北京开始新办警察事务，其执掌之一就有公共卫生事宜。1901 年以后北京开始设立公共厕所。1905 年北京内、外城巡警总厅辖属的卫生处成立，负责清洁道路、公厕，运送垃圾，禁止居民泼污水、预防传染病、种痘，检查病院、检查屠场、食店，管理医学堂、病院，调查医生、药品、书籍，统计生死人数，救治疾病，稽查菜场卫生，制造药品等诸多公共卫生事务。巡警总厅辖属的卫生处，奠定了民国时期北京公共卫生的基础。

卫生处的建立，使北京的环境卫生开始出现了新变化。"京城地面，自从整修马路，大街面儿上，比从前可透着整齐的多多了"，"晴天干道，不致那们多的尘土，下雨阴天，也不致那们大的泥泞"，街上站岗的巡警到处都是，"就连拉屎撒溺，都得罚几吊钱，天天有水夫，按时泼水，又有土车，每日运土"②。

不过，当时的公共卫生状况问题仍然不少："人行道左右设有明渠，故雨水等可由此流入城外之护城河，但污水终无流走之途径，尤其小巷，仍完全未经修整，无一渠沟，故雨水任其自流，或待日光晒干，或污水只排于路上，别无他途。……又城内各处有贩卖鸟兽鱼肉蔬菜水果类的市场，只以大街路旁充当市场，无特设房屋，市场肮脏之极，臭气熏鼻，苍蝇成群，猬集于食物，不卫生的危害不少。"③ "西河沿一带，每天泼水数次，日久懒惰，每天只泼一次了，数次也罢，一次也罢，先还都用净水，近来索性坏了，就泼一次脏水，现当干旱时候，热气熏蒸，臭不可闻。"④ 沿街堆土问题突

① 《论中国宜讲求洁净地面之政》，见《新学界丛编》癸卯年卷一下。
② 《说书》，《京话日报》，光绪三十二年九月初二日，第 2 版。
③ 张宗平等译：《清末北京志资料》，北京燕山出版社 1994 年版，第 460 页。
④ 《泼脏水》，《京话日报》第 647 号，光绪三十二年五月，第 3 版。

出，不少清道夫将黄土，乃至水桶等清洁用具也一并堆集在居民铺户门口。路旁小巷等处，随意大小便，也是屡见不鲜的事情。

1912年以后，京师警察厅和京都市政公所开始北京公共卫生的管理。以京师警察厅为例，其规划和设置如下："京师警察厅，名曰试办公共卫生事务所。……北京内外城共分二十区，该所先就内城一区，着手办理，使成模范区域，以资推广。"① 京师警察厅下设有卫生科、保健科、防疫科和统计科四科，负责京师各项公共卫生事宜。京师警察厅和京都市政公所，在城市公共卫生方面，通力合作，颇有作为，涉及公共卫生的诸多方面，如清扫街道，修缮和清理沟渠，修建公共厕所，运输粪溺，检查食品卫生，监督医院等，并通过颁布大量法规进行公共卫生强制性规范，使北京的城市公共卫生面貌发生了巨大变化。

天津有九国租界，即英、法、美、德、日、俄、意、奥、比租界。九国租界在公共卫生近代化方面仅次于上海租界。英、法、美三国租界在公共卫生方面起步较早，设有工部局负责公共卫生。以英租界为例，1902年英租界工部局明确规定开渠修道、清除污秽、冢葬各事，专归工部局管辖。禁止娼赌、禁止尸棺暴露、禁止建造房屋有碍卫生。凡有碍卫生者，工部局勒令该相关市民随时清除，不得违抗。至于"界内积水坑沟有碍于卫生者，如工部局传知该主设法填平，务须遵照。倘业主无力措办，则可售去，或由工部局代为填平，则作（价）抵押工部局"②。为实现饮水卫生，1898年成立了天津自来水公司，1899年开始供水。大多数英、法、美租界居民家中都用上了自来水，并开始使用抽水马桶。随后，意大利等国租界亦跟随而上。供水系统的建立推动了城市公共卫生基础设施的建设，生活用水的剧增又促使城市排水系统的改变。三国

---

① 金宝善：《北京之公共卫生》，《中华医学杂志（上海）》1926年第12卷第3期，第254页。

② 《津海关道英领事为推广租界会衔告示》，天津市档案馆等编：《天津租界档案选编》，天津人民出版社1992年版，第18—20页。

租界于 19 世纪 80 年代开始修建下水道，但早期多使用明沟排水，
民国初年，才大面积铺设专门的下水道系统，同时实行住宅强制
安装化粪池，建筑内部排污管道与公共下水道连接，使排污形成
了一套完整的上下水系统。日租界虽然建立较晚，但其公共环境
卫生管理机构与制度也毫不逊色。在 1907 年居留民团成立以前，
日租界的公共环境卫生是由 6 名华人董事组成的通洁局通过征税
管理的。居留民团成立以后，界内公共环境卫生由该组织全权负
责。1908 年，日租界居留民团成立了卫生部，该部的主要任务是
进行生命统计、卫生检查、食品与饮水检验、传染病防治等公共
卫生事务。

对于垃圾、食品卫生的管理以及传染病的防治，天津租界亦大
多效法上海租界。以饮食卫生为例，英租界在 1899 年扩充界章程中
规定：检查牛奶房、屠宰场、面包房以及所有出售食品之店铺，一
旦发现掺假或不符合卫生的食品，予以没收，并起诉售卖者。若有
商贩拒绝接受检查，或拒绝出示已领执照，则不得入内。① 到后来，
规定更加详细，如对汽水厂、面包房、牛奶房、食品店等行业的从
业者，要求其建筑周围环境必须符合卫生，墙面和天花板要每年或
每半年粉刷一次；不得雇佣或容留有传染病的人；店内不得有人睡
觉或居住；不准随地吐痰；工作人员的衣物要干净整洁；工作人员
及其家属要注射防疫针或接受卫生处的防疫措施。汽水必须取自纯
净水，经过煮沸、蒸馏或用防细菌滤器过滤，过滤器每周必须用蒸
煮的方法至少消毒一次。汽水瓶、塞子、牛奶容器等必须正确地清
洗、消毒，水果和蔬菜必须用自来水清洗。此外，要采取措施防止苍
蝇和尘土。②

---

① 《天津英国租界扩展界章程，1899 年》，第 26 款，载刘海岩译《天津租界市政章程法规
选》，中国社会科学院近代史研究所编著《近代史资料》总 93 号，中国社会科学出版社 1998 年
版，第 119 页。

② British Municipal Council, Tientsin, *Handbook of Municipal Information*, pp. 1 – 3, 6 – 7, 9 –
10. 转引自任云兰《近代天津租界的公共环境卫生管理初探》，《史林》2013 年第 5 期。

另外，天津还经历了一个特殊的"都统衙门"时期。1900年6月，八国攻陷天津后不久，即于1900年7月30日，联军成立临时政府，管理城市事务，史称"都统衙门"。1900年7月30日直到1902年8月15日袁世凯接管天津，史称"都统衙门"时期。两年的时间，天津经历了屈辱和磨难，但不可否认，客观上都统衙门时期开始倡导的公共卫生理念以及公共卫生设施及管理制度，对近代天津产生了深远影响。

在都统衙门的七个常设机构中，卫生局为其中之一，公共卫生管理被视为城市管理要务。卫生局长官对城市环境卫生管理、疫病防控、卫生统计、卫生检疫、水质监测、妓女检测、饮食卫生、死亡统计及埋葬事宜、疫苗接种、公墓建设等事项进行管理。

除了设置卫生机构，卫生局还出台了一些法规来规范城市卫生管理。比如1901年出台的《洁净地方章程五条》，对居民倾倒垃圾以及粪厂的设置等有关环境卫生的事项进行了具体规定，违者科以惩罚。在1902年天津霍乱流行之际，又出台了五条卫生章程，强调饮食卫生、个人身体卫生、居民住宅卫生以及霍乱疑似病例的处置办法。另外，都统衙门时期，还兴建了不少公共厕所。1902年已达200余处，每处设夫役一名，按时打扫公共厕所卫生。

1902年，袁世凯接管天津以后，与都统衙门约定，许多章程、机构都被保留下来。都统衙门时期的卫生局因此被保留下来，负责"清洁道路，养育穷黎，施治病症，防检疫疠"①。原卫生局长梅尼被继续聘用。卫生局医生则由北洋医学堂的毕业生充任。都统衙门时期的街道清洁制度、卫生检疫制度、垃圾秽物处理制度、死亡上报制度、水质检测制度等，也被保留下来。《天津卫生总局现行章程》《扫除科章程》《大沽查船验疫章程》等，均可以看出都统衙门时期公共卫生管理制度在袁世凯接收天津后的继承和延伸。这种因

---

① 甘厚慈：《北洋工牍类纂》卷二十五"卫生"，京城益森印刷有限公司1907年版，第1页。

战争原因被移植和继承的卫生管理机构和卫生管理制度，遂为天津
公共卫生机构之滥觞，也是地方卫生行政的开端。

值得一说的是，在租界以及都统衙门的影响下，袁世凯认识到
自来水在公共卫生中的重要性。他曾说："自来水为卫生救灾要
政"，"（天津）本年时疫流行，半由水质不洁所致"[1]。因此，爽快
批准天津济安公司建自来水厂。1902 年，天津济安自来水公司成
立。1903 年开始向天津老城区供水。由于水厂水源设在河流上游，
河水很少受到污染，水质良好，有"甜水"之誉，因此大受欢迎。
1904 年，天津济安自来水公司月售水量达到 380 万加仑，平均每天
售水 12 万加仑。

汉口九省通衢，乃交通枢纽之所在，在晚清民初，是比肩于上
海、天津等通商大埠的华中重镇，五国租界沿江而列，其公共卫生
与上海一样，亦首倡于外人，其公共卫生机构之设立虽然较晚，但
在公共卫生方面所取得的成就亦不小。先说道路卫生，各国租界建
立伊始，即修筑马路拓展租界地盘，但客观上也有利于租界公共卫
生的开展。英租界主干道用大条石或混凝土浇筑，对破坏马路者施
以惩罚，并注意维护马路公共卫生。法租界则拨专款维护路面清洁。
俄租界工部局则对界内人行道进行了翻修和卫生维护。再说排污，
1906 年，英租界建成了总长达 9653 米的铁铸排污管道。1911 年，
汉口的其他几国租界也先后完成了污水排放系统工程。再者饮水，
1911 年，英、法、俄三国租界铺设了自来水管道，1912 年德、日二
租界也用上了自来水。租界便利、卫生的自来水，宽阔、干净、整
洁的街道，完善的排污设施，与华界饮水不洁、垃圾遍道、污物难
除的落后卫生状况形成鲜明对比，这深深刺激了当时汉口的华界，
当时汉口的报纸刊登文章指出："国与民不知卫生关系绝重，行其道
如沙尘蔽空，入其室则黑阒世界……一经外人居留，即颇改旧观

---

① （中文文件无标题），FO 678/1623，*Tientsin Native Ctiy Water Works*。转引自刘海岩《20 世纪前期天津水供给与城市生活的变迁》，《近代史研究》2008 年第 1 期。

……比之华民住屋，真有天堂地狱之分。"① 于是，租界的这些设施，首先为居住在租界及其附近比较富裕的中国居民所仿效。新政开始后，1902 年，汉口创办警察制度，于省城设立警察总局，其执掌之一有修筑道路、疏浚和清理沟渠、清理街道、检查卫生等卫生事项，并规定清道夫专司清道。另外，汉阳府和夏口厅也相继设立警察局管理卫生行政和清道事务。这是近代汉口早期公共卫生事业的雏形，虽简陋，却为汉口开启了公共卫生之旅。张之洞督鄂后，开始借鉴租界路政系统，创修马路，1907 年汉口华界第一条新马路——后城马路竣工，不久，大东门马路、歆生路、中山大道等马路也相继建成通行。比起旧道路，新马路路面宽敞、干净，既满足了公共卫生的需求，也利于防止洋人借修路拓宽租界之行径。随后，汉口老城也进行了一系列改善公共卫生的举措，有关当局加强食品卫生的监管，并经常对澡堂和其他公共设施加以检查和监督，"街道有人打扫，垃圾一天倒三次。为了防止传染病扩散，还开展了灭鼠工作"②。

尤为值得一提的是，汉口在中央卫生防疫机构尚未成型之际，便已开始了卫生检疫防疫工作。1902 年，汉口颁布《汉口防疫染疫章程》，由江汉关雇佣一名有开业执照的英国医生，负责对染疫船及人员、货物进行检疫。此为汉口检疫之始。

与天津等租界城市一样，广州也于 1861 年设立英法两国沙面租界。英法两国"入住"沙面租界不久，随即开始整治和改善界内公共环境卫生，比如，英租界从 1902—1905 年间，花费大量金钱，将流经沙面租界的六脉"暗渠"改造为易于清理的"明沟"。据当时粤海关报告说，广州沙面租界内"居民健康状况很快得到了显著改善，伤寒及疟疾实际上已告绝迹。换言之，已经把过去那个多少遭

---

① 《社说：卫生论》，《汉口日报》1904 年 5 月 8 日。
② 穆和德等：《近代武汉经济与社会——海关十年报告》，李策译，香港天马图书有限公司1993 年版，第 138 页。

受疟疾之害的岛屿变成了华南地区最卫生的地方之一"①。西方公共卫生管理在沙面租界产生的示范性影响，使广州地方政府在公共卫生，尤其是环境卫生方面有了一些新的认识和变化。

1902 年，南海、番禺两县地方官下令清理垃圾，冲刷街道、扫除污秽，喷洒石灰，若有违反，实施处罚；并倡导民众销毁腐烂蔬菜瓜果、禁饮生水、保持个人清洁卫生，"但不幸的是，他们的努力不能持之以恒"②。虽不能坚持到底，但这是地方官员从防疫的角度注重环境卫生之始，也算是传统以来的新变化。1903 年，广东按照中央要求设立巡警总局，总局下设有卫生科。这是广州最早的卫生行政管理机构。卫生科下设清洁股、医务股和医学股，负责打扫街道、清理沟渠、预防传染病、检查食品、医学检验及治疗、检查医院、检验妓女等公共卫生事项。同时，颁布街道卫生管理法规，禁止在街道上倾倒垃圾瓦砾、当街焚烧病死者衣物等行为。1905 年，广州的排水系统得到了改造，居民卫生状况有所改善，伤寒和疟疾等流行病得到了控制。1906 年，官督商办的广州自来水厂开办，两年后 7500 户居民用上了自来水。1908 年，增埗自来水厂建成，并开始向市民供水。1908 年，按照清政府将各省巡警总局裁撤为巡警道的命令，广东巡警总局改为警务公所，下设四科，其一为卫生科。卫生科下设有保健股、医务股及清洁股三股，负责食物检查、医政管理、道路清洁、沟渠清理、公厕管理、疫苗接种、死亡统计、戒烟卫生、施医卫生、疫病防疫、海港检疫、疫病统计等公共卫生事宜。在中央督促下，1911 年，广州的公共卫生事业已有较大的进步。广州环境卫生大有改进，③ "居民已逐渐习惯采用西方种痘方

① 广州市地方志编纂委员会办公室、广州海关志编纂委员会编译：《近代广州口岸经济社会概况——粤海关报告汇集》，暨南大学出版社 1995 年版，第 877 页。

② 张富强、乐正等译：《广州现代化历程——海关十年报告》，广州出版社 1993 年版，第 66 页。

③ 潘启后：《近代广州口岸经济社会概况——粤海关报告汇集》，暨南大学出版社 1996 年版，第 987 页。

法。官方种痘者为贫苦阶层提供免费的服务。由于这一服务，以及卫生条件的改善，极为明显地减少了因患天花致死的人数"①。

近代厦门的公共卫生与中国其他内陆城市没有太大差别，情况相当糟糕。厦门在相当长一段时期内被来华洋人视为"世界上最不洁的城市"②。据厦门海关报告："厦门的主要街道和小巷 40 年来还是老样子。铺路的石板高低不平，丝毫不顾及行人的方便。……道路下的排水沟要多糟糕有多糟糕。唯一的排水办法是借助雨水冲刷，但这一良好意图却因水沟经常堵塞而成了泡影。腐臭的脏水找不到流畅的通道排除出去，自然会从石板的间隙溢到街道上去。在阴雨季节成了令人厌恶的东西。这种状况造成了恶臭气味的四处扩散……由于当地居民的漠视，街道成了无人过问、令人厌恶和毫无艺术情趣的地方。"③ 同时，厦门人口密集，在晚清属于疫病流行之地。鼠疫、霍乱、天花等烈性传染病流行。以鼠疫为例，1884 年，厦门鼠疫流行，波及全省 56 个州县，直到 1886 年才告结束。随后在 1889—1890 年、1894—1900 年以及 1906—1910 年，厦门又相继爆发了三次大规模鼠疫。鼠疫流行，造成人口大量死亡，据记载，仅 1897 年就曾有过一日死亡 50 余人的记录。④

疫病流行，刺激了厦门疫病防疫制度的建立。1873 年，厦门海关税务司拟定《厦门口岸保护传染瘟疫章程》，规定凡从疫区来厦的船只必须于指定地点停泊，货物及旅客，需在船上等待海关医官上船检验，若有违反，则按章罚办。1891 年，海关税务司许妥玛在海关十年报告中说："实行检疫制度后，再没有任何进一步的不幸情况

---

① 潘启后：《近代广州口岸经济社会概况——粤海关报告汇集》，暨南大学出版社 1996 年版，第 987 页。

② 日本外务省通商局：《福建省事情》，东京商业会议所大正十年六月发行，第 13 页。

③ 厦门市志编纂委员会、《厦门海关志》编委会：《近代厦门社会经济状况》，鹭江出版社 1990 年版，第 317 页。

④ 厦门市卫生志编委会：《厦门市卫生志》，厦门大学出版社 1997 年版，第 147 页。

发生，厦门海关因而免于遭受流行病之灾难。"① 这些针对疫情而制定和实行的检疫措施和卫生章程，在减轻厦门港口的霍乱、腺鼠疫等烈性传染病流行的同时，也为厦门近代公共卫生制度奠定了一定的基础。

与厦门一水之隔的鼓浪屿，在 1845 年以后居住的洋人渐多，1902 年正式设立公共租界，其公共卫生设施仿照上海租界，远较厦门为优。岛上村庄虽然拥挤，但整理得很清洁，道路有排水设施，比较注意公共环境卫生。1903 年鼓浪屿公共租界工部局颁布《鼓浪屿工部局律例》，规定"本鼓浪屿各铺户及肩挑贩卖一切事物者，如鱼肉水果等物，时时用网盖遮，以免蝇蚋集传染疾病。若夫挑贩布盖，亦须先带到本局查验适当，方能准用。所有冰水冷水及剖开之生果不论铺户或挑贩，由本日起，一律禁止售卖，以防暑天传染疾病。倘敢故违，立即捕办不贷。"② 鼓浪屿租界对疫病之重视，以此可见一斑。1911 年以前，鼓浪屿建立了污水处理系统，建立了屠宰场，实行食品检查，修建了公共厕所，街道两边设置了垃圾箱。1912年，鼓浪屿租界天花流行，但由于人们有了自愿接种疫苗的防疫意识，故疫情很快就得到控制。在鼓浪屿租界的示范影响下，厦门的公共卫生事业也渐有起色。1915 年，厦门市警察局卫生科拆除了 22 处简易公厕，改造 14 处。截止到 1927 年，厦门市区公厕增加到 96 处。1923 年，厦门自来水股份有限公司成立，1924 年开始供水。1912—1941 年，厦门海关三个十年报告对厦门的评价相当高："与其他沿海口岸相比，本口岸的健康状况是令人满意的。"③ "由于急需拓宽街道以及较好的排水系统，公共花园、市场和其他卫生设施的发展，厦

① 厦门市卫生志编委会、《厦门海关志》编委会：《近代厦门社会经济概况》，鹭江出版社1990 年版，第 86 页。
② 中国人民政治协商会议厦门市委员会、文史资料研究委员会编：《厦门的租界》，鹭江出版社 1990 年版，第 86 页。
③ 戴一峰等译编：《近代厦门社会经济概况》，鹭江出版社 1990 年版，第 394 页。

门的健康和卫生状况也有了改善。"①

从总体上说，上海地区是全国公共卫生的先行者。进入民国以后，大多数城市均设立了管理公共卫生的相关机构，公共卫生有了一定的改善和发展。

二　城市垃圾的清运和处理

1930 年，张锐在其《中国市政史》中指出，如果《周礼》《礼记》二书所载可信，那么周朝已设有"野卢氏：掌修理，扫除道路，种树及其他道禁"②。宋代开封府则派人巡逻督查，防止"闾巷闲人"倒垃圾于沟内。换言之，中国古代政府也曾有道路清洁、垃圾治理的行为，虽未必以公共卫生为归旨，却也不能湮没我国古代政府稍事道路环境卫生管理的痕迹。同时，自古以来的中国城市，虽然缺少官方的参与，但其自身自有一套行之有效的消化城市废弃物的办法，作为公共场所的街道或由店铺、住户各自清扫，或由居民自行筹办清扫，基本上也能保持自然经济状态下的相对清洁。然近代以来，随着城市人口增加迅猛，流动日益频繁，传统处置废弃物的办法无法满足现实的需要，道路卫生环境日益糟糕，出于对疫病的担忧，上海等租界地区率先开始了近代意义上的城市垃圾的清运和处理，并很快被其他地方所移植和模仿。

（一）先行地区——上海的垃圾清运和处理

租界是近代中国环境卫生的先行地区。上海租界街道起初由工部局负责雇人打扫，每周三次，小弄多归私人负责。19 世纪 60 年代

---

① 《厦门海关十年报告（1932—1941 年）》，《近代厦门社会经济概况》，鹭江出版社 1990 年版，第 421 页。
② 参见任吉东《近代中国城市粪溺的治理——以天津为例》，《经济社会史评论》2017 年第 1 期。

中期以后，界内人口日多，街道打扫的次数也逐渐增加，1869 年，除星期天外，主要街道与部分小弄已归工部局每天打扫。为了防止尘土飞扬，19 世纪 70 年代初，垃圾车和洒水车开始在道路环境卫生方面"大显身手"，垃圾车清运垃圾，洒水车洒水减尘。垃圾清运逐渐制度化。为保障生活垃圾每天出清一次，工部局雇佣了 100 名苦力，使用 6 辆马车和一些小车，专门从事各类垃圾清扫和清运。1871 年，界内清运的垃圾日均达 40 余吨。1872 年，工部局雇用的清洁工用篮子和小车把垃圾从弄堂或小街上运出，留在大路边，再由马车运走。垃圾在马路边堆放的时间不超过一小时。外滩、福州路、九江路和汉口路等主要街道每天清扫两次。1873 年，工部局每天两次清除道路旁的垃圾。1877 年，公共租界范围全年清运的垃圾量为 19740 马车，从道路清除的泥土达 707 马车。① 19 世纪 80 年代，因来往人员、车辆频繁，道路垃圾日渐增多，一些道路每天清除垃圾已达 3—4 次。1897 年，公共租界开始设置固定垃圾箱，改变了以往居民生活垃圾倒在大路上的做法。20 世纪 30 年代铁桶取代三合土制的垃圾桶，夏季每日清除一次，冬季大多逐日清除，间或两日清除一次。1924 年 8 月，处理生活垃圾的事务由工部局卫生处移交给了工务处。通常城市清除的垃圾运往郊外处理。1929 年工务处开始研究建立垃圾焚化炉，1930 年底开始建造，1932 年底槟榔路和茂海路两个垃圾焚化炉正式投入运作，每天焚烧垃圾 163 吨，日均焚化 123 吨，每天 24 小时运转。1935—1936 年，两处焚化垃圾量分别为 40101 吨和 22980 吨、21930 吨和 33120 吨。②

　　为使广大居民维护环境卫生的整洁，工部局向界内各住户发布有关垃圾处理的通告，张贴卫生告示，宣传环境卫生。如 1894 年巡捕房发布垃圾处理通告 31000 份，张贴卫生告示 106 份。各条道路、

---

① 史梅定主编：《上海租界志》，上海社会科学院出版社 2001 年版，第 505 页。
② 同上书，第 505—506 页。

里弄的清洁卫生工作因之有了明显的改进。① 1905 年，工部局董事会通过设置垃圾容器的强制性规定，于 1906 年 1 月 1 日起实行，而且规定工部局清除生活垃圾与商业垃圾有别，且实行不同的收费标准。此外，工部局卫生处还不定期对租界境内与邻近租界其他地区的卫生状况进行调查，以改进公共卫生管理。

法租界对于界内环境卫生管理向来较为重视，垃圾处理工作由公共工程处工务科清道股与卫生部门配合进行。法租界一些大的里弄，设有固定的垃圾箱，箱内垃圾由专人清出后堆放在路边。畜力载重车从收集垃圾处至垃圾码头每天往返 2—3 次，卡车往返 4 次。这些堆积在码头的垃圾再由承包商用船运出市区。1932 年，为维持租界内多数空地之清洁，防止人们在空地上任意丢弃或堆放垃圾，法租界当局甚至通知各机关，将各空地用篱笆围起来。

上海租界为使环境卫生得到改善，着实付出了一番心思。仅以晚清为例，在清末十年间的时间，上海租界清道夫等卫生工作人员的人数就增加了两倍。为了搞好环境卫生，租界甚至被细分为 18 个卫生区，每区设一个卫生处。租界在环境卫生上的努力以及因此呈现的良好城市卫生环境，深深刺激了上海华界。在租界的示范和刺激下，上海华界的垃圾清扫和处置也开始了缓慢的近代化进程。1927 年新成立的淞沪商埠卫生局开始负责华界垃圾的清除。卫生局雇用一批清道夫，根据地区面积大小、垃圾量多少及人口密度，划分地段，配备清道夫。这些清道夫，每人配备一辆手推车和清扫工具，一面扫除路面垃圾，一面摇铃收倒住宅垃圾桶之垃圾。清道夫将清扫的垃圾运至码头后，由驳船运至龙华垃圾堆，或将垃圾运至垃圾转运站，再用卡车运至郊区填塞洼地、池塘、沟浜等。

抗战后，上海市区的垃圾清除仍沿旧法，专人清扫，专人运输，日均清除垃圾高达 2500 吨，其中 1400 吨通过水路运至浦东三林塘

---

① 上海市档案馆：《工部局董事会议记录》（第十六册），上海古籍出版社 2001 年版，第604 页。

填塞洼地，其余 1100 吨用卡车、马车等运至郊县填塞洼地、沟渠、池塘、污水浜等。此外还增设垃圾装卸台，推行住户自备垃圾桶制。在市郊则仍采用自扫自运制，这些地段的清道夫由卫生事务所管辖。

（二）首善之区——北京的垃圾清运和处理

清洁道路是清末最主要的卫生举措。在北京，工巡局所属各分局设街道局专司清洁道路，并制定《改定清道章程》和《清道执行细则》予以规范。《改定清道章程》主要内容有：规定各区清道场所的数目，内城清道场所定为 13 所，外城清道场所定为 10 所，俱分隶各区执行清道事宜。还规定各区清道夫的数目，"各区地面广狭不同，清道夫应酌量分配。内外城清道夫共额设 780 名，夫头 39 名，外城清道夫共额设 700 名，夫头 35 名。平时执行清道事宜，不得逾此额数。但遇有特别事项，设夫役若不敷用，得临时雇夫办理"[①]。

《清道执行细则》规定不许以污秽水土垫浥道路，清道夫具体工作如下：浥洒（每日皆行之，雨雪除外），扫除（每日皆行之），平垫、疏浚沟渠，拉运秽水土，其他关于道路之事。关于道路应注意之事项：（1）马路及马路便道各街巷胡同，有无破坏及坎坷不平之处；（2）夫役于道路修垫、浥洒有无不合之处；（3）有无堆积秽土秽物及抛弃禽兽死骸、倾倒污秽水土之事。关于沟渠应注意之事项：（1）沟渠有无淤塞情形及秽恶之气；（2）有无倾弃秽物、堵塞沟眼之事；（3）沟渠及沟眼有无倾坍，覆盖木板、石板有无破坏之事。[②]清道规则的制定，为清道夫清扫街道做了详细的规范，虽不一定能够完全执行，但毕竟从无到有，有了法规规范。

中华民国成立后，北京在道路清洁方面继承清制，由警察机关负责城市道路的清洁。1913 年 11 月 14 日，北洋政府公布了《京师

---

① 参见曹丽娟《清末北京公共卫生事业的初建》，《北京中医药》2010 年第 2 期。

② 同上。

警察厅改订管理清道规则》，配备专门负责道路清扫的人员，时称为"清道夫"。当时北京城有清道夫 1495 人，每 20 人编为一队，在马路及两侧、街巷胡同和沟渠、陂塘、堤岸进行清扫。秋冬两季每日工作 9 小时，春夏两季每日工作 11 小时。[①]《规则》颁布实施后，北京市的道路清洁工作比之前做得更加规范了，道路上的卫生环境有所改善，并给北方其他各省提供了借鉴。至此，北方大部分省市的环境卫生工作开始发展起来。

（三）文化古城——西安的垃圾清运和处理

在文化古城西安，其垃圾清除由专门清洁队负责。1918 年陕西省警察局成立清洁队，1934 年改为西安清洁队，主要负责西安市的垃圾清除，并于 1942 年增立清除队，统称为陕西省会警察局清洁大队。1948 年 5 月，西安市政府改为直辖市，陕西省会警察局清洁大队仍隶属于陕西省会警察局，并沿用旧称。不久，因西安市卫生事务所改为卫生局，该队更名为西安市卫生局清洁大队。清洁、清除两队由卫生事务所负责作技术指导，并由各警察分局及各保甲长协助。其具体工作如下：将西安市划为八区，每区设置一个清洁中队，并设大队长、督察员、办事员、工役、班长、队丁等职位。同时，省会警察局清除队的各分队长和省会卫生事务所的卫生稽查员共同组成清除督导队，每日督导，到 1947 年西安市八个区共有职员 734 名。[②]

垃圾清运是一个庞大工程，运输工具至关重要。当时西安市垃圾清运的运输工具主要为手推车，由清洁大队准备，但手推车的数量远远不够。1941 年清洁队的报告称："三十二辆除七辆早经报请招工修理外，尚有二十五辆较可应用，无奈该车质料不坚，加之使

---

① 《京师警察厅改订管理清道规则》，《北洋政府公报》1913 年 10 月 3 日。

② 《各种节日放假开会通知及有关卫生防疫会议记录等》，西安市档案馆，西安市卫生局，全宗号 018，目录号 1，案卷号 31。

用日久，以至于陆续破坏，现仅十二辆可用，余十三辆并前七辆共二十辆均已破坏，现均停置无用。"① 到 1942 年，清洁队的手推垃圾车总共才 32 辆，但是其中 15 辆已经无法使用，能用的仅有 17 辆。当时西安市的人口为 25 万左右，分八区进行垃圾清运，那么每区只能分到垃圾清运车辆 2—3 辆。如若每人日产垃圾以半斤计算，那么全市产垃圾要 125000 斤，当时的手推垃圾车每辆载重为 230 斤，如果以每天运出城 5 次计算，那么一天只能运除垃圾 19550 斤，与 125000 斤相差甚远。② 可见当时西安市清除垃圾状况并不乐观，不能清运的垃圾只能继续堆积在市内。

为了处理垃圾随处可见的问题，西安市警察局特别制定了垃圾坑图样，规定垃圾坑为长方形，距地平面砌砖两层，上加木盖，上着铁环，坑设屋檐，下或露天，木盖方圆以铁皮包之，坑周围宜成坡度。具体实行由警察局召集各保长训话，依照所绘图样，择定合适地点，每保设法暂设固定垃圾坑两个。1941 年陕西省卫生事务所将全市分为七区，每区设有二至三个固定垃圾大坑，垃圾必须定点倾倒。若遇垃圾坑损害，应随时自行修理，维修费用由该保长按户善为劝募，但不得强行摊派。1945 年，陕西省会警察局发动全市各商住户做垃圾箱、垃圾桶、垃圾坑以收纳和清运垃圾，但施行效果并不佳，"因事实经验，仍循旧例，如设垃圾箱，适予不讲卫生者一机会，藉垃圾箱之名义，致污物乱掷，拾荒者捡寻废料，更供而翻抛之，甚有视为便溺之所，狼藉不堪，苍蝇围集"③。垃圾箱的设立虽然为处置垃圾的一大方法，但若不从根本上改变民众随地乱扔垃圾的习惯，则垃圾箱、坑的设立必将形同虚设。

---

① 《本所有关医药卫生管理卫生宣传管理的函》，西安市档案馆，陕西省会卫生事务所，全宗号 018，目录号 4，案卷号 22。

② 杨雪：《西安市公共卫生事业发展探究（1932—1949）》，硕士学位论文，陕西师范大学，2016 年，第 45 页。

③ 《工作计划、总结报告等（1939 年 8 月至 1948 年 8 月）》，西安市档案馆，西安市卫生局，全宗号 018，目录号 1，案卷号 6。

垃圾虽有专门的机构负责清运，但是市民狃于旧习，随意倾倒、抛弃垃圾和污物的行为在 20 世纪 40 年代仍广泛存在。1943 年，陕西省会卫生事务所说，若仅赖当时十分落后的十余辆手推车，即便是"连日搬运，而较大的街道，尚感不能如数扫除，更不用说偏僻的小巷"①。

鉴于此，西安市政府制定《西京②市户外清洁暂行规则》，希望能从市民自身改起。此规则适用于西安市之机关、团体、学校、工厂、商民及行人。《西安市户外清洁暂行规则》规定，各户自备垃圾容器（箱或桶）存储垃圾，每天早晨，待清洁队铃声响，即自行运送垃圾至垃圾车内。每日一次，逾时概不运除。同时规定在公用通行路段禁止随地乱扔垃圾。

1948 年，又颁布《西安市清洁卫生实施办法》，明确规定："市区私有土地房屋之所有者、使用者或占有者于其地域内及周围负扫除污物保持清洁之义务，不属前项之土地房屋由清洁队负责扫除。""应扫除之污物为尘屑、污泥、污水、粪溺四种。"并再次强调"每户应置垃圾箱"，且垃圾箱的样式要遵照市政府规定而作，"市区商户、住户应于每早七时前做户外扫除并视需要随时洒水以阻飞尘"，"商户集置之污物由清洁队搬运郊外坑地或指定之其他地点"。同时，明确规定卫生机关对于清洁卫生有监督之权："卫生机关为监查扫除之施行实况，得派卫生人员巡回稽查。此项稽查人员得随时督导纠正，如须进入商户抽查时，应于日出后、日落前出示身份证明，会同保甲人员行之，并为监督严密起见，有违反清洁之行为者，准市民书而检举。""商户扫除义务者不履行扫除义务时，经卫生稽查人员切实劝告，限期扫除，届时不履行，得由卫生机关科以罚锾或

---

① 《清洁、移除对移交省会警察局接管清册函》，西安市档案馆，陕西省卫生事务所，全宗号 018，目录号 4，案卷号 15。

② 民国时期，西安曾更名"西京"。

三小时以上之拘役。"① 另外，为启发西安市民之卫生观念，增进清洁效率，除依《污物扫除条例》每年五月十五日、十二月十五日各举行大扫除一次外，应依《现实清洁运动大扫除实施大纲》，由市卫生机关负责随时商请警备司令部及宪警机关协助办理。

　　但一而再、再而三地颁布内容雷同的规章，似乎并未使西安市的卫生状况得到根本改观。直到中华人民共和国成立前，西安市的大街小巷，尤其是偏僻小巷，仍然垃圾遍布，极为影响观瞻。

（四）　边陲城市——昆明的垃圾清运和处理

　　与清末的其他城市一样，昆明建市以前卫生行政机构是由警政机关代为管理的。1907 年，云南通省警察总局，增设巡警道一人，兼管卫生事务，此乃近代昆明公共卫生管理之嚆矢。次年，云南通省警察总局改组，于巡警道内设卫生科，开始管理街道扫除、清道夫之类公共卫生事项。1909 年，警务公所成立，下设三股，其中之一为清洁股，负责省会街道、沟渠、便所的扫除、疏浚，视察各清道夫的工作，以及清扫设备等。民国建立后，虽撤销巡警道，改设巡警局，其下设卫生科负责清洁道路等公共卫生，但公共卫生仍寓于警政之中。这一局面直到 1922 年昆明市政公所的成立才得以结束。

　　昆明市政公所是昆明市专门管理公共卫生的机构。其意义不言而喻。1927 年昆明市政公所五周年纪念卫生成绩报告中，第一句话言："卫生是市政的主要部分，进一步说，市政的发生，实在是以卫生为主要的原因。"② 此报告虽出自昆明市政公所，有自我表扬之嫌，但至少能说明市政公所认识到卫生之重要性。为使清扫、清除垃圾有章可循，1923 年，昆明市政公所公布《扫除规则》，开篇首

---

　　① 《本市法规：西安市清洁卫生实施办法》，《西安市政府公报》1948 年第 1 卷 第 7 期，第 16 页。
　　② 《成绩报告：昆明市政公所五周年纪念卫生成绩报告》，《市政季刊》1928 年第 1—2 期，第 99 页。

言:"防疫保健,首重清洁。尘芥恶臭熏蒸,于卫生大有妨碍,兹市政公所为清洁街巷起见,特定扫除规则。"该规则规定,"扫除"分为"平时扫除及定时扫除二种"。平时扫除就平日扫除做相关规定,比如"市民须于午前各将住宅或铺面内外,一律扫除清洁"。并要求市民"自备尘芥箱一具,以备暂行存积尘芥之用",且尘芥箱须置于"自家范围内适当之处","每于清洁队运尘马车经过时,即自行倾投车中"。"各户扫积之尘芥,不得堆至二日以上,若无运尘车过时,得就近报由巡警处置之。各户所余煤炭之灰分残渣,宜用木箱或瓦盆装置炉侧,俟各警署搬运煤灰马车经过时,倾入其中,不许投渣柜内,或弃致路旁。"定时扫除则由市政公所公布扫除日期,各住宅住户或商铺铺户,须于规定时间内,按要求完成大扫除,并须接受"该管区警察署派员检查,若认为完毕,给以扫除清洁证,贴于大门左侧,以便清查"。不管是平时扫除还是定时扫除,若不按规定执行,均会被处以"投以注意票"或"劝诫"或罚金类不同层次的处罚。[①]

　　但昆明市政公所只运转到1928年,这一年,市政公所改组为市政府,下设五局,其中公共卫生归该局之一的公益局负责。1930年,昆明市政府又改公益局为社会局,其往日管理的公共卫生事项转归公安局负责,公安局为此增设卫生科,负责管理昆明市内的公共卫生。1940年,为促进昆明公共卫生建设,成立了昆明市公共卫生委员会,根据《昆明市公共卫生委员会组织章程》[②],昆明市公共卫生委员会由云南全省卫生实验处、昆明市政府、省会警察局共同组织,一起维护昆明各项公共卫生。从卫生行政而言,此种行政体制,似乎又让昆明市的公共卫生回到了警政系统,这一状态一直持续到1944年昆明市卫生局成立时止。

---

　　① 《各省市政治一斑:昆明市政公所公布扫除规则》,《广州市市政公报》1923年第90期,第10—11页。
　　② 《昆明市公共卫生委员会组织章程》,《云南省政府公报》1940年第12卷第72期,第7—8页。

因此，在昆明市卫生局未成立之前，昆明市垃圾处理工作主要由昆明市公安局卫生科负责指挥清洁夫、清厕夫清除全市垃圾，并且在各街道设木质渣柜，供市民倾倒垃圾。

1944 年昆明市卫生局成立后，全权负责全市垃圾处置事项，不仅接管了全市的清道夫和清厕夫，还要求各住户须自备木桶等垃圾收纳设备。为此，政府还邀请专家设计公共场所垃圾箱与普通住户铺户用垃圾箱两种，供市民仿制。市民必须每日在清道夫收集垃圾时将垃圾倾倒，并将自备垃圾箱收归自家户内。同时，卫生局还实行垃圾分类处置，除了一部分垃圾无用只能倾倒外，还有一部分能沤肥的垃圾可以用作农田肥料，此外对一些固体垃圾，市民只需要登记注册，并缴纳一定的手续费，就可以由卫生局代为填坑处理。

随着人口的剧增，昆明生活垃圾也逐渐增多。由于清洁夫人数严重不足，以及运输工具的极端落后和低效，加之经费捉襟见肘，无钱购买高效率的卡车运输垃圾，所以当天新产生的垃圾，经常不能运输完毕。这种状况甚至被 1944 年的报刊所报道："市府查明市区内堆集之垃圾有一万八千马车以上，有碍卫生。"① 为此，昆明市环境卫生委员会拟定了垃圾处理办法，规定垃圾收集及运输时间、划定转运站、勘定垃圾最终处理点。

1. 打扫时间：春冬月早 5 时起，早 8 时收工，晚 9 时起，晚 11 时收工；夏秋月早 4 时起，7 时收工，晚 10 时起，晚 12 时收工。垃圾收集时间：春冬月早 5 时—6 时；夏秋月早 4 时—5 时。民众每户自备有盖垃圾箱 1 只，所有垃圾均倾倒于箱内，每次垃圾之收集由清洁夫在一定时间内摇铃通知，按户收集，待清洁夫将垃圾收集去后，仍将垃圾箱放于户内。

2. 清洁市内垃圾堆。定期召集清洁大队清扫市内垃圾。

3. 划定转运站。社会处会同昆明市政府商量，在市内划定几个垃圾转运站，方便清道夫倾倒垃圾。

---

① 《万方风雨：昆明》，《正谊（桂林）》1944 年第 2 卷第 7 期，第 8 页。

4. 勘定垃圾最终处理点。办理洼地登记，凡有洼地须填平后供建筑用者，前来登记后，所有垃圾运往该处代填洼地，但得酌收运输费。昆明市政府负责勘定洼地为倾倒垃圾之用。

此外，昆明市政府各机关经常举行清洁大扫除来清扫垃圾堆。1937 年 6 月下旬开始至 1948 年，昆明市政府每年有组织、有规模地进行清洁大扫除。如 1946 年 5 月，昆明市省会警察局联合工务局、卫生局、社会局举行大扫除，先由社会局召集各区区长，再由各区长号令各保甲大街小巷大扫除，最后由社会处等进行检查。1947 年昆明市警察局还专门颁布了《昆明市警察局年终清洁检查施行标准》，对检查单位、检查日期、检查次序、检查范围等均进行了详细的规定。专门指出 "环境清洁卫生" 包括 "天井、水池、水缸、用具、局所门窗、厨房、厕所、会客室、食堂、操场、垃圾箱等均属环境卫生之范围" ①。

总之，鉴于当时环境，清洁大扫除运动虽未能使昆明市垃圾清运达到理想成效，但一定程度上改善了昆明市内空地、街巷角落垃圾胡乱堆积的状况。

（五）城市垃圾清运和处理的主体——清洁夫

清洁夫作为城市垃圾清运和处理的主体，其工作的好坏与城市公共卫生有极大关系，因此，大多城市都制定了清洁夫工作法规规范。比如 1925 年，奉天警察厅颁布了《管理地方清洁夫役》，不仅明确了清洁夫的管理和监管职责，还对清洁夫工作做了相当详细的说明以及奖惩规定。《管理地方清洁夫役》规定各署各自监管各自区域内的清洁夫；各署清道队长须将清洁夫每日工作情况及地点登入日记簿内，以备考核；各署须从夫役中选拔精明强干者为工头，对清洁夫工作进行考查与监督，若有不服从管理者，可以逐级上报并

---

① 《警训：滇警动态》，《警政导报》1947 年第 3 期，第 21 页。

给予相应惩处。①

　　清洁夫方面，规定清洁夫如有私事须向头目请假，待头目转请巡官允许方可外出，请假超过一天，须请人代理其工作；如遇市民请求扫除胡同秽物时，清道夫须耐心应答，依次清扫，不得言语粗暴或置之不理；清洁夫号衣于休息时间不得外穿，工作时均须穿用以便稽查；清洁夫在休息时间不准吸烟、喝酒、唱歌、喧哗，违者将予以处罚；清洁夫须爱护清洁工具，如有损坏或遗失，须照价赔偿；清洁夫无论何等节假日或何等事由，均不准向客户索取和收受酒资、赏费，违者将予以辞退；对街道清洁表现优异者，可对清道夫及其所属清道队、分驻所，给予奖励。反之，对街道清洁松懈偷懒者，一经科署查出或市民检举告发，清道夫及其所属清道队、分驻所，均须给予处罚。轻者罚款一角至五角，重则给予辞退。

　　成都市也有类似奉天这样的管理清洁夫规定。1929 年成都颁布《成都市清洁夫规则》，其中明确规定清洁夫由"社会局派出之清洁视察员及公安局各警察署所同负督促各清洁夫实行职务之责"。"各段清洁夫如有事故请假，须呈明该段警所及清洁视察员并应呈明已请某人代理，但责任仍属本人自负，并不得请别段清洁夫兼代。""清洁夫如有怠忽职务、违犯规则者，初次记过罚银一角，再犯二角，三次做大过罚银五角，四次开除。""清洁夫勤慎得力者，应予记功。初次奖银一角，二次两角，三次记大功奖银五角。月终由清洁视察员记明呈报，功过得互相抵除。"② 汉口市也在 1930 年颁布《改订各署管理清道夫办法》③，对清道夫的工作、伙食等进行条文规定。

　　但这种规定往往存于纸上，难以落实。以公共卫生走在全国前

---

　　① 沈阳市城市建设管理局编：《沈阳城建志（1388—1990）》，沈阳出版社 1995 年版，第518 页。

　　② 《章则：成都市清洁夫规则》，《成都市政公报》1929 年第 3 期，第 194—195 页。

　　③ 《公安局：改订各署管理清道夫办法》，《汉口市市政公报》1930 年第 1 卷第 10 期，第123 页。

列的上海为例，1930 年，上海"南一、二、三分所所辖地，既全未见清道夫打扫街道，又未见搬运园内灰屑，以致积雪盈途，污秽业集，似此殊属放弃职务"。1935 年，上海地区的清洁夫还曾因为公安、社会、卫生三局"会衔布告，禁止清洁工人收取酒资"① 而举行罢工，引发舆论关注。

道路不洁、清洁夫罢工，凸显了当时清洁工管理的诸多问题。究其原因，主要有以下几个方面：

一是清洁夫主管机关监管不力，清洁夫懒惰。1916 年上海《新闻报》就曾报道上海"城厢内外路政、清道等事承办者并不注重，因此垃圾随路堆积，如大东门外、西生义弄与施家弄一带，为钱业公所钱商出入之要道，日前该处垃圾堆如山积，兼之死猫、死狗横路抛弃，时当夏令机秽气四播，殊与居民卫生大有关碍，所望有清道之责者亟宜打扫清洁"②。再以民国初年的奉天省为例，清洁夫"竟日懒一日，早晨非十钟不出门，出则至茶铺、小铺吸烟闲谈，见有巡逻来，则就通衢等处略事扫除，以事敷衍，各关街衢与未设卫生夫时已无稍差别"③。当然，清洁夫的这种行为还与当时清洁夫人数不够、清洁区域划片不明、管理清洁夫之行政机关时常更换有关。因此清洁夫常常进行选择性清扫，"独清官场中之院宇及门前左右，至于商民街巷积雪置之不问"④，招致市民强烈不满。另外，机构设置混乱，也为清道夫偷懒提供了机会。以清洁会为例，清洁会成立时，"每一分所置夫役 2 人、车 1 辆，铣帚各一，以扫除所辖境界，警察巡逻得以随时指挥，故夫役无敢偷懒，今警察当局不知何以，竟另置一清洁夫长，以管辖各夫役，且裁撤其额数，故清洁会竟成独立机关，警察不能管理"⑤。

---

① 《两区清洁夫怠工感言》，《勇进》1935 年第 4 卷第 8 期，第 130 页。
② 《清道夫之贪懒》，《新闻报》1916 年 7 月 10 日。
③ 《清道夫日懒一日》，《盛京时报》1919 年 3 月 16 日。
④ 《清洁何在》，《盛京时报》1922 年 1 月 17 日。
⑤ 《清洁夫有名无实》，《盛京时报》1919 年 3 月 22 日。

　　其二，清洁夫数量不足，影响城市环境卫生。清洁夫数量不足的主要原因在于经费不足。1928 年，上海特别市政府卫生局因为"添置垃圾汽车以后，以市财政节省经费关系，所有汽车上之汽车夫、汽油等维持费未能列入预算，欲求收支适合，不得不酌裁清道夫役，俾资节省"①。经费不足，裁减清洁夫往往成了市政当局的首选。再以广州为例，民国初年广州有清洁夫 1200 多人，后来因为经费不足，政府减少清道夫的数目，到 1922 年仅有 952 人。1925 年，又扩大到 1000 名。1926 年至 1937 年广州清道夫大致维持在 1500 人左右，抗日战争时期骤减至 300 多人，致使广州城内污水横流，垃圾遍地。其他城市的清道夫数量也一样不足。据 1929 年的统计，无锡市区内清道夫人数总计仅 52 人。成都市在 1929 年的统计，清道夫的人数也仅 127 人。当时成都市有五个清洁区，共有 600 余街巷，"平均计算，每名即须担任六街"②。1946 年，天津有清道夫 1821 人，清运垃圾汽车 2 辆，马车 13 辆，人力土车 505 辆。作为运送垃圾主力的人力土车，三个清洁夫才有一辆。③ 随着人口的剧增，城市生活垃圾也逐渐增多，对清洁夫的人数仍然有很大缺口。1946 年，昆明市卫生局发布了环境卫生报告："目前市区人口将近 30 万人，每口每日产生垃圾 1 磅，每日市内生产垃圾 272100 斤，约 136.05 吨。"④ 当时昆明市卫生局，有 8 个清洁队，清洁夫役定制只有 306 人。如果每天产生的 136.05 吨的垃圾需要即日清扫并运输，按照每个健康的清洁夫平均能负责 100 户清洁工作为参考标准，1946 年昆明市有 53654 户，需要 536 位清洁夫。显然清洁夫人数不足。加之运输工具效率极其低下，所以当天新产生的垃圾，经常不能运输完

---

　　① 《上海特别市政府卫生局业务报告》，《市政公报副刊各局业务汇报》1928 年第 3 期，第 55 页。

　　② 《指令社会局局长周郁如呈请添复清洁夫原额一案文》，《成都市市政公报》1929 年第 4 期，第 3 页。

　　③ 《警察：清洁队工作情形》，《天津市政统计月报》1946 年第 1 卷第 2 期，第 35 页。

　　④ 《清洁管理案卷》1944 年，昆明市档案馆藏：32 - 9 - 84。转引自黄琼《昆明环境卫生管理研究（1930—1949）》，硕士学位论文，云南大学，2016 年。

毕，影响城市环境卫生。

其三，清道夫工作繁重，但工资微薄，影响垃圾清运和处理的效率与质量。广州早期的清道夫并未规定工作时间，也没有休息日。在 1926 年以后，才允许清洁夫在阳历元旦日及广州市洁净公会成立纪念日放假一天。1947 年《广州市清洁队服务规则》规定除特许外，所有例假概不休息，由队长根据情况制定清道夫轮流休息日期，且每日不超过 2 人休假。当然，不可否认这比集中休息更为可行，不至于因为洁净夫节假日休息而使道路环境卫生无人过问，垃圾堆积。

清道夫每天日出而作，工作繁重，但是工资历来却十分低微。1912 年，广州市洁净夫每月工饷仅 8—10 元，1922 年减至 6 元。20 世纪 40 年代虽然每天工资 400 元，大米 2 磅，但因通货膨胀，币值狂跌，生活仍极端困难。无可否认，这在一定程度上也影响了其工作效率。在 1929 年的成都，清道夫的月收入仅有 5 元。在天津，20 世纪 30 年代的清道夫的月入只有 7 元，扣除在外用饭的饭钱和其他花销后，工资所剩无几，难免使清道夫不能安于其位。由于无法给清道夫增加工资，天津当局便出台了一些变通举措：一是安排清道夫集体住宿，让大部分人不至于另外支付房租费；二是举办集体伙食，减少清道夫吃饭花销；三是提供免费医疗，规定清洁夫可以免费去各市立医院及诊疗所就医，而且请病假期间不扣工资。这些措施多少带有几分人性化色彩，对鼓舞清洁夫的干劲和招募新人手，以缓解清道夫人手不足之问题，有一定助益。

民国时期各城市之垃圾清运和处理，开始有早有晚，发展进程不一，清洁程度也因经费投入、管理效率等因素制约有所不同。总体来说，各大城市的垃圾清运和处理，开启了中国近代环境卫生的进程，虽无法与当时西方各国相比，但于历史进程而言，已算巨大进步。

三　粪秽与城市公共卫生

近代中国，"粪秽为传染病之主要媒介，如伤寒、痢疾、霍乱及数种重要寄生虫病多因粪秽处理不当而来"。"欧美各国于近五十年来，对于粪秽处理甚有进步，霍乱鲜有流行。查我国伤寒之死亡率比美国高八倍，痢疾高百倍，患霍乱而死者不计其数。推究其故，原因颇多，而漠视粪秽之处理及处理不当所致者，实居重要。"[①] 因此，近代城市粪秽处理乃一重要的公共卫生问题。

（一）传统粪秽处理方式

近代以前，城市居民排出的粪污主要有三种处置方式：一是手提式马桶。马桶一般为木制，置于房屋内部。由于粪溺，特别是人粪，一直以来都是传统农业中的肥料，因此马桶秽物会有市郊农民或专门人群前来倒走。《梦粱录》记载有南宋时期杭州的职业粪夫群体："杭城户口繁伙，街巷小民之家多无坑厕，只用马桶。每日自有出粪人沈去，谓之'倾脚头'，各有主顾，不敢倾夺。或有倾夺，粪主必与之争，甚至经府大讼，胜而后已。"[②] 其次便是粪缸（粪瓮），粪缸多是将一陶缸置于地面的坑中，既可供入厕，也可以储存粪便。通常情况下，农民与市民、铺户达成口头协议，每日清晨逐户清倒，互不收费。除此之外，由于传统中国城市的铺户、住户院内，常常不设私厕，或仅设女厕而没有男厕，于是公厕便应运而生。公厕多为粪夫或粪商所置，一般设立在街头、道路两旁，在方便公众的同时，也起到了收纳民众粪便的目的。市民马桶、粪缸或公厕内的粪

---

①《上海市清除粪秽工作概况及改进计划》，上海市卫生局编印（内部资料），1947 年版，第 2 页。

② （宋）吴自牧：《梦粱录》卷 13《诸色杂买》，商务印书馆 1960 年版，第 119 页。

便依靠粪商、粪夫运出城外，卖给那些需要肥料的农民，以此获得经济利益，由此便形成了一个特殊的传统行业：粪业。因此，一定意义上讲，对农民、粪夫、粪商来说，粪便是一种宝贵的"商品"。

明朝后期来华葡萄牙人费尔南在书中描述过他看到的粪秽买卖："既有机会提到各种商品，我就再讲一讲我们所见到的一种交易，看到人们居然抓住这么低贱肮脏的东西来为自己的贪心服务，令我们十分吃惊。这就是有许多人在买卖人粪，在他们眼中，人粪并非那么坏的一种商品，所以许多有声望的富商亦参与其中。"① 由于粪秽量大，很多时候需要借助舟船运输，"有载垃圾粪土之船，成群搬运而去"②。爱德华·摩尔斯在《东方便所》中曾形象地描绘过上海："一进入上海小镇，用扁担挑着敞开着的木桶的男子便迎面而来。他们是大粪搬运工，沿着固定的路线穿过城市。倘若跟随这些掏粪工，你会发现，他们走到附近的沟渠两侧，将木桶里的污物哗啦一声倒入敞舱驳船或另一种船舶里，污满为患时，船只便被牵引到乡间的稻田里。"③

这些让来华西人目瞪口呆的景象，在当时的中国人眼里是习以为常的。以今日公共卫生观念来看，中国城市传统粪溺处理的原生态和人们对于粪便的集体认知，是不在公共卫生认知范畴内的。粪溺在中国人的心理和实际操作中，其经济、农业意义要远远大于卫生意义，具有很高的实用价值。而这种商品的属性使得人们对其不但不避舍三里，反而趋之若鹜，不仅城市如此，就连乡村也概莫能外。

然而，农民或粪夫进城清除粪秽，是根据农作物施肥需要，农

---

① [葡] 费尔南·门德斯·平托等：《葡萄牙人在华见闻录——十六世纪手稿》，王锁英译，海南出版社1998年版，第194页。

② （宋）吴自牧：《梦粱录》卷12《河舟》，第109页。

③ [美] 朱莉·霍兰：《厕神：厕所的文明史》，许世鹏译，上海人民出版社2005年版，第129页。转引自任吉东、原惠群《卫生话语下的城市粪溺问题——以近代天津为例》，《福建论坛》（人文社会科学版）2014年第3期，第82页。

忙时节常没时间进城，因此断断续续，即便进城，时早时晚，这与城市固有的规则和节奏相冲突，尤其是随着城市人口增加，垃圾粪秽积聚，城市环境卫生难以保证。与近现代政府对公共卫生的积极介入迥异的是，中国城市的粪业传统是在农业社会中形成的，大多是"自扫门前雪"，完全处于民间社会的自发经营状态，官方既不干预，也不指导，施行的是自我管理。

即便是近代新式粪秽处置系统的引入，也难以撼动由来已久的粪秽处理传统。鸦片战争以后，上海、广州等城市相继开埠，西方的抽水马桶及化粪池等新式粪秽处置系统也在19世纪中晚期率先被引入中国。据学者研究，文献中最早出现抽水马桶的记载是在1887年7月3日公共租界工部局的会议讨论里面。在此以后的几年里，上海租界内的一些总会和银行大楼纷纷安装了抽水马桶。19世纪末，抽水马桶在租界内使用较为普遍。

但是上海租界却因粪秽带来的巨大经济利益拒绝新式粪秽处置系统。1905年，工部局决定在《西式建筑章程》中增加一条禁止租界内使用抽水马桶的规定。1906年7月，工部局在报纸上发布正式公告，"禁止公共或个人修筑任何连接设施，将粪便排放至排水管道。禁止建造或使用抽水马桶、化粪池、蓄水池，以及存放污水或粪便的永久性容器"①。不仅抽水马桶，连化粪池，也一样不受工部局欢迎。众所周知，西方新式粪秽处置系统的安装必须要有配套的进水管道、排水管道及化粪池的设置，因此难以在传统的中国住宅内安装，只能在新式建筑内安装使用。当时有能力安装的只有西人以及上海的富商、士绅，但工部局拒绝新式粪秽处置系统，无疑使得西方新式粪秽处置系统在近代中国几乎无法立足。

在另一口岸城市天津，除了意大利租界较多使用马桶外，其他诸如德国、英国、日本等国租界仍然多使用传统粪坑。上海、天津尚且如此，遑论其他城市。以北京这样的政治中心城市为例，在近

---

① 《字林西报》1906年7月9日。

代乃至中华人民共和国成立后很长一段时间内，除少数西式建筑外，绝大多数建筑物仍为明清所造，没有卫生、便捷的污物处理系统，无论是富贵之家，还是平民百姓，日常生活排泄物的处理都依赖传统粪业。因此新式粪秽处置系统，对传统粪秽处置系统基本上构不成冲击或影响，近代中国城市粪秽处置仍然是传统方式。因此，本节讨论的近代城市粪秽处理，以"传统"言之，是相较于当代普及的抽水马桶、化粪池、地下排污系统而言。只不过，在传统的处置方式之下，有了改良，有了西方"公共卫生"观念的渗入，也有了政府的指导和规划，并逐渐将污秽处置纳入政府管理范畴，开始了污秽管理的近代化历程。

（二）传统粪秽处理系统中隐藏的疫病威胁

木马桶、粪缸、公厕给市民生活带来极大的方便，粪秽买卖给相关粪业人员带来稳定生活保障乃至经济利益，但同时也带来了疫病威胁。木马桶散发出的骚臭味，让闻者作呕，但这不是最危险的，最危险的来自于洗刷马桶的行为。洗刷马桶通常是在住所附近的河流或者池塘，很容易造成水源污染。特别是池塘，相对于河流，池塘静态水体不管是净化污物能力，还是水体更新速度都差得多。不管是在内地的成都、西安，中部的安庆、汉口，还是在南方的宁波、杭州、广州、苏州，抑或是北方的天津、北京等城市，民众早已习惯在河流、池塘洗刷马桶的同时，又在仅隔几米之远的同一河流或者池塘内淘米、洗菜。污染后的河流或塘水滋生出许多致病微生物，通过饮食传入人体，引发疾病。

与木马桶的间接污染不同，粪缸或粪瓮对卫生的危险直接来源于其本身。相比木马桶内的粪便短时间内就会清理干净，粪缸或粪瓮储存粪便的时间一般较长，长期储存为细菌提供了生存和繁殖的温床。另外，市民对粪缸的设置也不讲究，由于当时居民住宅大多拥挤狭小，大部分粪缸都被安放在门口墙脚，或天井院子，或厨房灶边等生活起居场所，甚至还有一些粪缸或是临街，或是直接侵占城市公共空间，给城市公共卫生带来极大隐患。

1928 年，蔡天民在他的《谈谈安庆市上眼前要改良的十桩事》中十分形象地记录下了他在安庆看到的一幕："有一天我从县下坡经过，偶见有个挑粪的在某家柜台外停着，将柜台底下临街窗门打开，伸手就一瓢粪兜出来，原来里面是粪缸呀！当时我很谓怪！自后似又于三步两桥及其他第二等街道，时而见过，才晓得这是安庆住户普通的一种粪缸装置，他们自己并不觉得稀罕！"①

街道放置粪缸，在蔡天民看来非常稀奇，但这却广泛存在于当时中国的各大城市。北京、宁波、广州、杭州等地，乃至当时首都南京，均成为当时官方认为的有碍公共卫生的一个社会现象。1927 年，南京市政府命令公安局取缔"商家住宅西首墙外被伍姓强埋厕缸"，说其厕缸"粪汁浸入，秽气熏蒸，有碍卫生"②。1929 年，宁波卫生科也曾致函商办警局，要求拆除警局南首窗下的"露天粪缸"③。1930 年代的北京，"各街道，两旁粪缸甚多，又未备有缸盖，不但有碍观瞻，且与卫生大有妨碍"，在夏天，往往"臭气熏天""伤寒疟痢，传染更易"④。但这种禁令往往是禁过后立即死灰复燃，比如，1930 年 8 月，南京市政府又再次强调要"取缔各街路粪缸"⑤。

在由官方新建及管理的公厕未大量建成之前，私人公厕解决了行人和周边住户的"三急"问题，本是好事，但与卫生防疫大有妨碍。许多私人公厕搭建得非常简陋，厕内不仅光线昏暗，而且通风条件极差，厕主或入厕行人多不注意厕所清洁卫生，以致许多厕所内部臭气冲天，地面尿液掺杂着泥土，令入厕者"步步生莲花"。由

---

① 蔡天民：《谈谈安庆市上眼前要改良的十桩事》，《市政月刊》（安庆）1928 年第 2 期。
② 《南京特别市市政府令：第一九八号》，《南京特别市市政公报》1927 年第 1 期，第 109 页。
③ 《卫生科致办盐警局为拆除露天粪缸函》，《宁波市政月刊》1929 年第 2 卷第 3 期，第 33 页。
④ 《卫生消息：取缔道旁粪缸》，《首都市政公报》1930 年第 66 期，第 14 页。
⑤ 《取缔各街路粪缸案》，《首都市政公报》1930 年第 66 期，第 29 页。

于粪坑中的粪溺经常得不到及时清理，一到夏天，厕所里苍蝇满屋子乱飞，蛆虫遍地爬行，极其恶心和脏污。以西南城市成都为例，1936 年，有人曾撰文嘲讽当时成都市的公共厕所：

1. 大概是人类喜欢"便当"的原故，所以小解的地方，多半就在厕所进门的口子当中。

2. 又大概是地方人士"个人清洁"异常考较的原故，怕污了自己的鞋，与怕闻臭气，所以一双脚还在厕所门外时，就小解起来！

3. 厕所向无点灯，晚间的菜油灯，有时不燃，有时燃了又熄了。大概是节省灯费的原故，晚间到了黑暗的厕所，谁能禁止喜欢"便当"的公民不在厕所门前便溺呢？

4. 前夜黑暗的随地便溺，次晨无人扫洗，先例既开，谁能禁止白日之效尤呢？成都市者厕所，于是乎糟糕矣！①

鉴于厕所清洁与公共卫生的密切关系，成都市曾出台相关厕所清洁规则，对厕所卫生进行规范，但效果甚微，1943 年，据成都市卫生事务所的统计，当时成都市区内的 531 所公共厕所，大多数面积狭小、条件简陋、又臭又脏，卫生条件极差。

同时，各大城市在处理粪溺的过程中，也难逃疫病之威胁。以厦门为例，1920 年以前，厦门市民和农夫都可以私自在市区挖设公厕，数量多的时候达到 200 多个。这些私设公厕之粪溺，或自取自用，或部分出售给周边农民，但在粪溺处置过程中，厕主多"自由堆置"，导致粪溺经常溢出，以致"每年春夏季，发生瘟疫，流行全市"。再以北平为例，20 世纪 30 年代，北平粪夫经常在各冲要街巷

---

① 《成都厕所改进谈》，《四川省新生活运动促进会会刊》1936 年第 2 期，第 14 页。

"将粪车擅行停放，而往各处掏扫，致污秽淋漓，臭气四溢"[①]，不仅严重影响了城市公共卫生，也使城市处于疫病威胁之中。

（三）近代以来官方对粪秽的介入和管理

1. 官督商办/官商合办

私人自发状态下的粪秽清除方式，随着城市人口的剧增，不仅难以满足城市各区域内的粪秽清除需求，也难以保证城市环境卫生。在公共卫生观念的影响下，从 19 世纪 60 年代中期开始，上海租界工部局首先开始尝试粪秽招商清除。承包商将城内粪秽用粪车、粪船运载出城，再卖给需要的农户。1867 年，公共租界工部局同粪秽承包商正式签订粪秽清除承包合同，合同规定，粪便承包商必须把公共租界范围内粪便，全部按时清除并运出租界，首开上海粪秽商办之滥觞。1871 年和 1902 年，法租界和华界南市地区因此先后仿效，粪秽开始招商清除。

行政当局实施招商承运的方式，一方面固然是为了城市公共卫生，另一方面也有节省财政支出、增加收入的现实考虑。市政当局能从招商清除中收取到一笔不少的承包费。以上海公共租界为例，在 1899 年，粪秽承包金即高达 3.84 万银元，1902 年为 4.92 万银元，1905 年增加至 6.36 万银元，1908 年再增加至 7.2 万银元，至 1913 年已突破 12 万银元，1916 年为 17.76 万银元，1919 年为 18.06 万银元。"在 1910 年至 1920 年间，上海公共租界工部局从这些交易中平均每年获得 5 万美元的收入。"[②] 数目相当可观。因此自 1912 年后，上海公共租界和华界均广泛采用包商承办方式清除城市粪秽，而粪秽承包商则按月交付包价。

为便于理解，兹以上海华界为例，详述其招商承办机制。当时

---

① 林靖：《近代厦门的公共卫生——以卫生检疫、粪污处理及自来水事业为中心》，硕士学位论文，厦门大学，2007 年。

② 施振国主编：《上海环境卫生志》，上海社会科学院出版社 1996 年版，第 140 页。

上海华界粪秽的招商承包，因时局变幻，几易机构。1902 年上海南市地区由工程局主持。闸北地区 1909 年由巡警总局主持。1911—1937 年期间则统一由工巡捐局主持。1937—1945 年期间，分别由市财政局、警察局和卫生局主持招商。1945 年至中华人民共和国成立前，则统由上海市卫生局管理。公开招标通常定有较为详细的规则。以 1911—1937 年期间的工巡捐局为例，投标书详细载明了清除粪秽的区域范围、承办期限、投标最低价格、投标日期和地点、投标人姓名、年龄、籍贯、职业、住址以及一定数额的保证金等。投标人将每月投标金额、姓名、居住地址，填写在投标专用纸上，密封后在封口处签名盖章，然后带着保证金和收据亲自交送到工巡捐局。工巡捐局收齐标书后，由工巡捐局局长当众开标，以投标金额最多者得标。得标人在开标后三日内，必须亲自去工巡捐局办妥相关手续，并出具殷实商铺保证书，缴存一个月投标金额，然后听候核定通知。若得标人在工巡捐局规定期限内，不去工巡捐局办理相关手续，则保证金不予退还，改由投标金额次多者承办。承办期满后，工巡捐局将如数发还之前的投标保证金。以今日之后见之明来看，当时的招标制度设计，亦较为完善和规范。

在招商承办的实践过程中，市政当局对投标人的管理经验亦有一定的要求。以上海公共租界为例，在 1909 年 12 月的公共租界粪秽清除竞标中，工部局共收到 46 份标书，最后一名叫朱之华的以 7500 元中标，理由为"过去六年来，这位承包人的工作令人满意，且标额也是最高"①。恰符合了标额最高，又有粪秽清除管理经验的招标原则。

投标者一旦竞标成功，须签订合同，在指定范围、指定时间内，有组织、有计划地清除城市粪秽。就"指定时间"而言，市政当局对其时间的"指定"是十分细致的：法租界 1872 年规定，承包商所

---

① 上海市档案馆编：《工部局董事会会议录》（第 17 册），上海古籍出版社 2001 年版，第 640 页。

派雇工应每天清晨 7 点至 9 点钟完成马桶粪秽清除。1886 年，公共租界粪秽清除，分冬、夏令时刻，且对清除地区，视繁华程度区别对待。冬、夏令时间分别规定上午 9 时和 8 时前，将公共租界范围粪秽清除完毕，对山东路以西欠发展地段，向后延迟 1 小时。华界亦按分冬夏令区别对待。冬令时节截止时间为上午 10 时；夏令则为上午 9 时止。其规定之详细，堪称当时典范。同时，为保证粪秽清除质量，合同还规定，若粪秽承包商没有按规定将粪秽清除干净，市政当局还可以按合同追究粪秽承包商的相应责任。

《闻见录》记载了天津都统衙门时期粪秽承包情况："现在各处设立中厕，已派万长庆经理扫除粪土，无论何人之地，均由万长庆派令小工扫除，不准令人前往搅扰，如敢故违，定行从严惩处，决不姑宽。"① 随后的德国、意大利租界也由中国粪秽商承包，并几易其人。日本租界则由日本人出面承办，再转包给中国粪秽商。

在奉天，从 1930 年起，奉天市政公所对全市所有公、私厕所均实行分区招标清运。由李元之等出资设立的公共卫生公司中标，负责沈阳一、二、三、四、五、七区公私厕所粪便的清运。其相关规定也大致与上海、天津相同，兹不赘述。

在南京，全市市区内粪便之清除，由政府出面招商组织清洁所承办，"清洁所系属官督商办性质，由工务局卫生事务所及清洁总队随时监督"。为便于管理，1934 年 10 月 5 日，南京市专门出台了《修正南京市政府清除粪便暂行规则》和《修正南京市政府招商承办清除市内粪便办法》。在《修正南京市政府清除粪便暂行规则》中规定，全市所有公用厕所均由清洁所管理之。全市所有私人厕所，由清洁所根据实际情况，"分别呈请清洁总队核准租用收买或废止之"。自清洁所成立之日起，私人不准再自行设立公用厕所。商户或住户可以自设厕所，但粪便必须由清洁所派出的清洁夫进行清除，"不得自由贩卖"。"公用厕所由清洁所负责每日至少清除二次，必

---

① （清）储仁逊：《闻见录》（卷6），1901 年版，第 60 页。

要时洒石灰或消毒药剂，夜间须燃灯火。"① 在《修正南京市政府招商承办清除市内粪便办法》中规定："本国商人年在二十五岁以上，享有公权者，均得请求承办。承办期限定为十年，前三年毋需缴纳清洁设备补助金，从第四年起，每月缴清洁设备补助金若干，其数目由承办人自行认定，承办期满，另行招商承办。如原承办人能遵照新法办理时，得享有优先权。"

在北平，收归市办粪秽改革流产后，北平的公共环境卫生日益严峻。为此，北平市政当局改弦更张，尝试官商合办。1936 年 2 月，北平市市长秦德纯下令北平当局筹办污物管理改革。为此，北平专门成立了北平市处理粪便业事务委员会，负责设计如何改善，委员会下设事务所，具体执行各项改进事宜。市政当局屡次召集粪夫开会，最终与粪业人士达成两点共识：一是完成粪夫登记，确认粪道产权，建立档案，以便日后管理；二是收取登记费和改善费，改良粪具，改善城市公共卫生。简言之，此次改革是通过承认粪道产权来收取相应的登记费和改良费，以达到改良粪具、改善城市公共卫生的目的。

1937 年 5 月，粪道登记完成后，北平市卫生局发布通告，明确规定以后地方司法及行政官厅，对粪商所有的粪道及公厕内粪料收集权之确认，权利之继承转移，以卫生局所发的登记证为凭。同时，北平市卫生局致函北平市地方法院，告知此事。这样，就以地方行政机关的名义承认了粪道、公厕的产权，粪料收集权及继承、转让等权利，登记证成为粪道产权凭证。

承认粪道产权，使得北平污物管理改革进展顺利。不久北平市卫生局用收取的登记费和改善费，开始为粪夫更换粪具。1937 年 7 月，全市共更换新式粪箱 1600 余对，包括定制 900 对新式粪箱、铁制粪桶和粪夫自制的 700 余只新式粪具，只有 200 余人未换用新式

---

① 《修正南京市政府清除粪便暂行规则》，《南京市政府公报》1934 年第 146 期，第 12—13 页。

粪具。领取新式粪具的粪夫"行走市中，不受通行时间（每日上午十时以前下午五时以后）之限制"，对仍用旧式粪具的粪夫，"时间限制颇严"。为保护已遵章登记的粪夫，以区别于跑海粪工，事务所发给登记粪夫每人一件号坎。截至 1937 年 6 月，共发放 300 件。①至此污物管理改革基本完成，新式粪具得到普遍使用，有益于城市公共卫生。

不同于以往官方的听之任之，不闻不问，不论是上海租界当局、天津都统衙门时期以及后面的各国租界，还是上海华界政府、奉天市政公所、北平卫生局，相应的管理部门对整个流程加强了监督和抽查，比如对粪夫掏粪严格限定时间，严禁粪夫往下水道倾倒尿液，严惩粪夫向铺户、居民勒索钱财等。这种严加约束和制度化的管理，使得传统粪业固有的惯习和约定俗成的规则增加了一些近代色彩，有利于公共卫生。

虽然招商承办较以往有较大进步，但在具体实施过程中由于缺乏有力监督也暴露出诸多弊端：其一，清除粪秽的质量常打折扣。招商清除粪便，以层层承包的办法进行。大粪商分包于小粪商，小粪商再雇粪夫或清洁工人，层层盘剥，清洁工人所得较微，在清除过程中，常将粪溺倾入阴沟，以减少工作时间。其二，粪夫与市民关系紧张，经常怠工勒索市民。在上海，由于收入微薄，粪夫或清洁工人经常向居民索取结婚"新桶费"、生小孩"红桶费""酒资"等额外费用，索取不成，则"故意濡滞"，停止倾倒居民粪便，导致市民责难之声屡起，而商人则以"监督难周"推诿。在北平，粪夫已成一种特殊势力，被市民形象地称之为"粪阀"。他们把持垄断、强行勒索，逐步养成向各住户要钱的恶习，如要年节钱、赏月钱，遇下雨、下雪要酒钱，不给即以怠工、不掏相要挟，"住户以卫生要紧，往往不与计较，即诉诸警厅，亦以琐事见斥，故彼等亦有恃而

---

① 《粪夫昨竟大请愿》，《华北日报》1936 年 10 月 15 日。

无恐"①。在上海，"住户假使不从其意，彼等即不代该户倒便粪，而且其他粪夫亦与之订结攻守同盟，以示抵制，住户虽不堪其烦扰，然亦无可如何"②。这种"攻守同盟"发展到后面，竟形成一种行规，"粪阀"们各霸一方，彼此划分并严守各自之势力范围，因此住户只能无奈忍受其跋扈。其三，污染环境。粪便清除招商承办，商人对粪具不思改良，粪污沿街滴漏，污秽不堪。以北平为例，北平粪夫一把勺子、一个背桶、一个单轮手推车就是其收粪和运粪的全部"武装"，背桶通常是没有盖子的。粪夫背粪，本来就一路臭气熏天，遇道路不平或雨雪天跌倒时，粪溺不仅会沾满粪夫全身，还会泼洒或倾倒在路面上，更添污臭。粪夫运粪时，通常在单轮手推车上面放置两个荆条编的无盖长篓，臭气四溢，"常满载过市，污秽淋漓"，如果路滑或碰撞就可能全部倾倒而出。"任意于各通衢推行，臭气四溢"，严重影响市容市貌。③ 1911—1912 年、1918 年、1925年，北平市政当局先后倡议改良粪具，均无疾而终。其四，引发农民与粪商之间的矛盾。粪便实行招商承包清除后，原先进城清除粪便的农民或粪夫立有顿失所凭依、绝我生计之感，对粪便交承包商清除办法，激烈反对，风波屡起。1898 年，上海公共租界清除粪便的一名承包商，被"乡下人"拖到 9 英里远的乡村刺伤。由此可见，官督商办的确给部分乡民造成了很大的利益触动。

2. 收归政府管理

北平的粪秽在官商合办之前，原本是想直接收归政府管理的。1934 年 10 月，北平市长袁良令卫生局将污物管理收归市办，计划购买粪道，招募人员，改用铁质粪车。原本预备在 1935 年 1 月 1 日开始实行，由于意识到可能遭到粪商、粪工的反对，该政策一直处于秘密讨论阶段，没有公开，只是曾突令各粪厂登记粪道，却未明言

---

① 《北京之粪阀》，《紫葡萄》1925 年第 4 期，第 1 页。
② 《粪业亦有阀》，《上海周报》1934 年第 19 期，第 369 页。
③ 《取缔粪车淋漓过市》，《华北日报》1931 年 3 月 7 日。

要将粪业收归市办。但政府的决策被外界所窥知，当时舆论一再推测政府计划将粪道收归官办，引起粪业人士的极大关注。1935 年 10 月 31 日夜，因传闻北平市政府拟将粪业收归市办，为维持生计，粪夫职业工会召开会议商讨对付办法。第二天，粪夫手持粪勺，背粪桶到铁狮子胡同的平津卫戍司令部，要求"对收买粪道，改订粪车，出入城时间，请勿变更办法"。11 月 12 日，市政府宣布"为体恤粪夫艰苦计，业将前议打消"，收归市办计划流产。①

计划流产的根本原因在于北平市政当局对粪夫的经济利益重视不够。北平市政当局与粪夫之间的利益争执体现在以下几方面：一是北平市政当局不承认粪道产权的存在，并拟收归市有，粪业人士则希望市政当局能够承认粪道产权，二者基本立场是根本对立的。北平市政府根据国民政府 1928 年颁布的《污物扫除条例》及前清大理寺判例，否定粪道产权合法性。而粪夫们则视粪道产权为"命根子"，为了粪道，不惜拼命打架，甚至为争粪而死。二是北平市政当局补偿粪道金额与粪道实际价值相差甚远。当局在法律上虽不承认粪道产权，但也认识到粪道产权因袭传统，系投资而来，故计划每股补偿 50 元，但粪夫工会认为每股道的价格宜在一二百元至六七百元之间，与之相比较，官方的补偿金额实在太低。三是收归市办将掠夺粪业营业收益，包括向住户收取的收集污物费用和制造肥料卖给农民的收入，每年共计 60 万元左右。粪业收归市办后，该项收入将完全归市政当局所有。这样，收归市办对粪商而言，不仅意味着失去粪道产权，而且意味着失去营业收入和租金收入，其身份也就从粪商变为粪工，成为无产者，必然会遭致其坚决反对。四是收归市办将影响到相当数量粪夫的生计。普通粪夫的月收入约为 10 元，与当时三等巡警警饷相当。收归市办后计划将粪夫人数减至 2300 人，势必使大批粪夫失业，影响到相当数量人的生计，激起较大的矛盾，最终导致改革失败。

---

① 《平市粪夫大请愿》，《世界日报》1935 年 11 月 2 日。

虽然市办不易，但抗战胜利后，政府接收"伪产"，为不少城市的市政当局将粪秽收归政府管理提供了契机。抗日战争胜利后，上海市卫生局称，"过去粪秽制度向采承包制，办理不善，弊端百出，对于市政公共卫生原则，颇不合"①，"伪市政府交由永大清洁公司统包，该公司唯利是图，清除工具鲜加修添，破坏甚多"②。上海又为中外人士观瞻之地，因此为铲除商人中饱一项，悉心整顿，试行粪秽处理先由官商合办、再至市办的举措。

1945 年 10 月，卫生局接管当时上海最大的粪秽承包商王永康主办的永大清洁公司，2004 辆粪车全部没收，其下设的 21 座粪码头，全部收归公有。11 月，市区粪秽清除直接由上海市卫生局经办。12 月 1 日，上海市卫生局决定试办官商合股的上海市卫生局清洁所。试办期三个月，商股负责筹集清洁所流动资金，除去清洁所一切日常开支外，其利润按官方七成半，商方二成半分成。此期是为官商合办。

1946 年 4 月，上海市卫生局清洁所改为官办，负责上海市区粪秽清除工作。清洁所下设四组，分别设总务组、业务组、修建组和督导组。各粪码头，改作清洁所分办事处，清洁工人的工资实行定级定薪。自此，上海市区的粪溺，由清洁所全权负责，并对粪溺处理方式进行了改良，采取取热发酵堆肥法，与以前只顾清运，不注意妥善处理的方式相比，新办法大有进步。

粪溺清运市办以后，上海城区内的粪溺出城主要有两种方式：一是水路，为主要运输方式。二是陆路，为补充方式。走水路的粪船进出市区予以严格规范：装运粪溺的船户，需要先凭船舶登记证向卫生局清洁所各分办事处挂号，然后听候清洁所分办事处公告其装粪日期和船舶档位，在公告明确装粪日期的前一天，由船主到清洁所分办事处办理预交款，换取粪票后方被允许装粪。待粪船装满

---

① 《上海特别市卫生局工作报告》，上海市档案馆藏，R50 - 1 - 1187。
② 《上海市粪便清除工作之概况》，《市政评论》1947 年第 9 卷第 9—10 期，第 25 页。

后，船主于当日同分办事处结清粪款，若有剩余粪票，船主亦须交还分办事处，不许将粪票私自转售其他装粪船户。

　　为数不多的陆上送乡粪车也有严格规定。首先，送乡粪车清除运送地段，以徐家汇、漕河泾、虹桥、曹家渡、周家桥等市郊结合地区为限。每辆送乡粪车清除运送地段，由清洁所指定，不得越界偷运。其次，送乡粪车主须填申请书、保证书，呈卫生局清洁所审查和核准后，方可到指定地区收倒居民、铺户粪溺。再次，送乡粪车须按清洁所规定式样建造，经油漆验车，公用局发给行车执照方可运行。送乡粪车每辆按日以大票 1 张、小票若干计价，每月按时交清洁所，清洁所从车主的缴费中提取 20%—50% 作为拔力费，返还粪车主。粪车主若有短欠不缴情况，由保人负责垫交应交款项，并给予粪车主撤销登记处分。

　　市卫生局清洁所负责清除市区粪秽，旨在改革招商承包制度的弊端，对粪秽市办充满了希望，"数十年来租界之积习，可望从此革新"。然而，政府力量有限，监督成本高，难以达到预期效果。以南市为例，"名为官办，实乃粪霸层层操纵，粪霸以粪渔利，置环境卫生于不顾，运送车辆破损，粪汁沿途渗漏，私放冲沟现象时有发生，造成环境的再次污染"①。由于雇工收入低廉，为减少工作量，粪夫常常将马桶里尿水倒入阴沟，然后再将马桶里的稠实粪秽倒入粪车，亦有将整车粪秽排入阴沟者。鉴于此，市政当局出台《粪夫罚则》《上海市卫生局清洁所管理粪夫暂行规则》，以从严处罚。但从事粪秽清除的雇工来自社会底层，往往拖家带口，无法靠此微薄薪水负担全家生计，故工作期间，或从事其他事情，或索要酒资，或弄虚作假也是意料之事。

　　虽然粪秽在收归政府管理后，依然有这样那样的问题，但不管怎样，从近代公共卫生的角度来看，从官督商办、官商合办到收归政府管理，无疑是一大进步。粪溺这类关乎城市公共卫生的事务开

---

　　① 《南市区志》编纂委员会：《南市区志》，上海社会科学院出版社 1997 年版，第 751 页。

始逐步纳入政府监管，并最终由政府主管，有利于城市环境卫生的改善和提高。

（四）公共卫生话语下的粪秽规范

1. 个人便溺场所、洗涤便溺器具及倾倒粪溺行为的规范

在中国近代环境卫生事业未开展之前，各个城市的居民对于随地便溺及随意倾倒粪溺是习以为常的。在北京，"车马辐辏的大街两旁人行道上，都不管三七二十一，脱下裤子就撒……西长安街西头，一亩羊肉馆对面，简直成了公共厕所一般。……此种不顾公德的劣性行为，不但是过往行人，连左右店铺伙计们也是如此"①。在天津，"平常住在海河沿岸的居民是把夜间的污水、尿水等随意倒入海河的。在中等以上军民的住宅内设有厕所，尿槽通常设在屋外一角，用大壶或木桶充当。尿水积满以后，由家仆、人夫等放弃在街上或倒入地沟"②。以至于"交夏以来，四外的客人都来天津办点事，一进天津的围墙，四面八方，无处不臭，人人都有个臭天津的俗语"③。但不久，随着八国联军攻陷天津，都统衙门颁布的最早禁令之一就是禁止当街便溺，而这一规定是用刺刀和拳脚推行下去的。"津之东浮桥上有一人小解，被德国洋兵抓到捕局去罚办。"④ "津之侯家后芦子坑见工程局巡捕二名揪究一人向西而去，询之路人云系在街小便不谙区处被获罚办。"⑤ 在首都南京，南京市公用局贴出告示，禁止在沙河坑洗涤粪桶，其告示云："东山自来水供用水量，全恃沙河坑山水及潮汐涨满为主要水源，乃近有贩运粪溺船艘，在沙河坑内洗涤粪桶或抛弃污秽物品，因之自来水源受莫大影响，此种

---

① 孤舟：《见到说到》，《三六九画报》1944 年第 25 卷第 18 期，第 13 页。

② 日本中国驻屯军司令部编：《二十世纪初的天津概况》，侯振彤译，天津市地方史志编修委员会总编辑室 1986 年版，第 330 页。

③ 《臭天津》，《天津白话报》1910 年 3 月 18 日。

④ （清）储仁逊：《闻见录》卷 7，1901 年版，第 54 页。

⑤ 同上书，第 78 页。

有碍群众康健行为，亟应严行取缔，定即拘究。"① 在南方的苏州，对于随地便溺和在河道洗涤便溺器，"令各分所饬岗警拿解以违警法论，决不姑宽"，同时"令其本人将粪便送入公共厕所，并罚立正一小时，或登报公布其姓名"②。但事实上，规章容易制定和颁布，但往往难以落到实处，仅随处便溺问题，就成了妨碍城市公共卫生之顽疾，以走在全国公共卫生前列的上海为例，上海市公安局就曾感慨："随地便溺的这件事，本来在违警罚法尚定有处罚专条，并且也曾屡次布告禁止过的，应该早已一律禁绝才是。但据近来考查，仍常有此种事情发生，实在是很不好的现象。考其原因，一则是民众积习太深，一则是查禁不力所致。此种事虽轻微，若不从严查禁，公共卫生要受很大影响。而且各街巷路旁，处处便溺痕迹，阵阵不好气味，实足为本市的污点。"③ 因此不得不再度布告严禁随地便溺。

2. 对粪具以及倾倒、清运粪溺的规范

首先是对粪具的规范。粪具简陋、密封不严或者不加盖，很容易造成街道上污秽淋漓、臭气熏天，严重影响市容，妨碍城市环境卫生，即所谓"粪溺横流，污秽堪虞"④ 者。因此不少城市规定粪桶须加盖，因此粪桶开始由无盖粪桶，渐渐变为有盖粪桶或加盖密封桶。这种规定具有强制性，比如 1892 年上海公共租界就规定，粪夫清除粪便必须统一使用加盖密封铁桶，然粪夫均嫌铁桶沉重，不愿使用，工部局遂下令，若粪夫不用密封铁桶，可处以拘拿。在其他城市，如北平等，市政当局也注意到无盖或密封不严实的粪桶、粪车对公共卫生的不良影响，因此着力改善粪桶和粪车，推广有盖且密封严实的粪桶、粪车。⑤

其次是对倾倒粪秽的规范。北平市政府于 1930 年公布了《北平

---

① 《纪事：禁在沙河坑洗涤粪桶》，《市政公报》1930 年第 373 期，第 30 页。

② 《取缔沿街小便之布告》，《苏州明报》1927 年 6 月 18 日。

③ 《严禁随地便溺》，《公安旬刊》1929 年第 1 卷第 1 期，第 4 页。

④ 《粪溺横流，污秽堪虞》，《大光明》1946 年第 2 期，第 9 页。

⑤ 《新旧粪车之对照，新式粪桶之对照》，《卫生月刊》1936 年第 2 卷第 7—8 期，第 4 页。

市城区粪夫管理规则》，要求"粪夫所掏粪便应依照该管区署制定之路线及时间运往城外，不得在街巷停留，刷洗粪桶的秽水应在该管区署指定处所倾倒，不得任意泼洒""粪车及粪桶容储粪便不得逾量，并应加覆盖具，不使粪便及秽气溢出"①。同时，对于病人粪溺，也有处置规定。"公私立医院之病人，所吐之痰涎，及排泄之粪溺，最为污秽"，若"混入普通粪内，用供灌溉，或将痰涎等物，倾入沟渠，则辗转流播，传染堪虞"②，因此广州市政当局专门制定公私立医院病人秽物处置方法，禁止"乱倾病人粪溺"的行为。

再次是粪夫运输粪溺时间的规定。比如1873年上海法租界规定，粪夫每天清运粪便的时间是早上7点至9点钟。1886年，上海公共租界粪便清除分冬、夏令时刻，对清除地区，视繁华程度区别对待。冬、夏令时间，分别规定上午9时和8时前，将公共租界范围粪便清除完毕。但对山东路以西一带地段，可在规定时间内，向后延迟1小时。在安庆，根据1927安庆当局颁布的《安庆市公安局管理厕所章程》和《取缔挑运粪溺章程》，粪夫只能在早晨和傍晚行人稀少时挑运粪溺，其他时间挑运粪溺则会受到处罚。在厦门，根据1931年厦门地方当局公布的《取缔厕所清洁规则》，粪夫挑粪时间须在上午8时以前，下午4时以后。各地对粪夫进城运输粪溺的时间规定虽各有不同，但大致都有力图避开城市繁忙、人口汇集之时运输的共同点。在广州，挑运水粪时间，"每日上午九时以前，下午四时以后"，对于干粪，"搬运时间，应限于每日下午七时以后，上午六时以前""自布告后，如再有不依时挑运者，一经查觉，必定拘案处罚。"③

3. 厕所便溺规范

如厕亦被具体条文所规范。以奉天为例，1923年，奉天市政公

① 《北平特别市城区粪夫管理规则》，《北平特别市市政公报》1930年第51期，第3—4页。
② 《卫生局取缔乱倾病人粪溺》，《市政公报》1929年第331—332期，第110—111页。
③ 《规定挑运粪溺时间》，《市政公报》1930年第349期，第39页。

所颁布了《公厕须知》，对便溺者的行为做出如下规定：1. 便溺者
不得毁坏及盗窃公厕内外一切设备；2. 便溺均有一定位置，不得因
天寒夜黑或霪雨暴风于公厕内外任意污秽，致碍他人卫生及一般观
瞻；3. 便溺者须严守秩序不得前后拥挤，出入厕所须随手关门；4.
公厕内外不得随意乱写黑白字及乱绘图样；5. 在厕所内外不得有猥
亵不雅行为；6. 便溺者不得任意便溺于大小便坑以外。此外，为保
证便溺者更好地遵守《须知》规定，还制定了惩处措施：如有违犯
上列各项者，由公所处罚大洋五角以上二元以下之罚金或一日以上
三日以下之拘留。倘有盗窃及毁坏行为者，加二倍处罚并责令赔
偿。① 从此，公共厕所的管理也逐步走向制度化。再以安庆为例，
1927 年，安庆公安局在其《管理厕所章程》中也明确规定，不准在
厕所站板及便池外任意便溺，乱丢秽纸。② 简言之，在无论厕所内
外，须于指定地点或区域大小便，不得任意为之。

　　4. 厕所卫生规范

　　粪溺既然是商品，它就会遵循商品规则，即以最小的成本，追
求最大的经济效益，因此，"就连作为首善之区的北京，仅有的一些
公厕也是由粪霸掌控的粪场子设立的，目的只是为了方便地收集粪
便，并不考虑卫生、环境、隐蔽等问题，因此都是简陋得不能再简
陋，节省得不能再节省。这样的公厕多数为露天的，周围仅有半人
高的矮墙，里面挖上六七个坑，每个坑里埋一个小缸，缸前用砖头
砌一道一砖宽的尿槽，这就是一个厕所的全部内容"③。此种经济利
益驱动之下的厕所管理，显然与公共卫生有极大之妨害，政府出台
相关法规进行规范，自然是早晚之事。1917 年 3 月，北洋政府公布
了《管理公立厕所规则》，规定"厕所内外，应由该处清厕夫、粪
夫及土车夫随时扫除，不得堆积污秽渣滓；凡厕所每日宜由该处清

① 李宏丹：《民国初期东北城市环境卫生治理研究》，硕士学位论文，辽宁大学，2015 年。
② 《安庆市卫生志》，黄山书社 1995 年版，第 28 页。
③ 周连春：《雪隐寻踪：厕所的历史、经济、风俗》，安徽人民出版社 2005 年版，第 35 页。

厕夫及粪夫，于清晨及正午扫除两次，并用石灰末撒布周围，消除秽气"①。具体到地方，以安庆为例，1927 年安庆颁布《安庆市公安局管理厕所章程》，规定了厕主的扫除义务，要求厕主必须按日或隔日清除公厕一次，不得积储，以免盈溢；出粪时，应将厕所打扫干净。1928 年，杭州市颁布的《杭州市取缔私有厕所暂行规则》也规定："每日责令厕主于早晚打扫两次，以资清洁。其出粪时间，阴历四月至九月，限每日上午五时至七时。阴历十月至三月每日上午六时至八时，逾限禁止。每日早晨出粪后须将坐凳用水刷洗揩干，缸外遍撒石灰以除潮湿。"② 原先为了节省开支或劳力，厕主往往忽略厕所卫生，有了法律规范后，清扫厕所，清运粪便均不再是厕主的随意而为。对于那些无视章程、我行我素的厕主，市政当局通常会取缔其厕所，比如安庆"韦家巷、五挡坡、同安岭、黄家狮、山谷祠、观音巷等各处厕所，因均极污秽而被各该管分局封闭"③。当然，关闭污秽厕所对于市民解决"方便"问题，亦确实不方便，因此对厕所的处置尚须分类进行，比如南京市对于不合格厕所的整治主要有以下三个方面："凡建筑不合卫生原则而无妨于交通者，以邻近居户之需要，量厕主之能力责令修理完善；建筑不完备而又妨于环境卫生，及位于中山路子午路三十公尺以内，且为附近多数市民所厌恶，该厕主有相当地点迁移者，责令迁移；各项设备均不适宜，厕主又无力修理或迁移，则令拆除或填平之。"④ 根据这个标准，南京市在 1930 年共有 115 个厕所被责令修理，23 个厕所被责令迁移，420 个厕所被下令填拆，"以预防疫疠而保市民健康"⑤。

由此可见，不论是对个人便溺场所、洗涤便溺器具及倾倒粪溺

① 《管理公立厕所规则》，《政府公报》1917 年第 427 期，第 179—180 页。
② 《杭州市取缔私有厕所暂行规则》，《市政月刊》1928 年第 1 卷第 3 期，第 13—14 页。
③ 陶明华：《解放前安庆的卫生防疫概况》，安庆市政协文史资料委员会《安庆文史资料》（第 16 辑），安庆，1987 年版，第 106 页。
④ 《卫生：取缔市内厕所等经过情形案》，《首都市政公报》1930 年第 68 期，第 24 页。
⑤ 同上刊，第 24—25 页。

行为的规范，还是对粪夫粪具、倾倒粪溺以及运输粪溺时间的规范，抑或是厕所便溺及厕所卫生的规范，其目的都是为了改善城市公共卫生。中国近代的污秽，已由传统的自主、自发、政府不干预的状态转变为被政府主导和管理。在公共卫生话语下，原本属于个人行为的便溺等诸多行为开始被规范和管理，粪业从业人员，尤其是粪商或厕主，作为一个与城市卫生有直接关联的利益群体，市政府已试图将其纳入市政管理，改变原先其"自治"状态。

四 城市饮食卫生

（一）饮食与公共卫生

饮食卫生是城市公共卫生之重要组成部分。中国传统饮食卫生与近代饮食卫生不能划等号，传统的饮食卫生，主要是从养生、保卫生命的角度来阐释饮食禁忌，比如孙思邈曾说："不欲极饥而食，食不过饱；不欲极渴而饮，饮不能过多；饱食过多则食集聚，渴饮过多则成痰癖。"王充道："欲得长生，肠中常清；欲得不死，肠中无滓。"《少年进德余》称："美味多生疾病。"《千金方》云："美味须熟嚼，生食不粗吞。""大饥不大食，大渴不大饮。"《韩非子》曰："香美脆味，厚酒肥肉，甘口而疾行。"[①] 然传统中国并没有近代意义上的公共卫生习惯，正如上海淞沪商埠卫生局所说："我国人民，闭关自守，古法是遵，种种迷信，无可讳言，所以平日之一饮一食，一动一静，忽焉不察，遑问公众卫生之道乎！其间偶有少数注意卫生者，其养生方法，亦多以滋补调养，希冀延年，孰知一旦遇有疾疫，或则不及医治，或则医药失灵，若为大灾，任为数命。"[②] 在这样的背景下，近代西人来华后，当看到中国的饮食习惯

---

① 《中国古代的饮食卫生》，《新民》1933 年第 45 期，第 58 页。
② 《商埠卫生局昨开成立会》，《申报》1926 年 8 月 25 日。

时，就会非常诧异。1900 年，八国联军统帅瓦德西从一个外国人的角度描述了他所见到的清末北京饮食习惯："所有世间万物，皆不令其废置遗弃。因此之故，对于已死动物加以埋葬之举，从未有之。无论骆驼、驴子，马牛犬猫，皆可作为食品。假如该项牲畜之死，系由于染疫之故，则其肉价可以略为低减，但其尸体却无论如何非吃不可。关于烹调食品一事，中国主妇具有无限发明天才，为我们从未见过者。每件残剩物品，皆能善为利用。"① 对于牲畜是否"染疫"是西人关注的重点，也可见西方对饮食卫生与传染病的关系认识相当清楚，然而对于普通中国民众而言，是否"染疫"基本上可以忽略不计。

清末民初传染病的频繁爆发，防疫的严峻性和紧迫性，开始让当局和有识之士认识到饮食卫生的重要性。从清末至民国初期，鼠疫、霍乱、猩红热等传染病不时暴发，严重威胁民众的生命安全。晚清时期广州瘟疫高发。据统计，自 1840 年至 1911 年，广州共发生瘟疫 45 次，年均发生率为 0.6 次。光绪、宣统年间高达 41 次，占晚清广州瘟疫总数的 91%，年均发生率为 1.1 次。天花、霍乱、鼠疫为当时广州三大重疫，其中，天花共发生 3 次，霍乱 7 次，鼠疫 20 次，三者共占晚清广州瘟疫总数的 67%。尤其是鼠疫，从 1890 年至 1911 年 20 余年间，几乎年年都有，从未间断。1894 年广州爆发了史上最严重的鼠疫。据保守估计，7 万余人因此丧生，占当时广州市人口的 4.7%，广州民众曾一度惶惶不可终日。"常有宴饮之际，席未终而身已亡，谈笑之余，音尚存而魂已散。"② 在仓皇应对一场又一场疫病危机之际，一些有识之士开始对广州城市公共卫生进行检视和反思，所论就涉及饮水卫生和食品卫生。

1904 年，两广总督岑春煊在上书朝廷的奏议中提到："省城近年鼠疫流行，春夏之交，死亡枕藉，天灾之酷，惨不可言，虽致疫

---

① ［德］瓦德西：《瓦德西拳乱笔记》，王光祈译，上海书店 2000 年版，第 110—111 页。

② 《时疫未已》，《申报》1894 年 5 月 21 日。

不止一端，而大端由于饮水之不洁。"① 民初广东省卫生司长李树芬也指出："惟洗涤炊具食品，则纯用生水，其传染病亦可由是发生，病痛死亡不之凡几。其病症最要者为霍乱、肠热、痢疾等症，可见省垣所有井水、海水均不能用。"② 杜绝经由饮用水传播的传染病，在清末民初已成为广州改良饮水的动机。

食品卫生与疫病息息相关。民国时期，各种传染病甚为流行。据民国时期的学者估计，北京传染病的死亡率约为30%，病死者中的25%—40%是死于传染性的胃肠疾病，如霍乱、赤痢等。民国时期的广州，30%的广州人因吃生鱼患肝吸虫病。10%的广州人患钩虫病，霍乱时有发生，急性胃肠炎和痢疾为死亡原因之首。在成都，霍乱、鼠疫、痢疾、天花、伤寒、疟疾、白喉等传染病频发，霍乱更是年年爆发，比较严重的三次有：第一次是1920年，死亡1751人。第二次发生在1939年，死亡2337人。第三次发生在1945年，是最为严重的一次，时任四川省政府卫生处长陈志潜曾对记者说："成都市每年均发生霍乱，惟今年（1945年）最为猖獗。"③ 当时市内医院统计共诊霍乱病人3773名，不经过医院的数字尚不在内。

对此，公共卫生专家李廷安指出，要控制广州的胃肠疾病，首先要控制水、食品、苍蝇，执行市政府有关食品生产经营的规定。民国时期著名公共卫生专家胡定安曾撰文指出："胃肠传染病，其主要者有霍乱、伤寒、赤痢等，多半在夏季流行，推究其原因，首与饮食有密切之关系。"以霍乱为例，"霍乱，由于然然霍乱弧菌而起，人之感染本病，每因食含有霍乱菌之水、食物及其他污染品。霍乱之源泉，主在于病人之吐泻物，由此吐泻物，以直接间接传染于人，其所凭籍之媒介物有三：（一）蝇：蝇脚可带有无数病菌散布于食物之上，倘不慎食此含病菌之食物，即可感染本病。（二）水：

---

① 岑春煊：《署两广总督岑云帅奏请息借民款以兴要政折子折稿》，《申报》1904年6月6日。
② 李树芬：《卫生及广东卫生之行政》，《中华医报》1912年第1期。
③ 四川省志卫生志编辑组：《解放前四川疫情》，出自《四川文史资料选辑》第16集，中国人民政治协商会议四川省委员会、四川省省志编辑委员会编，成都，1965年5月，第176页。

若将病人之吐泻物倾倒于河水中，或以病人吐泻物所污之物，在河水中洗涤，往往能酿成大患……（三）常人之用具：常人之手指接触病人的用具污物，往往染有病菌而传入口中。此外，在霍乱常存的地方，带菌者亦为传入之主要源，即带菌者之粪便内含有病菌，亦可籍种种媒介之物而传染流行。"[①] 因此，欲防霍乱，必须注意饮食卫生，"要求避免疾病，便须从注意饮食做起"。

（二）饮食卫生相关法规

中国近代意义上的饮食卫生法规诞生于上海租界。上海租界从建立之初，就很重视食品卫生问题。1845 年的《上海土地章程》规定："如有人在议定界内开设零用饮食等物，铺房及租给西洋各国之人暂行寄寓者，均应由管事官先给执照，始准开设。"[②] 这是上海公共租界以执照方式对食品卫生进行管理的第一个法规。1898 年，工部局设立卫生官，其重要职责之一就是负责食品卫生检查。1892年，工部局设置虹口菜市场，对鱼肉蔬菜进行检查。1896 年，工部局又开设了屠宰场，对食用肉类进行检疫。

为了使饮食卫生之管理法制化，上海公共租界又颁发了《工部局管理清洁卫生所给发无捐执照章程》，章程共 5 款 66 条，涉及牛奶棚、肉铺摊、野味及鸡鸭铺摊、猪肉铺等食品的卫生规范。法租界也有类似规章。这些规章，详细而周密地规定了何者可行、何者不可行、处理办法、卫生检疫费用、罚款数额等。

上海租界工部局开创了上海乃至全国的食品卫生管理先河，但食品卫生管理显然绕不开华界。在"一市三治"的特殊政治格局之下，由于人口的流动以及商贸往来的日益频繁，食品卫生管理显然无法局限在租界内。当时的华界卫生管理相当落后，工部局常常越

---

① 胡定安：《夏季胃肠传染病与饮食的关系》，《时兆月报》1944 年第 2 卷第 7—8 期，第 7 页。

② 《上海土地章程》中文本，见《上海租界志》，上海社会科学院出版社 2001 年版，第 688 页。

界对其区域内的屠宰场、食品厂、牛奶厂实行执照管理和卫生稽查。这一局面直到 1926 年淞沪商埠卫生局成立后才略有改变。上海卫生局在成立后不久，即主动向工部局要求协助建立饮食卫生管理制度，在饮食检查和互认发照等方面进行合作，虽与租界屡有冲突，但至 20 世纪 30 年代末，工部局卫生处和上海特别市卫生局在饮食卫生管理上还是进行了不少互利互惠的合作，比如，1926 年，朱福记宰牛铺，"因熬油污秽不堪，发生秽具，迭经英工部局总务长及领袖领事、函请取缔"后，上海淞沪商埠卫生局派员调查，认为属实，下令取缔，但朱福记起初并未遵办，卫生局再度"勒令该作停止营业，以重卫生"①。另一方面，华界和公共租界又发布了原则上统一的食物卫生管理法规，互相进行食物卫生检查或联合视察食品经营场所的卫生状况等，从历史发展的角度来看，亦属进步。

同时，上海设立卫生局之后，鉴于上海"市内大小饮食店不下五千余家，卫生方面率皆未能注意"，相继出台了不少饮食卫生法规，比如《上海市取缔不良饮食物品暂行规则》《上海特别市政府卫生局管理饮食店规则》《上海特别市卫生局取缔清凉饮食物暂行规则》等。为使法规得到落实，卫生局还"按户分发各饮食店，使各饮食店于一个月内自行遵章改良"②。对于不按章执行的食店，上海市卫生局通常会函请公安局协助，"凡出售有害卫生之物品，除立予销毁外，并照章均处以十五元以下之罚锾，屡犯者停止其营业，又在市区内制造或贩卖有害卫生之饮食物品，经查明确实者，除悉行没收销毁外，并得处以二十元以下之罚金，其触犯刑法者，应送请法院治罪。"③ 可见，在饮食卫生管理方面，上海当局的打击力度还是较大的。

北京作为晚清政府及北洋政府首都，在卫生法规方面，走在大

---

① 《淞沪卫生局整顿事项》，《申报》1926 年 9 月 26 日。
② 《上海特别市卫生局业务报告取缔饮食店》，《市政公报副刊各局业务汇报》1928 年第 2 期，第 121 页。
③ 《上海市卫生局取缔不良饮食物品》，《医药评论》1935 年第 128 期，第 33 页。

部分城市前列。当时的北京巡警总厅制定了一些饮食卫生管理法规，如《各种汽水营业管理规则》《管理各种汽水营业执行细则》《管理牛乳营业规则》《肉食品之预备与贮藏法》《管理饮食物营业规则》等，开启了北京饮食卫生管理的法制化历史。民国以后，又相继颁发了《京师警察厅管理饮食物营业规则》《京师警察厅各种汽水营业管理规则》《北平市卫生局管理牛乳营业规则》《修正北平市政府卫生局管理牛乳营业规则》《北平特别市公安局管理清凉饮食物营业暂行规则》《北平市政府卫生局管理清凉饮食物营业卫生规则》《饮食物及其用品取缔条例》《北平特别市卫生局管理发卖饮食物摊担暂行规则》等饮食法规。这些规则规范详细，以汽水为例，1925 年的《京师警察厅各种汽水营业管理规则》规定，"制造各种汽水营业者于开市之前须呈请警察厅派员检查制造厂之构造及用水"，"各种汽水所用之调制器容器量器等不得用铜铅等所制者，其已涂锡而于卫生上无害者不在此限"，"造汽水、荷兰水应用最洁净而度数在九十度以上者，不得使用土粉类"，"果汁须用新鲜者"，"糖须用洋冰花或车糖"，"颜料须用果汁或菜汁，其购自外国者，该颜料制造厂须经其政府允准售卖为造汽水或造糖用者，方准使用"，"所用之水必须清洁熟水，至少须煎沸至二十分钟之久，须用砂滤过一次以上，不得仅用布滤其水，滤内之砂或炭每一日须用水涤一次"，"不得使用含有毒性之香料颜料及防腐剂"，汽水污浊或变坏，或有沉淀物，或汽水含有砒素铅亚铅铜锡各质，或汽水含有毒性之颜料，或汽水含有毒性之香料，或汽水含有毒性之防腐剂者，均不准售卖。同时，对制造或经营汽水者，也有相应规定："各种汽水营业者，不得使患结核、癫病、梅毒及其他传染病之人在场内工作"，违反者依规予以处罚。① 这些饮食卫生规则的颁布，使北京市内的饮食卫生初步得到了有效的管理和规范。

广州也是当时饮食卫生走在全国前列的城市之一。民国初年，

---

① 《京师警察厅各种汽水营业管理规则》，《胶澳公报》1925 年第 224 期，第 10 页。

广州市政府制定的卫生法规中涉及饮食卫生的就有《广州市饭店、小吃店卫生规定》《酒楼管理规定》《广州市鲜奶出售规定》《广州市冷饮出售规定》《卫生部、公共安全部关于冷饮和食品出售暂行规定》等，为广州市饮食卫生的规范管理奠定了基础。此后，广州又颁布了《广州市临时取缔饮食物营业规则》《取缔饮食物品营业规则》《广州市酒楼饭店及其他饮食店卫生取缔规则》。以《广州市酒楼饭店及其他饮食店卫生取缔规则》为例，规则规定，"凡患肺痨、麻风、花柳病、皮肤传染病及其有危害他人之癫痫病者，均不得在店服务"，"店役于工作时，须一律穿着整洁衣服"，"全店地方必须整洁，店内饮食用具及椅桌务须洗除，清洁所用抹拭食具椅桌之抹布，并每日最少须用苏打洗涤一次"，"店内须设置痰盂，不得任意吐痰地上"，店内厨房"不得设置便溺之所"，"一切食物须用罩盖遮护"，"调制食品及装载食物之器具必须清洁"，厨房地面须每日"随时冲洗干净"，患病或病死或腐臭之禽兽肉类不准售卖，腐臭之鱼虾及其他水族不准售卖，腐烂之瓜果菜蔬不准售卖，变坏之奶酪饮料不准售卖，含有毒质之酒类不得售卖，过宿变坏之生熟食品不得售卖，"凡饮食物不得加以有碍卫生之染色"，"一切烹调必须用自来水，其未有自来水管达到之地点须用清洁之水"，"违反本规则者，得因其清洁轻重处以一元以上二十元以下之罚金"①。这些饮食卫生管理法规，进一步完善了广州市的饮食卫生法制管理。

沈阳市在饮食卫生方面也出台了相关法规，尤其是对售卖食品的各个商店的卫生管理很是重视。1929 年，沈阳市卫生局颁布一则关于规范食品卫生公告："查本市各食物点，每将食品露体，聚集苍蝇，侵入尘埃，最为传染病之媒介，妨碍卫生……仰市民各饮食店商人知照，如（饼食糖果等）一律用玻璃瓶纱罩或玻璃箱柜盛载……不加罩盖者，一经查究，即行拘案究罚，为此布告，仰各食

---

① 《广州市酒楼饭店及其他饮食店卫生取缔规则》，《广州卫生》1935 年第 1 期，第 14—15 页。

物店商一体遵照毋违，切切此令。"① 1947 年，沈阳市颁布《沈阳市卫生局管理饮食店营业暂行规则》，规定凡在沈阳市内"开设中西餐馆、酒茶点心馆，供人饮食之店铺"，都必须遵守此规则，并向卫生局提出申请，"由卫生局会同警察工务二局审查许可后，再向民政局办理商业登记，未取登记证前，不得开业"②。由此可见沈阳市政府为维护食品卫生安全做出的努力。

成都市在出台饮食法规的同时，也利用"布告"形式，强制饮食规范。1929 年成都市社会局布告"各饮食店售卖饮食，均须加盖纱罩"，称"近查各饮食店摊担子，或以破烂纱罩充数，或任听食品暴露，实属不合已极，须知蝇蚋尘土，均为传播病菌之媒，值兹夏季雨阳不时，百病丛生，更能为病菌广开传播之路。玻璃或纱罩所费无几，而在卫生上则收益良多"。下令"市内营饮食业者，无论其为店摊担子，均限于八月五号以前将罩子制齐，……敷衍塞责者，一经查觉，定将该营业人分别从严处罚不贷"③。并附上详细的"饮食罩制法"，供饮食从业者参考。1941 年 6 月，成都成立了成都市卫生事务所，对面食、冷食、腌菜、甜食、肉类及其制品、糖果均有相应的规范，对餐馆、茶楼、冷饮店铺、屠宰场、牛奶场等涉及饮食的场所之公共卫生也有相关规范。④

各城市饮食卫生相关法规基本相同，究其原因，乃是因为地方饮食卫生法规，是在中央政府制定的饮食管理法规基础上，结合各地特殊情况制定而成，故共性较多。因此，中央政府的饮食法规，更加全面。以南京国民政府时期为例，其饮食法规有：食品标准类如《牛乳营业取缔规则》《饮食品制造场所卫生管理规则》《饮食物

---

① 《卫生局注重卫生》，《沈阳市政府公报》1929 年第 329—330 期，第 84 页。
② 《沈阳市卫生局管理饮食店营业暂行规则》，《沈阳市政府公报》1947 年第 2 卷第 13 期，第 12—14 页。
③ 《布告各饮食店售卖饮食均须加盖纱罩一案文》，《成都市市政公报》1929 年第 10 期，第 9—10 页。
④ 《民国时期成都市卫生事务所》，成都市档案馆馆藏，第 34 全宗，第 5 册。

防腐剂取缔规则》《清凉饮料水营业者取缔规则》和《饮食物用器
具取缔规则》等；饮食、饮食器具检查方法类如《肉类鉴定之标
准》《牛乳鉴定之标准》《粉类鉴定之标准》《面类鉴定之标准》
《豚脂鉴定之标准》《酱油鉴定之标准》《茶鉴定之标准》《卵鉴定之
标准》《蔬菜鉴定之标准》《果实糖浆即果子露鉴定之标准》《面包
鉴定之标准》《西洋糖果类鉴定之标准》《清凉饮料鉴定之标准》
《米之鉴定之标准》《醋之鉴定之标准》《豆腐及豆腐皮鉴定之标准》
《炼乳鉴定之标准》《乳粉鉴定之标准》《面筋鉴定之标准》和《饮
食物用器具检验法》等。这些法规的出现，在一定时期内使饮食卫
生得到了规范化的管理，有利于整个食品卫生的改善和提高。

　　总体而言，食品卫生的管理在民国时期得到了政府当局的高度
重视，饮食卫生不仅为普通市民个人的身体健康提供了保障，也有
利于整个社会的国民生计和发展。

（三）饮食卫生日常监管

　　1940 年，《卫生月报》刊登了一篇名为《售卖清凉饮食物为什
么要管理？——卫生稽查和商贩的对话》的文章，以卫生局稽查员
和商贩对话的形式，向公众以浅显易懂的语言详细讲解为何要对冷
饮食物进行稽查，兹将其中较为有趣且重要的语句摘录如下：

　　　　乙（卫生稽查员）：管理的意思就是要知道你们制作和贩卖
　　的方法是不是合于卫生，我们可以指导你们依法改善。
　　　　甲（商贩）：这自然是很好的意思，不过怎样才算是合于卫
　　生呢？
　　　　乙：其实简单说起来一句话，人吃了不生病，就是合乎
　　卫生。
　　　　甲：什么？不合乎卫生的清凉饮食物品，人吃了就可以生
　　病吗？
　　　　乙：不错，如果制造和设备不卫生，人吃了就要生胃肠传

染病。……像霍乱，伤寒，赤痢，肠寄生虫啦！都是由于吃不卫生清凉饮食物品才得的。……像这样的重要，如果不加以管理，又怎样能保护市民健康哪！

甲：怎样才算是合于卫生的清凉饮食品呢？

乙：第一品质要新鲜，第二不能含有大肠菌或其他致病菌，第三不准掺加有害性色素、有害性芳香质或是其他毒质的。

甲：我们用的原料和用具都很清洁，为什么还能有病菌？……食物里怎么会掺有粪便呢？

乙：是由于未经煮沸的水而来的，因为有的井和厕所相近，厕所的粪坑建筑又不好，粪便由地下渗入到井中，井水就被污染，用这种水来洗涤用具，或者用具和原料被苍蝇所沾足，这样一来所制作的食物就不干净，掺有粪便当然就可能了。因为这种种缘故，所以对于贩卖清凉饮食物营业的制造场所和贩卖场所都要管理的。……卫生局不是故意多事的，这是应该做的事吧！①

这样较为口头化的文章能刊登在专门医药杂志《卫生月刊》上，从一个侧面也可以说明饮食卫生的意义及重要性并不为绝大部分饮食从业人员所了解，因此，由卫生机构或警察机构出面，对饮食卫生进行监管或稽查，就显得尤为必要。

饮食卫生日常监管涉及多方面，比如肉类检疫、汽水卫生监管、餐馆卫生监管、零食摊位监管等，均与公共卫生有极大关系，因饮食卫生管理具有的共同性以及限于篇幅，本部分仅举三个方面说明清末民国时期的饮食卫生监管。

其一是肉类监管。对于肉类检验与公共卫生的关系，上海市卫生局兽医技正周立端曾用白话文详述二者之关系，其云："肉类

---

① 《售卖清凉饮食物为什么要管理？——卫生稽查和商贩的对话》，《卫生月报》1940 年第 16 期，第 19—20 页。

（猪、牛、羊、鸡、鸭、鱼等）在食品中占很重要的地位。品质的良否，当然与吾人之健康，有直接的关系。""人畜间相互传染的疾病很多，追究人畜间疾病相互传染原因，虽甚复杂，食用病肉，亦是重要原因之一。所以若不严密管理肉类，小则危及个人的健康，大则招来公众的不安。""所以对肉类，实行检验取缔，俾达防范目的。"并举 1865 年德国一村庄食用患有毛虫病的猪肉导致几百人患病，101 人死亡，其后政府开始检疫，故此病渐渐绝迹的事例，来说明肉类检疫的重要性。最后总结说："东西先进各国，对于肉类检验，颁订法令期达民众安全目的。"施行肉类检验，可以"防治奸商贩卖病肉或死畜肉"，"肉制品（如火腿、罐头、熏肉、咸肉、腊肠、冻肉等）因制造不良，或装置不适，每易腐败，由于检疫，得以禁止贩卖"。"鲜肉往往外观似属健康，而实不堪食用者。如旋毛虫病……""施行肉类检验，凡系病肉、死畜肉、腐败肉、传染病肉及寄生虫等不良肉品，均得彻底取缔，而达到公共安全之目的"[1]。

　　肉类检验或检疫对公共卫生之重要性即在于此。在肉类检验方面，早期的上海公共租界堪称典范。1868 年，上海公共租界内出现了不少劣质肉，这些劣质肉来源于病死的牲畜。为确保租界内肉制品的安全，上海工部局临时增设肉类稽查员职位，负责每天对界内肉店和屠宰场的稽查，遇有劣质肉，一律销毁没收。仅仅一个月，肉类的质量就出现大幅度提升，送到各屠宰场宰杀的牲畜健康状况也大有改观。

　　第二年，工部局下设"菜场股"，在"菜场股"下又设有小菜场稽查员，专门负责监管界内包括肉制品在内的食品卫生。按照规定，小菜场稽查员须定期检查肉制品供应链上的任何一个环节，如菜场、屠宰场、家畜棚等，然后按时向工部局汇报。在检查过程中，若发现有可疑或患病的牲畜、鲜肉，经工部局医官确认后，小菜场稽查员有权扣留并销毁其肉制品。

---

　　[1]　《肉类检验与公共卫生》，《卫生月刊》1929 年第 2 卷第 2 期，第 12—13 页。

1872 年，工部局赋予警备委员会可以没收界内出售问题肉类的权力，1873 年，一些病牛肉因此遭扣留，牛肉铺老板也被处以罚款。1897 年，工部局聘请一名专职兽医，专司管理牲口注射疫苗及预防牛瘟、恐水症等事务。此举大大提高了工部局肉类稽查工作的专业水准。

在对肉制品进行稽查的同时，工部局还意识到私人屠宰场恶劣的环境卫生对肉制品加工可能带来的不良影响，因此提出设立公共屠宰场。1893 年，上海公共租界内的第一个公共屠宰场建成，并于次年投入运营。该屠宰场地面用不透水材料铺成，其自动水箱可定时对屠宰场进行冲洗。

公共屠宰场开业后，工部局规定，所有在界内持照肉店出售的肉类，都必须由该屠宰场宰杀。牲口送往屠宰场被宰杀前，都须经过严格检查，合格牲口会被盖上"工部局屠宰场屠杀"的字样和屠宰日期，不合格的牲口将会被退掉。与此同时，工部局规定，凡是出现在菜场中未盖印的肉，小菜场稽查员必须全部没收。1893 年，河南路肉摊上准备出售的三只已宰的羊，就因为没有盖公共屠宰场宰杀的印记而被没收。

肉类稽查制度与公共屠宰场的设立，保证了上海公共租界内肉类及肉制品质量，确保了界内侨民能够安心食用"放心肉"。

上海淞沪商埠卫生局自开局后，也较为重视饮食安全。卫生局下设三个科室，其中第二科负责检验肉类事宜。国民革命军占领上海后，上海成立卫生局，相继颁发了一系列肉类监管法规，如《上海特别市卫生局宰牲检验规则》《上海特别市管理宰作规则》《上海特别市卫生局管理发售鲜肉规则》《上海特别市管理禽兽产品店厂规则》《上海特别市卫生局管理肠厂登记章程》等，从屠宰场到售卖鲜肉，再到肉制品加工等都有相应的规范。以《上海特别市卫生局管理发售鲜肉规则》为例，该规则除了规定病猪或死猪之肉，以及未经上海市卫生局或上海租界卫生处检验盖章的猪肉均不得售卖外，还对鲜肉店及鲜肉店从业人员有严格规定："鲜肉店摊内外均应清洁，垃圾堆、死水池塘或公共厕所等附近不得设立。""凡在鲜肉店摊工作之人应以曾经登记医师证明无皮肤病及各种传染病者充任，并应每年种痘，每夏打防疫针各一次。"① 据 1928 年的统计，上海当时宰后牲畜检验"每月平均约有四万六千余头"，宰前检验"每月约有四万四千余头"②。这样的检验，非常有必要，亦检测出不少问题。以猪为例，当时"外科病以外伤性跛行、骨折、脱臼、打扑伤、钉钩伤创孔、腰椎折伤、恶性肿瘤、肉肿、眼结膜炎等为最多，每日检出十余头或四五十头等；内科病以胃肠炎、胃溃疡、黄疸、肺炎、气管病等为最多，每日检出一二头或十余头不等。其他热性病有出血性败血症、豚丹毒、豚疫、豚虎列拉以及其他热性病等，每日检出亦有二三头或三四十头不等"。

同时，上海市还设有市立第一宰牲场一所，"规模宏大，内有冷藏设备及畜体化制机械等项，堪称远东第一，宰牛使用电力麻醉，人力时间，均甚节省，场内一切设备，尚属齐全，牲畜宰前宰后，均经严格检验，所宰畜类，计分黄牛、水牛、马、小牛、猪、绵羊、山羊等，为便利各处屠宰起见，另在西藏南路更设市立第二宰牲一所，专供宰猪"③。1946 年，上海市卫生局曾详列了其在 1945 年 9 月 12 日至 1946 年 3 月 15 日牲畜检疫次数，见表 1。

表 1　　上海市卫生局 1945 年 9 月—1946 年 3 月牲畜检验统计④

种类	检疫次数						
	1945 年 9 月	1945 年 10 月	1945 年 11 月	1945 年 12 月	1946 年 1 月	1946 年 2 月	1946 年 3 月
黄牛	878	3592	4175	4685	3677	3087	2194
水牛	83	2328	3400	3881	2508	1691	831

① 《上海特别市卫生局管理发售鲜肉规则》，《卫生月刊》1929 年第 2 卷第 2 期，第 29 页。
② 《肉类检验与公共卫生》，《卫生月刊》1929 年第 2 卷第 2 期，第 12 页。
③ 《上海市卫生局工作报告》，《上海市政府公报》1946 年第 3 卷第 7 期，第 136 页。
④ 此表根据《上海市卫生局工作报告》制作而成，详见《上海市卫生局工作报告》，《上海市政府公报》1946 年第 3 卷第 7 期，第 136 页。

种类	检疫次数						
	1945 年 9 月	1945 年 10 月	1945 年 11 月	1945 年 12 月	1946 年 1 月	1946 年 2 月	1946 年 3 月
小牛	83	395	385	544	521	208	204
绵羊	1737	4514	4753	3573	3383	1486	1172
山羊	101	167	864	887	582	64	0
马	0	17	41	69	31	49	18
猪	15231	39382	29984	42185	49263	31876	20977

"肉类与其皮毛肠等能否合于卫生，全视屠宰场之设备是否完善。"与上海相邻的宁波市为了便于监管肉类卫生，在 20 世纪二三十年代也相继建立了宁波市第一和第二屠宰场，并制定屠宰场规则，以《宁波市立第二屠宰场简则》为例，该简则明确规定在场外私自屠宰者，将会被处以三百元以下的罚金。非盖有宁波市第二屠宰场验讫戳记，"不准运出场外或市上售卖"①。与上海类似，宁波也在屠宰场里专门设有检查员，专司屠宰场的肉质检疫，据宁波市给卫生部上报的宁波市第一屠宰场调查表显示，当时的检查员名叫王仁锵，毕业于日本麻布兽医学院，曾任江苏第三农校畜牧科教员、浙江省立农事试验场畜牧科技师，乃专业人士。1929 年，宁波市第一屠宰场平均每日杀牛 7—15 头，每头征收检验费一元，牛宰工及场地使用费一元，对于有病的牲畜，"除恶性传染病畜在病理屠场内扑杀外，其他酌量病状重轻许与屠宰或隔离诊治之肉类脏器发现各种病状时，视其长度如何，施以熬油或埋却等之处置"②，大大降低了病死牛猪羊肉进入市场的可能性。

其二是汽水监管。清末，民众没有什么卫生概念，一些汽水制

---

① 《宁波市第二屠宰场简则》，《宁波市政月刊》1930 年第 3 卷第 5—6 期，第 42 页。
② 《呈为填送屠宰场调查表请鉴核分别存转由》，《宁波市政月刊》1929 年第 2 卷第 7 期，第 10 页。

造商唯利是图，在凉水里面加一些色素或橘子皮水，再辅以糖精和冰水，即名之曰"汽水"，对外售卖。这些汽水售价便宜，有的仅仅售铜元一枚，因此市民，尤其是小学生，购买者甚多。但这类汽水，"与卫生大有妨碍"①。虽然京师警察厅制定有《各类汽水营业执行细则》，对汽水的制作和销售均有严格的卫生规定，但各汽水厂或个体商户并不一定遵守，为此京师警察厅"通令各区传知各汽水厂，须将其出品呈该处（卫生处）检验"②。为防止各汽水厂隐瞒部分汽水种类，京师警察机构还主动出击，派员收集北京中外商人所制的各种汽水，然后一律加以化验，合格者方准出售。京师警察厅深恐各奸商图牟重利，"有假冒商标，未经化验即行私售情事"，因此，在查禁的同时，还将注册化验的汽水营业牌号、出售区域、制造种类等向市民公布，让购买者知情。比如1916年夏，京师警察厅共检验了26个品牌的汽水，除将检验结果布告于市外，还将其结果刊登在了《政府公报》上，以使市民"购买知所拣择，于卫生不无裨益"。由于京师警察机构的严格限制、化验和查处，以及汽水卫生知识在市民中的日益普及，出售汽水的厂商也大都能遵照规定呈验制成的汽水，在汽水销售旺季，可以看到报刊上刊载的不少汽水公司向京师警察厅呈验汽水的请示。当时报刊评价说，北京各汽水公司，"对于材料之选择，配合之手续，厂内之清洁，认真者固多"。但同时也应看到，北京各汽水公司对于汽水卫生，"草率从事者，正复不少"③。但不可否认，京师警察机构对汽水卫生的管理也算较有成效，北京城市的汽水卫生还是取得了不小的进步。

　　但当时作为国民政府首都的南京，在汽水卫生管理上就要宽松得多。据南京市卫生事务所1932年的化验报告，当时在南京售卖的汽水，"计有四种，内三种均来自上海，用洋铁盖内垫软木闭塞瓶

---

①　《取缔售卖酸梅汤》，《晨报》1918年6月11日。
②　《令各厂呈验汽水》，《晨报》1917年4月26日。
③　《警厅限制售卖不良汽水》，《晨报》1921年5月9日。

口，品质较高，另一种为本京普太和号出品，制成后用玻璃球闭塞瓶口，售价颇廉，兹经分别采取化验，结果以上海所出三种汽水，品质较佳，而普太和出品，混有大肠菌属，不堪饮用"①，但处理结果仅仅是"饬令该号，于来年制造汽水时，注意改良"②。

汕头市政府屡屡提醒需要"改良"又拒绝"改良"的汽水商，则予以取缔。1931 年，汕头市中马路安和汽水公司所制造汽水，经检验发现"细菌甚多，不适饮用，叠经派员传令改良，并遵照本府（市政府）《管理各种清凉饮料暂行规则》，来府登记，又借词延抗，实属玩藐功令，妨碍卫生"，因此对其的处理是"除分令公安局卫生科认真执行取缔外，合行布告市内各商店一体知悉，须知安和汽水公司出品汽水，含有细菌甚多，不适饮用，不得贩卖零售，供给饮用，以重卫生"③。禁止汽水零售商销售不合格汽水，对不合格汽水生产商，颇有釜底抽薪之效，虽对汽水生产商"无情"，但是却是对公众健康的"有情"。

其三是饭馆或零食摊担卫生监管。饭馆及饮食摊担乃饮食卫生之重点，北平市公安局第一卫生事务所曾在其年报中称："饮食物管理，因本所执行人员不足，仅及饭馆与饮食摊担之检查。"④ 以此可见饭馆与饮食摊担卫生监管之重要性。1932 年，第一卫生事务所辖区内"共有饭馆150 家，本年度每家计共检查十次，其有不清洁或不合卫生情形者，则随时予以指导改正。饮食摊担，则由稽查随时随地予以检查"，检查时多注意以下各项：1. 防蝇设备。2. 食物被苍蝇、尘土及手沾污情形。3. 食物储存方法。4. 用具及普通手巾消毒方法。5. 饮食物调治及职工之清洁情形。6. 便所状况。以饭店为

---

① 《化验在本市销售之各种汽水》，《南京市政府公报》1932 年第 116 期，第 66 页。

② 同上刊，第 67 页。

③ 《布告市内商店不得贩卖零售安和汽水供给饮用以重卫生由》，《汕头市市政公报》1931 年第 71 期，第 198 页。

④ 《饮食摊担店铺检查》，《北平市公安局第一卫生区事务所第八年年报》1933 年第 8 期，第 50 页。

例，当时第一卫生区辖内各饭店的设备及清洁情形如下。

从表 2 可以看出，当时的饭店卫生情况并不理想。但对于饮食摊担，第一卫生区事务所则言："本年度因举行灭蝇运动大会，对于各饮食摊担，取缔甚严，故于各饮食摊担，鲜有不加盖纱罩者，成绩较往年为佳。"① 虽然饭店或临时摊担的实际情况达不到当局要求的卫生标准，但不可否认，相应卫生取缔标准以及较为严格的监管、稽查措施，一定程度上也促进了饭店或临时摊担的卫生状况的改善和提高。

表 2　　　北平市公安局第一卫生事务所辖区内饭店设备及清洁情况②

设备	饭馆数目	百分比
厨房在室内者	137	31.3%
防蝇设备完全者	4	2.7%
食物储存有防蝇设备者	37	24.6%
厨房清洁者	1	0.7%
食堂清洁者	18	12%
职工清洁者	1	0.7%
桌子清洁者	13	8.7%
用具清洁者	15	10%
有适宜冰箱设备者	4	2.7%
有适宜洗涤设备者	1	0.7%
有消毒公用手巾设备者	8	5.3%
处置垃圾适宜者	2	1.3%
厕所清洁者	3	2%
有随时洗手设备者	2	1.3%
夫役另有卧室并清洁者	2	1.3%

---

① 《饮食摊担店铺检查》，《北平市公安局第一卫生区事务所第八年年报》1933 年第 8 期，第 52 页。

② 本表根据《饮食摊担店铺检查》制作而成，《北平市公安局第一卫生区事务所第八年年报》1933 年第 8 期，第 51—52 页。

再以 20 世纪三四十年代的西安为例，为了便于监管零食摊位之卫生，西安市拟定了《西安市零食摊贩暂行取缔办法》，首先是摊贩不准在人行道上或通衢街巷摆设零食妨碍交通规则，否则由巡逻警察随时取缔。其次是着重监管这些零食摊位所售卖的食品是否有害健康，其饮食器具是否清洁，是否加盖纱罩，从业人员身体是否健康，是否领有政府颁发的卫生执照等。若不符合相关条件又不改良、改善者，则将被勒令停业。比如 1944 年，西安市南院门水池附近，连续数月，隐藏零售饮食摊十余处，朝夕售卖，当局"每次即告诫设纱罩木框以重卫生，因是游商，置若罔闻，该处周围皆是马路，尘埃易起，莫不扬于池中，所有各饭摊，现无房屋，又无设备，自此以往，有碍市民健康"，经警察局调查，认为这些食摊"周围环境食品无法讲求卫生设备，予以取缔，以重卫生"①。

概言之，饮食卫生检疫以及卫生稽查，以立法或制度的形式，保障了市民的饮食健康，有利于城市公共卫生的改善和提高。

（四）近代饮食卫生评价

1. 对食品卫生事业的重视程度不高

无论是清末，还是北洋政府抑或国民政府，官方对饮食卫生事业的重视程度都不高。以西安为例，1940 年以前，西安市食品卫生管理由省会警察局卫生科负责，但仅限于对零食摊贩进行稽查。这与中国城市制度性缺陷有关，近代以前，中国多治人之官，治事之官少，食品卫生多由有关行会或士绅、居民等社会力量负责。虽然之后成立了独立的卫生行政机关，但是公共卫生事业进展缓慢，举步维艰。上海等各地卫生局成立后，经费欠缺，各类公共卫生工作没有物质保障，作为公共卫生核心的化验室，没有良好的设备条件，人员配备不足，对常规性事务的处理，或是应付，或是少管、推脱

---

① 《关于南院门零售饮食摊的报告》，西安市档案馆藏，第 018 号全宗，目录号 5，案卷号 18。

乃至不管。

2. 食品卫生监管以及食品卫生观念的宣传与普及，促使民众食品卫生意识逐渐增强，食品卫生状况改善明显

民国初期，上海乡间一位王姓人士，以卖油条为生，"其陈设油条之案头，视他人为独洁且于案头置竹篮，篮内铺以厚纸，纸上置油条，其外再以纸覆之，不使尘埃侵入，有来买者则启纸而以竹箸夹取与之，不以手取，纸必日易一次，竹箸亦常洗"①。出售各类食品的上海市南京路易安居社，每日保证出售新鲜食品，且能保证各种原料的新鲜，从而大受欢迎。位于上海南京路闹市区的快活林食品店，就大打"卫生"牌，该店各种食物须经医家检验合格之后方才出售，这在当时可谓一大创举。以此可见当时之民众已有一定的食品卫生观念，"卫生"的食品，才受欢迎。

民众卫生观念的提升，与卫生机构的监管密切相关，同时，也与官方利用不同渠道宣传食品卫生相关。以北平为例，20 世纪 30 年代，为改善北平市内的饮食品卫生环境，培养市民的饮食卫生意识，北平卫生局大力向市民宣传饮食卫生常识。在北平市卫生局发行的《卫生月刊》上，不仅经常发布许多卫生局的整治行动和饮食品检验报告，还刊登大量有关饮食卫生知识方面的宣传文章，如《兽畜传染病与吾人之关系》《传染病与饮食物》《检验肉品对于公共卫生之重要》《怎样整顿北平市的饮水》《公共卫生之重要性》《卫生稽查之意义》；也有通俗易懂的饮食常识普及，如《青菜、水果一般简易消毒法》《肉品及其副产品之检验：购买火腿鸡饮用牛乳常识》《食物与卫生常识》《婴儿饮食问题》《饮食对消化器官之卫生常识》等。这些举措使北平市民食品卫生意识有所加强，市面食品卫生状况有所改善。

3. 卫生监管不足，卫生状况总体不佳

从清末到民国，官方制定了一系列的饮食卫生标准、规章和章

---

① 《酒食馆置纱罩防蝇与自身之利益》，《申报》1922 年 7 月 20 日。

程，并派出专门人员对食品卫生进行监管，然而此期各城市的饮食卫生状况并不理想。1925 年中华医学杂志的一篇介绍遵化的文章颇能反映我国这一时期西南地区城市公共卫生状况。当时的遵化，无专门负责城市公共卫生的机构和人员，而负责城市卫生的警察则严重缺乏公共卫生常识，内务部颁发的有关食品卫生的法令法规被束之高阁，从未被执行，由此，各类传染病如痢疾、霍乱等年年爆发。

再以成都为例，民国时期的成都，"食店林立，设备简陋，碗筷桌凳及洗碗水污秽油腻，其不清洁久"①。饭店内肮脏不堪，苍蝇四处乱飞，乱飞的苍蝇甚至猖獗到直接落脚在食客正在大快朵颐的菜肴上。厨房内，随意放置在地上的肉类和蔬菜，与堆放在一角的垃圾堆，以及环绕着无数苍蝇的泔水缸为伍。"市上的各种饮食摊担，把一些食物赤裸裸的陈列着，毫无点遮盖的设备，任其为汽车经过激起的灰尘染污后，仍然拿来供给人们受用，而以赴青羊宫道上为尤甚，像这样的飞尘蔽天，什么病痛都可以食物媒介在大众肚腹里。"②"冷食物品多不合卫生，尤以学徒无知，常掺生水以供顾客饮用，易生疫疾。"③作为成都人最爱的茶馆，其景象常常是：茶客一边喝茶，一边非常惬意地修脚、理发、掏耳朵。市内屠宰场内污秽不堪，血水到处都是，牲畜内脏和皮毛被随意地丢弃在地，苍蝇乱飞，蛆虫更是多不胜数，室内永远都弥漫着一股腥臭难闻的味道，饮食卫生问题可谓任重而道远。

即便是曾经的首都北平，也是差强人意。1935 年夏天，北平卫生局对市面上的夏季饮料进行检查。在检查中，发现玻璃瓶塞的小瓶装汽水不达卫生标准，于是卫生局发布通告，禁绝生产和售卖玻璃瓶装汽水。但这项禁令遭到了众多生产汽水的小厂家的联合抵制，他们联合北平市工厂联合会向北平市卫生局抗议，要求"体恤商难

---

① 《民国时期成都市卫生事务所》，成都市档案馆馆藏，第 34 全宗，第 67 册。
② 《新新新闻》1944 年 4 月 5 日。
③ 《民国时期成都市卫生事务所》，成都市档案馆馆藏，第 34 全宗，第 67 册。

……（免致）工厂倒闭，工人失业"①。以工厂倒闭和工人失业等经济原因作为抗议理由，对于卫生局来说，就很难坚决实施其相关措施了。

北平的事例可以从经济上来解释民国饮食卫生之难以推行的原因。民国著名公共卫生专家、曾任国民政府卫生署署长的颜福庆则从卫生行政的顶层设计来阐述北洋时期饮食卫生监管不力之原因。他认为，北京政府卫生行政之组织，毫无系统可言。北洋政府"政权分散而不统一，北京政府之策略系将各地之卫生行政权，划归各该地之警察所办理。吾国之治警察者，能于卫生事业具有充分知识或有特别兴趣者，实如凤毛鳞角。夫以此等不合格之人，治理各地卫生事业。无怪乎其成绩之无可观也"。这实际上指出了当时卫生行政在草创之初的一个问题，即照搬日本的卫生行政，即卫生行政寓于警政之中，警察管卫生，实属专业不对口。这种"不问是否适合于国内之社会情形而贸然抄袭各国故有之成法"，"既乏专门人才，复鲜合法之组织，事权散漫，不能统一，以言成效，相去甚远"②。照抄照搬之下，自然总有"水土不服"之症，在无法消化"拿来主义"之下的一整套卫生制度之时，自然谈不上强有力的饮食卫生监管和饮食卫生成效了。

南京国民政府建立以后，虽然设立了卫生部，卫生系统脱离了警察系统，但在很长一段时间内，卫生行政与警察系统依旧纠缠不清，在个别没有条件设立卫生局、卫生处的地方，依然是由公安局负责地方卫生。由于主管饮食卫生的人员大多不具备医学和专业卫生知识方面的经验，而所有的条例都需要由卫生警察或普通的警察人员去执行，但这些警察一般对饮食卫生管理缺乏认识和了解，其饮食卫生知识也不见得比普通民众多，以这样一群人去监管饮食卫生，其效果和效率可想而知。

---

① 《都市卫生行政之研讨》，《市政评论》1936年第4卷第6期，第5页。
② 颜福庆：《国民政府应设卫生部之建议》，《中华医学杂志》1927年第4期，第233—235页。

五 城市供水

水是城市人口赖以生存的重要资源,不过"水在自然界虽然很多,却常常是不十分干净",而且"很多传染病的细菌都生存在水里,籍水的流动来传播,像夏天和秋天最多见的伤寒、霍乱、痢疾等,都是由水传染的疾病。所以,饮水卫生在公共卫生和预防医学上是一个重大的问题"①。1902 年,天津霍乱流行,来华日医铃木经科学研究后认为,天津霍乱肆虐的主要原因是海河的水受到了污染。当时的天津人习惯在海河边洗涤马桶、倾倒生活污水和垃圾的同时,又在海河边淘米洗菜,为市民挑水的水夫也在河边挑取生活用水。可悲的是,时人既不认为这些行为有碍公共卫生或有害公众健康,当时的政府也未曾干预甚至意识到需要干预。这样的生活方式不仅在天津世代相袭,在前近代乃至近代以来很长一段时间内,中国的大中城市也均习以为常。更甚者,"一些劳力的同胞,在汗流浃背、口渴极了的时候,看见任何的池塘,或者甚至于是小泥潭里的水,就用一双手去掬起来喝"②。十分形象地道出了当时民众糟糕的饮水习惯。与此同时,随着中西文化交流的日益频繁,国外的饮水卫生也经常被时人所谈及,"欧美各国曾有因饮水不洁,以致常有霍乱、伤寒、赤痢等传染病流行,后因检查结果,察知由于饮水不洁之故,加以竭力改良,此等疾病逐渐锐减"。"文明国家,市政发达,对于人民清洁饮水之设置与供给,为公共卫生重要事项之一。"③ 由此,随着近代城市人口的急剧增加,各地河流或井水不洁问题日益严重和突出,城市用水问题遂日益引起各方

---

① 《水的清洁与饮水卫生》,《济世日报医药卫生专刊》1947 年第 1 卷第 2 期,第 5 页。

② 同上。

③ 《国民卫生常识讲坛:公共卫生篇:第二、饮水》,《医事公论》1933 年第 3 期,第 19 页。

关注。

（一）河流、井水不洁

清末至民国时期，居民用水来源主要依靠河流、井水和池塘水。近代沿长江一带的城市居民多饮用河水。比如汉口城市居民的主要饮用水源就是长江和襄河之水。重庆市民则主要饮用长江水和嘉陵江水。天津在 19 世纪中叶，水井几乎不被使用，河水几成天津民众的唯一选择。晚清的北京则与天津相反，由于护城河污染严重，导致大部分北京市民只能选择井水，当时北京内城共有水井 701 口，外城共有水井 557 口。但像苏州和成都这样的城市，居民除了可以选择河水外，还可以选用水井，因为两地的水井均较多。据统计，20 世纪 30 年代，苏州的私人水井就已达到 1 万余口。据《成都通览》记载，民国初年的成都共有水井 2515 眼，到了 1943 年，全市公私水井已达 4621 眼，平均约 87 人共用一口水井。可见苏州和成都的水井数量在当时居于比较领先的位置，是居民用水的主要来源。除了河水和井水，池塘水也是市民的一大饮水来源。比如在南京，"贫苦市民，因距离河、井路远，及经济上关系，不得不取用池塘水作为饮料"①。

然而，不管是河水、井水还是塘水，其不洁净问题相当突出。近代官方或社会的相关论述时有反映，几乎纵贯整个清末民国时期。先说河水。上海在开埠之前，居民世代都用溪滨之水，开埠后，由于人口的极速膨胀，城市规模大幅度扩展，原有的河流溪滨被填没，居民用水开始变得日益困难。至于县城内的河道，秽物充斥其间，河水腐浊不清，取用河水虽使用明矾澄清，但仍腥臭之味难消。而另一通商大埠天津，作为饮用水来源的海河，也在 20 世纪初期受到了严重的人为污染。江南的情况也一样严峻。"江南城镇的居民，通

---

① 郭纲伦：《改良首都市民饮水之应急办法》，《化学工业（上海）》1930 年第 5 卷第 2 期，第 58 页。

常将污水直接排放到纵横交错的小河里。"① 在苏州，"城里的河道，是不妨上流洗刷马子桶，下流淘米的"②。"简直像条阴沟……淘米洗菜，不得不在这类似的阴沟中，或者有时还靠这类似的阴沟水作饮料。"③ "颜色和蓝黑墨水差不多：一阵阵的恶臭，蒸发起来，使人欲呕，洗涤东西，竟无分上下；一切秽物，应有尽有。"④ 而相邻的杭州，河水"最为浑浊，周楫通于斯，洗涤就于斯，举切污秽不堪之物质，莫不任意倾弃于斯"⑤。甚至远在西南的成都，同样情况堪忧："城内之御河、金河水，断不可饮，因檐沟秽水多注其中，而沿岸居民又淘菜洗衣，倾渣滓于其中也。"⑥ 而作为首善之都的南京，直到20世纪30年代初，其城内的秦淮河仍然"既供洗涤，又供汲饮"⑦，所以"秦淮河水污浊，不适饮用"⑧。也至于民国时人云，经常喝江水的武昌人给人们留下的印象是"形容之黄瘦，皮肤之枯槁，疾病之众多，急症之时时暴发也，夭亡者日日不免"⑨。用时人的话说，当时中国各大小城市的河水，已经被人们当成了垃圾场："便桶的粪屎，簸箕的垃圾，厨房的骨头菜皮，轮船的煤渣，染坊的染料，以及死猫死狗、死猪、死鼠、纸头、木屑、竹片等一切零碎、五花八门杂俚古董的龌龊东西，都把来装入这个他们以为是大自然赋予的垃圾桶里，这样日积月累，发酵、腐败，水的成分就可想而知了，它的龌龊也可想而知了，它对于人体的损害程度也可想而知了。"⑩ 在河道密布的浙江平湖县，"城区的河水中真可以说

① 何小莲：《论中国公共卫生事业近代化之滥觞》，《学术月刊》2003年第2期。
② 含凉：《张恨水的苏州观》，《苏州明报》1935年6月28日。
③ 刘郎：《靠阴沟水的卫生》，《吴语》1926年6月22日。
④ 吾行：《没遮拦·清流》，《苏州明报》1935年6月19日。
⑤ 潘标：《民国杭州自来水业的官商角色及其成败》，《党史研究与教学》2013年第4期。
⑥ 傅崇矩：《成都通览》，巴蜀书社1987年版，第563页。
⑦ 《自来水问题》，《首都市政公报》1929年第38期，第19页。
⑧ 《饮水之取缔》，《南京市政府卫生局十九年年刊》1931年第4期，第44页。
⑨ 《市政：筹备武昌自来水厂之经过及其全部计划》，《中国建设（上海）》1931年第3卷第6期，第130页。
⑩ 《公共卫生：在没有自来水的城市底饮水问题》，《卫生杂志》1934年第19期，第10页。

是包罗万象，寄生虫方面有日本血吸虫，有蛔虫，鞭充，条虫，钩虫等卵，病原菌更多，有霍乱弧菌、伤寒杆菌、链球菌、葡萄球菌、肺炎双球菌、大肠杆菌等，不可胜数"①。另据重庆1934—1936年间的调查，作为当时重庆市民主要饮水来源的长江水和嘉陵江水的取样化验，每毫升单位中，长江的细菌数含量是10500，嘉陵江是4800，而每百毫升的大肠菌数，长江和嘉陵江均为2000。② 可见当时河水不洁之严重程度。

　　与河水一样，井水不洁问题同样突出。几乎所有城市的水井都存在类似的问题：构造简陋，多为浅井，井口盖子破败不堪，或井口没有遮盖，"有些井口比四周的地面还低些"③。即便到了20世纪三四十年代，各地水井之卫生条件仍然很差。以北平为例，1930年以前，北平"井筒仅是用砖砌成的，不能防蔽地下水的玷污，井台也是用砖砌成外抹普通石灰，并且没有适当的井栏，甚至连井台及井栏都没有，使地面污水极易流到井内。至于汲水的方法，差不多是使吊桶或者辘轳，水夫站在井水边汲水，他们脚上的脏东西，当然能够掉到井里去，并且水夫的手也是很脏的，终天拿手将绳，那么手上的脏东西也自然可以顺着井绳系到井里去"④。再以浙江平湖为例，民国时期"平湖的井大部分凿的太浅，离河道不够远，河水里的细菌和地面上的细菌仍旧可以渗透到井水里，最不好的，就是井的附近有着茅坑、阴沟，和井上没有盖"⑤。在首都南京，南京市卫生局1930年化验私井237所，结果"所含杂质及大肠菌数量均超过标准，不适为饮料之用；自流井类多煮沸后适于饮用"⑥。次年，南京市卫生局将调查水井扩大，已化验的五百余所水井，"每一井

---

① 《改良平湖城区饮水的商榷》，《平湖医刊》1947年第2期，第18页。
② 王良：《重庆市之饮水问题》，《新重庆》1948年第2卷第1期，第7页。
③ 《成都市水的供给问题》，《田家半月报》1943年第10卷第6期，第6页。
④ 《怎样整顿北平市的饮水》，《卫生月刊》1935年第1卷第12期，第2页。
⑤ 《改良平湖城区饮水的商榷》，《平湖医刊》1947年第2期，第18页。
⑥ 《饮水之取缔》，《南京市政府卫生局十九年年刊》1931年第4期，第45页。

水，均含有大肠菌"，其原因，卫生局认为是南京市"地层松散，便池林立"之故。① 1936 年，在成都市被调查的 93 口水井中，仅有两口符合 1928 年国民政府卫生部颁布的《管理饮水井规则》，不合格率达到 97.85%，绝大多数未达标是因为无井栏以及距离阴沟或厕所太近。另据苏州 40 年代的一项调查，当时苏州的公井，外观澄明的不足一半，90% 含有不同程度的浮游物，70% 带有颜色，特别臭味的虽然没有，但藻臭、土臭的非常普遍。聚落菌数及大肠杆菌较多，表明水质受到一定的污染，并存在地表渗漏问题。被检测的 221 口公共水井，依照当时日本制定的卫生标准，能直接饮用的仅 2 井。退一步按调查者的标准推定，大体适于生饮者 6 井（2.72%），煮沸后适于饮用者 64 井（28.96%），过滤煮沸后可饮用者 30 井（13.57%），不适于饮用者 121 井（54.75%）。结论是，苏州城内浅层开掘式公共井水质从总体上判定已不适饮用。"② 可见当时水井不洁长期得不到改善和解决。

再说池塘水。以国府首都南京为例，1930 年，南京对市区内塘水进行化验，结论是"塘水不合于卫生"，与南京市的井水相比，"其所含杂质，均较浊于井水"。对其原因，试验所认为是因为塘水处于"人烟稠密之中，其附近，每有磨坊厕所，牛牢猪窠等之浑浊，或因高处行积垃圾，为雨水冲入塘中，或因四旁沟洞，通入其他不洁之流质"③。最能说明当时南京市池塘水污秽的是南京市政府在 1934 年向市卫生事务所清洁总队下的一道命令，"禁止市民在池塘及其他储有污水处所淘米、洗菜"，认为"无知居民"在池塘及其他储有污水处所淘米洗菜，"向干例禁"，在夏天，"疫疠滋生，尤

① 《卫生消息：调查全市水井》，《首都市政公报》1931 年第 81 期，第 12 页。
② 尤毅平译编：《对苏州公共水井的一次调查》，《苏州史志资料选辑》（半年刊）1990 年第 2 辑（总第十六辑），第 125、128、133 页。
③ 郭纲伦：《改良首都市民饮水之应急办法》，《化学工业（上海）》1930 年第 5 卷第 2 期，第 58 页。

严禁，以保健康"，"以重卫生"①。将池塘水与"其他储有污水处"相提并论，将在池塘淘米洗菜的民众视为"无知居民"，可以想见，在当局眼中，当时南京市的池塘水是如何的污秽而有碍公共卫生。

（二）饮水改良：治污、开凿深井、规范和取缔

由于"饮水是否洁净，与疾病传染，关系甚密……是以改良饮水，为公共卫生中最初最要事业之一"②。面对严峻的河流和井水污染问题，饮水改良势在必行。民国公共卫生学家胡鸿基曾说："改良饮水……须注意于（一）饮水之管理（包括水源等问题），（二）滤水储水方法之监督取缔，（三）输送饮水水管有缺点或流弊，（四）检查水中细菌，化验水质，以便随时矫正改良。"③ 简言之，饮水改良的内容主要包括：取缔或管理污染源，兴办自来水，过程监管、检验与消毒。

为了从源头杜绝河流和井水污染，首先是对各类污染工厂、作坊进行行政干预。清末，京师自来水公司创办伊始，就先后多次与陆军部就清河呢革厂污染源问题进行交涉，希望呢革厂最好能够移建至孙河下流，否则，应将余水设法另归他处消纳。虽然此种做法有"各人自扫门前雪，不管他人瓦上霜"之嫌，但在当时整个社会对饮水卫生认知几乎为零的情况下，也算是在饮水卫生观念上迈出了一小步。民初，苏州市政府制定《苏州市政府公安局取缔漂染工场办法》，对漂染工场的设立地点、渣滓色水的处理、漂染品器具的漂洗、染缸和阴井的清除等都作了具体要求，并规定了相应的惩罚措施。《办法》虽是原则性规定，但《办法》的出台无疑奠定了民国时期苏州取缔染坊工作的制度基础。

其次是禁止居民任意倾弃垃圾于水井、河道。清末成都"井边

---

① 《禁止市民在池塘及其他储有污水处所淘米、洗菜案》，《南京市政府公报》1934 年第 143 期，第 94 页。

② 胡鸿基：《公共卫生概论》，商务印书馆 1929 年版，第 37 页。

③ 同上。

不准淘米洗衣；染坊臭水不准乱倾"①。1922 年广州市政委员会颁布
《取缔轮船在行驶河道抛弃煤渣炭屑章程》，规定一切轮船在行驶河
道内不得抛弃煤渣炭屑和杂物，以保持河道环境卫生。南京国民政
府时期的苏州，市政筹备处曾致函市公安局，分饬水巡队及该管警
官，严行取缔"山塘街各地货行每日将残败菜蔬遗弃河中，满汆水
面"的行为，1947 年苏州官方再次重申，"绝对禁止居民于沿河或
河中倾倒垃圾"。同年，警察局再次"督饬各分局所，切实禁止人民
在河中洗涤染有颜料之物件，或将秽物及病死禽兽投入河中"。为约
束乱倒垃圾的行为，当局援照《违警法》第四十二条第八款之规定，
拟定整理河道"查禁人民倾倒垃圾拘罚办法十三条"，并"呈县鉴
核，请予布告施行"②。

再次是推广洋井（深井）开凿技术，增加甜水井，改善市民饮
水。1900 年以前，中国城市的凿井都是传统凿井法，水井较浅。
1900 年，八国联军侵华，带来了新的凿井法。日本人在北京东西十
二条西口开凿新井，采取地下几百米处的水，"较天然之甜水井尤
佳，且随处皆可开凿"。此后，洋井之风大开，凿井新法得到推广。
开凿技术的进步，使人们得以饮用到地底下几百米处的水，口味甜
美，饮水质量有所改善。当时美国社会学者甘博对此记载道："中国
传统水井很浅，水常常有咸味，且不洁。外国人更好的凿井方法引
进后，找到更多的甜美的水井，远离地面污染。有的水井深达三四
百英尺。"凿井技术改进后，甜水井数量增加，据 1929 年卫生局统
计，北京市内的 485 口水井中，甜水井有 268 口，占 55%。随着甜
水井的普及，人们渐悉井水的苦甜是由深浅决定的："要晓得地下的
泉水，本来没有苦的，只因开得太浅，没有打透底层石层，所聚的
都是近地的脏水，人尿马溺都有，那得不苦。若不信，把苦水井再

---

① 傅崇矩：《成都通览》，巴蜀书社 1987 年版，第 563 页。
② 《沿河居民不顾公德垃圾秽物倾倒河中敝局拟就拘罚办法呈县鉴核》，《苏州明报》1934
年 7 月 17 日。

淘一二十丈，自然也会得甜水的。机器井也无非是打得深，并没有别的奇妙。"这样，用外国人方法开凿的洋井，一时之间改善了大多数北京人饮用苦水井的状况，人们"都以为洋水井里面的水，是极干净的，没有不拿来做一种上品的饮料水"①。在西安，由于城内除西南一隅井水甜淡可供饮用外，其余东城北城一带，井水含矿物质较多，味均碱苦，居民日用饮食之水，多取自西城门外大井，由大车及人力车运转，唯距离较远，其来不易，"富者尚可购买，贫民多勉食碱水，殊不卫生"。陕西市政当局为解决民众公共饮水问题，特派凿井队在西安市人烟稠密之处，"用机器开凿甜水井"，成效颇著，在西安市新市场、第一菜市、开元寺、东县门、正学街、炭市街等处，"各凿成甜水井一眼"，"不特水源畅旺，且均系软性，其味甚甜，颇适饮用"②。

接着是取缔不符合卫生标准的井水以及规范新开凿水井。"饮水井若任人民自由开凿，危险性很大，卫生机关必须加以管理，人民方面也应该知道开凿饮水井的要则。"③ 因此，一方面卫生机关要对水井进行管理，另一方面要从源头规范水井的开凿。比如，1908年成都巡警道高增爵要求在普查消防水源时，对各街井水也作了化验，分为"可饮""不可饮""制作后饮"三类，并钉牌标明，让取水者知晓，再比如，南京市卫生事务所认为1930年代的南京市各私设水井，"多浑浊不洁，最易滋生病菌"，因此常派稽查员"四处巡查，遇有不洁之水井，即予以取缔"④。均是对现有水井进行的管理。而1928年国民政府颁布《管理饮水井规则》还明确了开凿新井需要遵循的"要则"。《管理饮水井规则》规定："凡凿井取饮料者应将地点、方法、图样呈报该管卫生局或公安局所核准后，方准开凿。"竣

---

① 杜丽红：《制度与日常生活：近代北京的公共卫生》，中国社会科学出版社2015年版，第241页。

② 《省垣饮用水井开凿情形》，《陕西建设公报》1933年第17期，第26—27页。

③ 《饮水井的开凿与消毒》，《卫生月刊》1943年复1第8期，第1页。

④ 《市政府改良饮水，取缔不洁水井》，《广济医刊》1934年第11卷第5期，第90页。

工后须呈报，由该管机构派人检查并化验之。对水井的构造也有相应的规定，如"井壁须以坚密不透水物质建筑以防污水渗入井内。井水之深度至少应达……三十尺以上，深井应达二百尺以上。井口须加盖以防秽物入井。井栏须高出地面二尺以上，以防地面污水入井。"同时"凡凿井地点应离厕所沟渠在……一百五十尺以外"①。若井水卫生不达标，则必须改凿或封闭。对违反规则者，处以十日以下之拘留或十元以下之罚金。

有了中央政府的水井法规，各地也根据其实际情况，制定地方饮水井单行法规。1930 年，北平市颁布《北平特别市饮水井取缔规则》，明文规定："本市内凿井供饮用者除遵照部颁《管理饮水规则》办理外，依本规则取缔之。"② 新凿水井开凿之前，凿井者必须首先向公安局提出申请，经其勘准后，才能请领凿井执照。完工后，凿井者必须向公安局报告，待其复查并化验水质并认为可供饮用后，方准营业。水井的建造应遵守《北平市建筑限制暨设计准则规程》办理。1933 年，北平市卫生处颁发《北平市饮水井取缔规则》，对新凿饮水井做了更为详尽的规定。凿井者首先要填写请求书，并附上欲凿井之地点及平面图，报请卫生处勘准，并向工务局请领专项执照，方准动工。新凿饮水井的位置，不能妨碍交通和有碍观瞻，同时要求凿井地址必须远离厕所、渗坑与阴沟 50 米以外，以避免井水之可能为污染。1935 年北平市卫生局开始按照标准水井要求改造整顿旧有水井。卫生局制定整顿原则，即"一、暂行不能淘汰及需要新设之水井，其构造方式及运水工具，必须合乎一定卫生条件；二、废弃之水井，除因环境特殊情形，各地主拟于井上建设房屋，或构造恶劣，绝对不适供做饮用者，必须予以填塞外，其余废水井，一律加盖封锁编号登记，以备万一之需。"具体方法就是，旧有营业水井，如现状构造不合

---

① 《管理饮水井规则》，《中华医学杂志（上海）》1928 年第 14 卷第 5 期，第 91 页。
② 《北平特别市饮水井取缔规则》，《北平特别市市政公报》1930 年第 40 期，第 16 页。

格，而其环境尚非过劣者，统予限定期间，督促改建标准水井，至低限度，亦须防止地面玷污之各项设备，井台井口加盖安设吸水机，设置高架水箱等项，均须按期完成。根据北平第一卫生区事务所对改建后公用饮水化验结果的分析，改建公用饮水井确实起到了改善饮水卫生的作用。全部改建的饮水井较之未改建者洁净许多，"每公撮杂菌数在 100 个以上者，由改建前的 100% 降至 10.7%，大肠菌数由 100% 降至 43.7%"①。

另外，对水井消毒也是改良饮水的一大方式。当时一般是使用漂白粉消毒。"先计算井之容积，每百立方尺，可用一盎司之漂白粉溶解于水桶中，然后澄清倾入井中，但搅动之后，亦须沉淀半小时方可取用。"② 像上海这样的通商大埠，在 1940 年代，虽然"自来水设备向称完善，惟郊区及沪西、沪南、闸北各平民区，人口众多，几全赖井水为饮料"③。一旦霍乱流行，这些区域往往最为惨烈。因此水井消毒变得尤为必要。1946 年，上海霍乱猖獗，同年 7 月初，上海市卫生局紧急组成 8 个消毒队，分请卫生局 8 个卫生事务所负责办理，一面招训技工 75 名，分发各区开始消毒，一面督导各区调查井水，测量井深，计算水量，每井竖立标志，逐渐推广消毒范围，增加消毒数字。"7 月初旬消毒井数仅 1334 口，至 7 月中旬即增至 3032 口，8 月底至 9 月上旬，工作已全部展开，全市 7147 口水井中，每日消毒一次者计 6550 口，间日消毒一次者，计 597 口，消毒水量达 2087464 加仑。"④

（三）自来水事业的兴起

1929 年，卫生部在给各省市下达的关于兴办自来水的咨文中

① 杜丽红：《制度与日常生活：近代北京的公共卫生》，中国社会科学出版社 2015 年版，第 260 页。

② 《卫生杂记：（三）水井之消毒法》，《体育》1928 年第 1 卷第 4 期，第 13 页。

③ 《安全饮水》，《上海卫生》1947 年第 1 卷第 1 期，第 23 页。

④ 同上。

称："人生所需，水源不洁，最易发生病疫，故改良饮水，为卫生行政之要图；而兴办自来水，又为改良饮水之根本办法。"① 简言之，饮水改良最重要的一个方面就是兴办和推广自来水。晚清之际，促成自来水出现的主要因素是各通商口岸居住之西人对饮水的卫生需求。在天津，晚清天津租界居民直接饮用海河水，但由于英租界位于海河下游，租界社会普遍担心海河已经成了上游老城区民众倾倒秽物的垃圾场，"海河水成为传播病菌的媒介"②，因此天津英租界自来水厂甫一供水便受到租界居民的欢迎。在上海，来华西人认为上海河道污染严重，"入口每有咸秽之味"，"腥秽异常，易致疾病"③，于是有些洋行就自行在租界内开凿深井，供职员使用。但随着上海租界外侨的不断增加，深井显然无法跟上日益膨胀的人口饮水需求，于是开设自来水厂变得日益急迫。

1882 年，上海创办了近代第一家民用的自来水公司，此自来水公司专供租界外侨使用。上海自来水公司为英国商人所主办，但其计划之设拟，工程之施行，悉依美国自来水公司之制度。其总水厂设在杨树浦路，贴近黄浦江，取水相当方便。其取水之器有两种，一为收水机，"远在黄浦江中，遇潮涨时，浦江水平，较厂内水平略高，但将水门开放，水即源源流入"。二为吸水机。"初设时每小时能吸水一百万加仑。每日能吸水十二万加仑。"浦江之水吸入厂中后，储蓄水池中二十四小时以澄清之。"此类蓄水池，每年清洗两次，池中泥滓，约六寸上下，江水之不洁与滤刷之必要，可以见矣。"二十四小时后，水之泥滓虫子已滤去，乃引入滤水池中。池中铺沙石数层，最下者为大石一层，次为小石一尺，次为更小石六寸，次为粗砂一尺，再次为细砂三尺三寸。经过滤水池的水"至此而水

---

① 《卫生部咨送提倡兴办自来水办法》，《江苏省政府公报》1929 年第 155 期，第 6 页。
② 刘海岩：《20 世纪前期天津水供给与城市生活的变迁》，《近代史研究》2008 年第 1 期。
③ 胡祥翰：《上海小志》，上海古籍出版社 1989 年版，转引自邢建榕《水电煤：近代上海公用事业演进及华洋不同心态》，《史学月刊》2004 年第 4 期。

始可备用矣"①。

　　上海法租界的水厂则筑于卢家湾，工程方面，也大致与公共租界相同。在租界的示范和刺激之下，华界也开办了自来水厂。上海华界共开设有两个自来水公司，一为闸北水电公司，场址设在车公路剪淞桥，开办于1910年，最开始为官商合办，1914年改归省办，1923年又再次改归商办，其营业区域为"东北沿黄浦江至张华浜，东南沿公共租界，西南沿吴淞江至陈家渡，西北达彭浦江湾等镇"。一为上海内地自来水公司，厂址设宰南市半淞园路，占地约百余亩，创始于1896年，民国时期其营业区域为"沪南一区，东南沿黄浦江，西南邻漕河经乡，北连法租界，西接法华乡"②。

　　近代各大城市兴办自来水厂的时间不一。广州最早的自来水公司兴办于1905年，此后广州先后创办了增埗水厂、东山水厂、南便新水厂和沙面水厂。这四个规格不一的自来水厂及其干支交错的输水网络，初步构建起广州近代意义上的给水系统。北京自来水事业开创于1908年，这一年4月，农工商部大臣溥颋、熙延和杨士琦向清廷奏请开设自来水，并推荐实业家周学熙主持筹办。被允准后，农工商部随即将成立的公司定名为"京师自来水有限公司"。1910年2月1日，京师自来水公司开始在北京城内放水。到了1948年，北京安装专管户32035户，用水人口60万人。成都利民自来水公司创办于1909年，是出于卫生与消防的双重考量而创办："以城内井水味咸质浊，有碍卫生，且井属地僻人稀，每遇火灾，取获不便，往往延烧多户，施救无从，河水尤为缓不济急。"③厦门第一家自来水公司成立于1921年，由华侨黄奕住及绅商黄世金等共同募股筹资兴办，可以供2000个用户用水，全年可以提供民用水19740.8万加仑，平均每月可以提供1645万加仑，每日为53.1万加仑。厦门自

①　《调查上海自来水厂记》，《约翰声》1919年第30卷第9期，第18—19页。
②　《上海自来水》，《上海周报（上海1932）》1933年第1卷第23期，第449页。
③　佚名：《四川自来水告竣》，《振华五日大事记》1907年第10期，第36页。

来水公司创办后，所提供的水质和水量都远远优于原来的水船售水，因此业务持续稳步扩大，基本替代了原来厦门市民倚靠的水船运水。

但并非所有的城市都是一帆风顺的，宁波的自来水事业就颇为波折。1920 年，宁波地方士绅投资开办通泉源自来水公司，但因水质不好、用户较少而落得关闭的下场。此后宁波市政当局又多次筹办自来水工程，但都因经费问题而夭折。1934 年由宁波地方士绅集资 10 万元于原通泉源水厂旧址开办了宁波自来水股份有限公司，1936 年元旦起才开始向居民供水。

自来水属于新鲜事物，一开始人们并不相信也不敢使用它。自来水创办之始，北京社会上就谣传自来水是洋胰子水，市民尤其是满人皆疑畏不敢饮。为了消解民众的疑虑，自来水公司往往以登广告的方式进行宣传。上海自来水公司在《申报》上刊登广告，指出饮用井水、池塘水、湖水和河水的不卫生，提倡民众饮用卫生的自来水。北京自来水厂为了吸引民众使用自来水，在报纸上刊登了免费赠送自来水的广告，同时还向公众介绍水十分清洁，非常卫生。1933 年中央广播电台也进行自来水宣传，称"饮水不洁易于生病，惟自来水最适应用"[①]。这类宣传，将关于水的卫生知识传播给公众，不仅使有关自来水危险的谣言自动消散，而且有助于消除人们对自来水的神秘感，市民对自来水不再是担忧害怕，而是逐渐将其视为日常生活之必需品。

汉口对于自来水的谣言则体现了利益之争。自来水的出现会对挑夫的利益造成冲击，在汉口自来水厂设立之初，他们就开始四处造谣，说自来水是经过机器打出来的，有毒，一旦饮用，必将使人生病。这种谣言的杀伤力是巨大的，汉口既济水电公司自来水的推广因此遭遇困难。为消除谣言带来的负面影响，既济水电公司总经理宋炜臣率领工头自带玻璃杯一只，就沿街装设之龙头当众取水自饮，谣言才不攻自破。自此以后，汉口居民也逐渐开始接受自来水。

---

① 《两月间中央广播电台上的卫生宣传》，《广济医刊》1933 年第 10 卷第 7 期，第 59 页。

自来水虽然被视为便捷、卫生，但民国时期自来水的普及率并不是很高。1936 年有人对全国 11 座城市自来水的普及率作了比较，其中最高的是青岛，达到 59%，最低的竟然是首都南京，不足 1%，北平为 5%，低于 11 城市平均水平 15%。1922 年，北京居民安设水管户数为 5000 余家，仅占总户数 16.9 万户的 2.95%，至 1947 年，安管户数增为 3.1 万户，也仅占北平 23 万户的 13.55%。到了 30 年代中期，北京自来水的使用者只占全市住户的 1/30 左右。杭州 1936 年底共有用户 2280 户，这一数字和当时 50 余万的市区人口相差悬殊。根据 1949 年的调查，杭州全市用自来水者仅占 17%，用井水者最多，约占 33%，河水占 22%，西湖及湖塘水占 28%。即便是像广州这样的城市，1924—1949年，广州自来水用户数量维持在 20000—45000 户之间，用户普及率在 16%—22% 之间，用户仅占到全市户数总量的一至二成，而且增长幅度不大。昆明市在 1945 年安装水表、龙头的用户才上千户，成都市民使用自来水的只占全部人口的 4%。

民众使用自来水所占的比重低，其原因首先在于受传统风俗习惯的影响，这与居民的用水习惯有关。以杭州为例，杭州市民的饮水来源主要是西湖水、钱塘江水和井水。自来水是新鲜事物，多年的传统习惯是不容易改变的，在杭州虽然自来水厂经过一系列的改良，制成洁净、卫生之水，但是市民间多狃于旧习，而未曾普遍装用。在昆明，自来水公司在营业初期用户很少，只有机关、学校等机构在用，用户仅有 200 多户。广州居民习惯用珠江水和井水作为饮水来源，自来水被广州市民认为是高档商品，故而申请安装的人不是很多。

自来水不普及的另外一个因素是资金问题——自来水费和安装费偏高。杭州普通住户，每月平均用水需要铜元四枚，在杭州的下城一带，"湖池十步一见，贫乏者以自身之力，可不费一文而解决水的问题"。因为经济的因素，普通市民自然不会花钱去买自来水。在清末天津，1 银元可买 140 担水，1 担水相当于 7 加仑，也就是大约

10 加仑 1 文钱，十分便宜。在北京，20 世纪 30 年代以前，自来水的售价大概是银元 1 分购买 10 加仑水，而且装表计费用户每月最低消费 1.5 元，包月用户每月最低消费 1.6 元。厦门自来水公司售价奇高，30 年代国内大部分大城市的自来水售价在每千加仑 1 元以下，而厦门的自来水售价高达每千加仑 2.5 元，相当于香港的 3 倍、北京的 3 倍、上海的 5 倍！除此之外，自来水的装管费用比较高，这也是导致各地自来水使用率低的一个重要因素。在北京，每户安装自来水管需要缴纳 100 元以上，大半的居民无力支付这笔开销。在杭州，用户装接自来水需要交保证金和自来水装接费用，关于保证金，费用 10 元到 25 元甚至更高不等，接水费用 24 元到 53 元甚至更高不等。所以从经济上进行考量，普通住户舍弃了比较卫生的自来水，大多数人仍旧使用河水和井水。

近代自来水的出现改善了城市消防环境，促进了城市消防的发展。上海自来水公司创办伊始，在《字林西报》《申报》上刊登广告，其中一大益处即是有益城市消防，"居民可免灾疫，如遇火患，即可就近启动水门取水，便于扑灭"。为在上海推广自来水业务起到了很大的作用。成都利民自来水公司也以此宣传，"以城内……井属地僻人稀，每遇火灾，取获不便，往往延烧多户，施救无从，河水尤为缓不济急"①。汉口既济水电公司成立送水后，大大促进了汉口消防事业的发展，由于多处安设消防水门，使得消防取水方便，用水充足，反应迅速，自来水越来越应用到城市的消防之中，大大降低了火灾对于城市的威胁。

同时，近代自来水的出现还改变了旧有的城市排污系统。以天津为例，20 世纪初期，天津多数英租界居民家中就用上了自来水，住宅中出现冲式厕所，开始使用抽水马桶，城市排污系统也因之而变。20 世纪初期，英租界完成了公共下水道的铺设，设置了与公共下水道连接的统一规格的化粪池，结束了明沟排水、入户收运粪便

---

① 佚名：《四川自来水告竣》，《振华五日大事记》1907 年第 10 期，第 36 页。

的历史。此后，城市排水及排污系统开启了其近代化历程。比如
1934年，南京市政当局就明文规定："凡自来水及下水道所达之处，
两旁新建房屋，应强迫建设化粪池。"① 建设化粪池的前提之一就是
要有自来水通达，可见自来水对近代排污系统的影响。

　　总之，近代自来水工业解决了城市供水问题，推动了城市排污
系统和消防事业的发展，提高了城市人民生活水平，改善了城市的
公共卫生状况，是城市近代化的一个重要体现。

① 《规定凡自来水及下水道所达之处两旁新建房屋应强迫建设化粪池案》，《南京市政公报》
1934年第145期，第78页。

第八讲

近代中国医患关系概览

医患关系是指在医学实践中医生与患者各种关系的总称。医患关系有狭义和广义之分，传统医患关系指的是狭义的医患关系。而广义医患关系不仅指医患个体之关系，而且也指医生为主的群体与病人为主的群体在医学实践中建立的关系。① 这里的"医"除医生外，还包括护士、医务管理人员与医学技术人员；"患"也不单指患者本人，还包括患者亲属、监护人等。医患关系在古代相对和谐，到了近代开始紧张，发展到现代冲突不断。探讨医患关系的历史演变，对建立和发展新型医患关系，促进现代医疗卫生事业发展，构建和谐社会，有着极其重要的现实意义。

一 传统医患关系历史变迁

从历史的角度去追踪医患关系的形成、发展与变迁将会把医患关系的研究带进一个更为广阔，同时也更为引人入胜的空间。医疗发展史归根结底是一部文化史，医患关系模式也会随着当时社会主流文化呈现不同的发展与变化。

① 孙宝志、刘国良：《临床医学导论》，高等教育出版社 1999 年版，第 127 页。

（一）巫医与巫术——早期人类社会中的医患关系模式

疾病是与生物同时存在的，原始人在强大的大自然面前，无法理解自己与周围环境的关系，对日月、山川、风雨、雷电、梦境、疾病、生老病死等自然现象感到困惑和不解，万物神秘，更谈不上正确处理人与自然、人与社会、人与人及个人身心内外诸多关系。早期考古发现，人类在新石器时代就有穿颅手术的证据，但多方考证显示这种手术不是以治疗为目的，而是为了驱魔。因为当时人们将疾病归因于祖先的惩罚、鬼神作祟或触犯了禁忌等，企图通过占卜、祈祷、符箓等法寻求超自然的力量，以驱除魔鬼，人类社会第一个医生群体——"巫医"就是伴随着这种疾病观产生的。

因此，医学从诞生之初便与巫术和宗教有着不可分割的联系。[①]巫医了解和掌握一些医药知识，通过巫术治病救人，古书上这种记载很多。如《山海经》不仅记载了植物、动物、物产等药物学知识，而且还记载了中国古代神话、巫术、宗教、医药、民俗等社会科学文化，是上古巫医从业的经典；长沙马王堆出土的《五十二病方》是迄今为止我国发现的最古医学书籍，书中记载了一些巫医治病的方子；甲骨文中也有许多疾病的记载。

"以巫术治病，是世界各民族初级时期的普遍现象。"[②]"吾闻上古之为医者，曰苗父；苗父之为医也，以管为席，以刍为狗，北面而祝，发十言而；诸扶而来者，舆而来者，皆平复如故。"[③]"刍狗"是汉代以前巫医必用的一种仪式。古印度人为治愈黄疸便采用了一种近似巫术的手段。"根据顺势巫术举行一次精心安排的仪式，其要旨是把黄颜色从病人身上转移给通常是带黄色的牲畜或别的东西，把健康的红色从一个活跃的、生命力旺盛的红色公牛身上转移给病

---

① 陈邦贤：《中国医学史》，团结出版社2011年版，第6页。

② 同上。

③ （西汉）刘向撰，卢元骏注释：《说苑今注今译（说苑卷第十八·辨物）》，天津古籍出版社1977年版，第643页。

人。为了这个目的，巫师会朗诵咒语‘到太阳那里去吧！你的心痛病，你的黄疸病，我们将用红色公牛的颜色来包藏你！我们将你包藏在红色之中、使你长寿。让你这个人从黄色之中解脱出来免于伤痛吧’。"①

宗教巫术既是原始人对人与自然关系的一种探索和认识，也是先民们的文化活动与生活方式。那么，在原始巫术医疗体系下，医患关系究竟如何？通过资料的研究和整理，发现在原始巫术医疗文化下，患者很少被认为是"病人"，而往往被当成是"罪人"或"不洁"之人。所以，原始巫术与其说是巫师在治病救人，倒不如说是在完成一次驱魔降妖的任务。将患者体内的魔鬼驱赶出来是一项专利，而这项专利由少数拥有超自然能力的巫医所掌握。巫医身着诡异的服饰、带着神秘的面部表情和说着不被人理解的咒语把自己权威化。在这种神秘而又略带恐怖的医疗气氛中，患者"人"的自然属性被忽略，巫医对患者或捆绑，或鞭笞，毫不留情。

因此，在以巫医为主导的医疗文化中，患者的地位完全被动，在这种医患关系中，患者消极，有时甚至绝望。周灭殷商后，随着医药知识的丰富及治疗手段的提高，医学与巫术分离，成为一种专门的职业，巫医逐渐失去了崇高神秘的地位，作为医疗文化体系中的边缘势力继续存在。

（二）古代中国医患关系状况

1. "患"统治和管理"医"

鸦片战争前，中医在中国居于主导地位，直至民国，中医在人数上仍占有绝对优势。古代中国存在两类医生：一类官医，一类民间医生。官医由国家供养，西周时产生，战国时为太医令，秦汉以

---

① ［英］弗雷泽（Frazer. J. G.）：《金枝：巫术与宗教之研究》，徐育新等译，中国民间文艺出版社1987年版，第25—26页。

后出现了专门侍奉帝王将相的御医。两汉时期官医定型，中国医政体系确立。两汉以后医事制度随着王朝更替而变化，但服务对象基本没变。官医按职领取俸禄，虽衣食无忧，但"医"完全为"患"服务，医患之间是仆主关系，有人将此医患关系称为"应招型医患关系"①。

2. 病家"择医而治"，医家"择病而医"

春秋晚期，官医流落民间，开始自由行医成为古代另一类医生群体——民间医生。"私人习医承技之机会因贵族工艺之家的流散而相对增加。"② 民间医生大多为师徒传承或自学，属游走艺人，政府不对其管理，自由开业。民间医生良莠不齐，按其技能、品行等，尹秀云在其研究中将他们分为四类，即良医、名医、庸医和巫医，不同类医生与患者关系各不相同。③ 良医医术精湛，医德高尚，以治病救人为己任，与病人关系最为融洽，但良医稀少。名医拥有高超的医术，但医德未必高尚，或者医术不高但声名也能远播。庸医和巫医比较有市场，因为他们诊金稍低相对易请，这与中国古代社会国情相关，多数人贫困，受教育程度较低，对生命的理解有限。因此，在古代中国医家医术、医德水平不同的背景下，如果想恢复健康，必须具备相当的择医水平。

择医看似简单，其实不然，面对社会上存在的不同层次的医家，患者需要以下考虑。首先，病患家里的经济条件；其次，医生的医术与名望；再次，经验、人情等因素；此外，如果以前聘请过某位医生，那就要考虑效果问题。如果药到病除，可能继续聘请，如果下药无效，那就可能另请高明。④ 古代，患者经常挑选医生，当病人

---

① 徐天民：《中西方医学伦理学比较研究》，北京医科大学、中国协和医科大学联合出版社1998年版，第54页。

② 李建民：《生命与医疗》，中国大百科全书出版社2005年版，第6页。

③ 尹秀云：《从历史演变看医患关系恶化的症结》，《中国医学伦理学》2007年第4期，第54—59页。

④ 龙伟：《民国医事纠纷研究（1927—1949）》，人民出版社2011年版，第20页。

服用两、三服药之后，若病情不见好转，那么病家就会另请高明。如果病人社会地位高，则更是如此。如此反复，若患者有幸治愈，那么这个医生的身价就会随之升高，反之有可能身败名裂，甚至官司缠身。正所谓"今有良医于此，治十人而起九人，所以求之万也"[①]。

择医在中国古代既是原因又是结果。首先，儒家传统使人们相信"医乃仁术"，所以对"医方诸食技术之人，焦神极能，为重糈也"[②]的现象难以接受。传统的义利观使患者认为，既然给医生支付报酬，如果医生不能满足其期许，那么患者就可以对医生呼之即来，挥之即去。其次，中国古代医学没有类似西方医学行会的利益共同体，所以无论是官医还是民间医生，社会地位不高，得不到尊重。再次，中国古代医学发展中，医生和病家双方缺乏信任，结果中国古代的医患关系呈现出：没有信仰的病人和不负责任的医生。[③]

一方面，病家"择医而治"，另一方面，医家也"择病而医"。医家在病家聘请时，通常会初步了解病者的病情和家庭情况，并作出是否出诊的决定。[④] 合格的医师不但要精通医理，而且更需懂得自保。这就意味着：合格的医生必须要寻找合格的病人。[⑤] 简言之，合格的医生不但要精通医术，而且他要对"不合格"的病人说不，所谓"择病而医"。这一点，中医古籍关于医生如何自保的记载很多，以扁鹊"六不治"最为典型，"骄恣不论于理，不治；轻身重财，不治；衣食不能适，不治；阴阳并，藏气不定，不治；形羸不能服药，不治；信巫不信医，不治"。[⑥] 为了维护名誉，扁鹊提出了上述

① （战国）吕不韦：《吕氏春秋》（卷二十一·察贤），远方出版社2004年版，第174页。
② （西汉）司马迁：《史记·货殖列传》，中国文史出版社1999年版，第803页。
③ 雷祥麟：《负责任的医生与有信仰的病人——中西医论争与医病关系在民国时期的转变》，李建民：《生命与医疗》，中国大百科全书出版社2005年版，第465—502页。
④ 龙伟：《民国医事纠纷研究（1927—1949）》，人民出版社2011年版，第22页。
⑤ 刘祺：《西方医学在近代中国（1840—1911）——医术、文化与制度的变迁》，博士学位论文，南开大学，2012年，第104页。
⑥ （西汉）司马迁：《史记》（第一百零五卷·列传四十五），中州古籍出版社1994年版，第843—844页。

六项诊疗原则。这六项原则大约对应以下两类患者：一类患者是对医生缺乏尊重和信任。在这里扁鹊渴求的是一种医生主导的医患关系，如果这种关系不能实现，扁鹊宁可放弃这样的患者。另一类患者是经济没有保障或者身体过于羸弱，扁鹊认为这种患者会影响自己的声誉，他的"自保"做法一直被后世医家效仿。

患者对医生的信任和责任是矛盾的。一方面，他们频繁换医，择医而治，不要求某个医生对他们负责，另一方面，他们又希望医生能药到病除，对他们的身体负太多责任。如果说医生回避所谓"不合格"病人是为了维护自己名誉而采取的消极手段，那么选择病人则是医生树立权威的积极手段，扁鹊对这两种手段运用娴熟。"扁鹊名闻天下。过邯郸，闻贵妇人，即为带下医；过雒阳，闻周人爱老人，即为耳目痹医；入咸阳，闻秦人爱小儿，即为小儿医；随俗为变。"①"随俗为变"体现了扁鹊知世故的开业技巧，也显示了他对当地文化风俗的准确把握。所以扁鹊在燕赵邯郸多游侠之士与名妓之地被称"妇科圣手"；在京畿尚礼重老人之地称"老年病专家"；而在边陲尚武重视青少年之地称"儿科专家"，故能"名闻天下"。

医学与医生不可能脱离于其所生存的社会文化环境而独立存在。② 医学与巫术分离后，医学发展越来越成熟，然而医生的权威并没有随着医学的完善而提高，反而越是迁就依附于病人。医家对患者的迁就实际上是由以患者主导的医患关系所滋生的。归根到底，在医生收入没有国家公权力保障的社会中，病人是医生的饭碗，迁就病人是一种自然而然的行为。扁鹊的行医之路似乎也揭示了一条名医之路，即在迎合患者心理过程中树立自己的名望与权威。

无论是患者"择医而治"，还是医生"择病而医"，都反映出医

---

① （西汉）司马迁：《史记》（第一百零五卷·列传四十五），中州古籍出版社1994年版，第844页。

② 刘祺：《西方医学在近代中国（1840—1911）——医术、文化与制度的变迁》，博士学位论文，南开大学，2012年，第106页。

患之间的不信任关系。"择医而治"的核心是患者对医生的"信任"问题，"择病而医"的核心是医生的"责任"问题。患者本应对医生充满信心，将身体交付医生，与医生共同努力，治愈疾病。因为医界良莠不齐，以致患者及家属有所顾虑。因病患对医生顾虑颇多，若医生稍有大意，即有可能引发医患纠纷，这就是医生"择病而医"以避其罪的原因。① 虽然如此，中国古代医患关系在此基础上长期一直保持着一种稳定和动态平衡，直到近代，所谓"医学革命"② 才打破了这种平衡。

二 近代西医对中国传统医患关系的改造与适应

（一）晚清社会大众对西医的认识

明末清初开始，西方传教士陆续进入中国，他们把医学当成传教的手段之一，所谓"借医传教"。前期入华的西医并没有被广泛接受，即使在 1835 年开业的博济医院，开张好长一段时间，一直没有任何有身份的妇女前来求医。有些妇女来看病的时候还不好意思讲出自己的病情。有些妇女甚至担心朋友知道自己曾经跟陌生的男人说话，要让他们保守秘密，否则就认为会影响自己的名声。③ 直到19 世纪末期，西医仍未动摇中医在我国医疗领域的统治地位。社会民众对西医充满好奇，甚至有些欣赏，但难以信任，这种矛盾既是中、西医学的冲突，也是近代中、西文化冲突的缩影。

---

① 龙伟：《民国医事纠纷研究（1927—1949）》，人民出版社 2011 年版，第 24 页。

② 这里的医学革命不单单是指医学诊疗技术的变革，而是指在近代中国兴起的效法西医和西方医政管理体制的政治性变革。这场变革的矛头直接指向了传统的中医，逐渐趋于白热化，直至南京国民政府《取缔中医案》的出台，这场变革才达到顶峰。在和西医针锋相对的论证中，中医也开始反思，开始中医科学化的尝试。参见刘祺《西方医学在近代中国（1840—1911）——医术、文化与制度的变迁》，博士学位论文，南开大学，2012 年。

③ ［美］嘉惠霖、琼斯：《博济医院百年（一八三五——九三五）》，沈正邦译，广东人民出版社 2009 年版，第 46 页。

1. 固守医疗旧俗

面对疾病的侵袭，人们除了采用正规的医疗体系治疗外，有时也会求助民间疗法。生了病自寻偏方、"土法"，或食疗调理，每个家庭都有一些不同的医疗经验，一般研究者称其为民俗医疗。作为中医疗法的补充，在近代之前民俗医疗一直占有一席之地，即使在现代社会，偏远山村及民族地区仍然存在，只是随着传统中医发扬光大和西医技术的进步才呈现出逐渐萎缩的态势。

在我国古代农村、山区等医疗条件落后地区，群众有了病痛大都自己处理，或煎些草药，或用些偏方，或吃些食补食物，除非久病才会去找专业医生诊治。民间有医药技能的人员有：产婆、采药人等，虽然这些民间医生在地位上、医药学问上比不上正统中医，但他们凭借对当地民俗风物、疾病史、饮食习惯等的了解，往往能断出疾病的种类，从而有效地医治病痛。这些民间医疗人员，大部分是种田百姓，不专职医疗卫生，仅兼营医务。

民间疗法中还有一种超自然信仰疗法，这套体系自成因果关系而存在："疾病的造成通常有两层原因，深层原因如神灵、鬼怪、巫婆等超自然力量引发表层原因如使致病物侵入体内，偷走人的灵魂，占住人的身体，施放巫术等。一个人要生病便是他与自然界有了冲突，他的社会关系网络不协调，而第一层病源因有了机会引发第二层病因使他心灵不平，才触发身体表面之病痛、症状。"[1] 因此人一旦生病，除了聘请医生外，还会特别在意鬼神是否不满，有无破坏风水，违反社会禁忌等。与鬼神等超自然交流的方式有两种：其一，求神拜佛。以庙宇或神佛为主，通过神诞祝寿、上香、出巡等仪式，举行宗教庙会活动，祈求神灵保佑该人无病无灾。其二，通过中介与神灵对话。法师、道士、占卜师、神婆等扮演神鬼与人之间沟通的媒介，他们通过作法将神灵附体，来诊治疾病。

此外，中国人始终受"命由天定"观念的影响。"人之生死系

---

[1]　张珣：《疾病与文化》，稻香出版社 1989 年版，第 19—20 页。

于天，非可以人力为也"①，疾病像自然灾害一样，是神灵或老天爷对人的惩罚。由于民众认知水平有限，对很多疾病无法认知，而民俗医疗有时会歪打正着，产生疗效，使得部分人相信"治病神术"。因此，在科学没有普及的时代，现代医疗卫生观念还未家喻户晓，转变普通民众的医疗观念异常艰难。

2. 兼收并蓄，不分中西

中国下层百姓与上层精英在对待西医的问题上都比较保守，但下层百姓在强大的生活压力或求生存的现实需求面前，因西医有效实用，其保守的态度最先瓦解。早期到伯驾眼科医局就诊的中国患者，绝大部分是走投无路的穷人。这些病人或对中医昂贵的诊金望而止步，或对中医的束手无策而走投无路，在求生欲的驱使下，求助于西医。而教会医院为吸引穷苦的中国患者，或免费施诊，或免费赠药，这对中国下层百姓来说绝对是一种诱惑。晚清著名的图画新闻刊物《点石斋画报》以图文并茂的方式记载了《剖腹出儿》剖腹产手术的实际情况。《剖腹出儿》的主角是一渔民，当稳婆面对妻子难产束手无策之时，他抱着尝试的心理将妻子送到了博济医院。入院后他还需要面对一难题，即是否允许一个男人为自己的妻子接生。再一次，求生的本能压倒了世俗的保守观念。这个病例表明，西医并非中国患者首选对象，然而就是在怀疑与无奈中，信任慢慢在中国患者与西医之间建立形成。

中医与西医在民众的情感选择上进行了一场拉锯战。普通患者更多的从实际出发，不再讲求国别和优劣，开始接受中医以外的另一种医疗观念，并对接收到的信息归纳整理，不同的病况采取不同的措施。② 当时的观念是，中医擅长内科，西医擅长外科和性病，如果病人自我诊断是贫血，他有可能会服用中药，但如果是得了梅毒

---

① 《论卫生会》，《申报》1893 年 12 月 26 日。
② 朱慧：《近代上海医业道德与医患纠纷研究》，硕士学位论文，安徽医科大学，2011 年，第 37 页。

性病，他可能会请西医，服用六零六。① 总之，百姓会记住哪种方法有效，下次生病时依样使用。《点石斋画报》记录了很多百姓在中医无计可施时转而求助西医的故事。《剖割怪胎》也是如此："不料孩至产门进退两难，甚为棘手，该接生婆无能为力，张慌失措，不得已至西门外国医院求救。"②

3. 排斥西医，笃信中医

持这种观念的人排斥西医，坚信中西，生病时他们会依照旧方到药店抓药，自我治疗无效后求助中医，从某种程度上说这是固守旧俗医疗观念的延伸。而且，西医传入中国地域分布不平衡，多集中在上海、广州等通商口岸较发达地区，贫穷偏远乡村涉及较少。由于接触机会有限，所以对西医的疑虑和误解较深。在这种背景下，偏远地区的普通民众宁愿相信中医，一般不求助西医洋药。

4. 迷信西医，排斥中医

这部分人群大部分是一些接受过西式教育的知识分子，他们希望国富民强，向西方学习，力图从西方文化中寻求富国强民之术。③尤其是当西方医学在中国站稳脚跟，传统中医相形见绌之时，他们完全否定中医。这部分人为数不多，但集中在社会的上层阶级，虽然人数较少，但具有较强的号召力，为后来持续不断的中西医之争推波助澜。

以上四种观念是当时社会普遍存在的医疗观念，前三种没有严格的界限，相互交叉，不断徘徊，这是民众在接受西方医学时所经历的心路历程在不同人群、不同阶段的体现。④ 上海、广州、天津等

---

① 六零六，洒尔佛散或砷凡纳明，是保罗·埃尔利希于 1907 年发明的第 606 号化合物，是对梅毒和其他螺旋体病有特效而比较安全的药物。

② 王平、邓绍根：《〈点石斋画报〉记载的中国近代剖腹产手术》，《中华医史杂志》2004 年第 2 期，第 122—124 页。

③ 尹倩：《民国时期的医师群体研究（1912—1937）——以上海为中心》，博士学位论文，华中师范大学，2008 年，第 126 页。

④ 朱慧：《近代上海医业道德与医患纠纷研究》，硕士学位论文，安徽医科大学，2011 年，第 43 页。

较早开放城市西化程度较深，西医与中医相互碰撞、融合，中西医并存，这些城市整体医疗观念复杂模糊多样。民众对西医的认知由怀疑、恐惧到信任、推崇，根本原因是西医的有效性。西医的有效性赢得了民众认可，奠定了西医在中国扎根的基础。民众对西医的逐步接受使得他们的医疗观念逐渐发生变化。兼收并蓄，不分中西似乎成为民众的最佳选择。持这种医疗观念的人数逐步增加，频繁择医、换医的现象日益严重，医患问题随之凸显。

（二）从医家到医院：医疗空间的转换

晚清以前的中国医疗制度，医疗和护理均发生在患者家里，医生或坐堂或应请上门施诊，医疗单位以家庭而非医院的形式出现。游方郎中，悬壶行医，走乡串村，治百家病，吃百家饭，这种医疗制度持续了四五千年，直到晚清西医东传，医院制度引进以后，才被打破。

近代医院制度起源于欧洲。中世纪欧洲宗教居于统治地位，天主教把医院作为传教手段之一，为生活贫困、身心残疾者看病，医院开始具有慈善性质。西方"文艺复兴"后，其社会本身和有关科学文化发生了巨大变化，医学随之有了划时代的进展。1543 年萨维里发表《人体构造》一书，解剖学首先有了革新。在解剖学的基础上，17、18 世纪生理学也有了革新。19 世纪胚胎学发展成熟。同时，显微镜制造、生物学、化学等有关科学技术进展也很快，如此等等，使西方医学从理论到临床都发生了根本变化。如果说现代医学是以科学的应用为其基本特点，那么现代医院则以"托管"的方式取得了革命性的突破。①"托管"方式医生和护士一切以病人为中心，围绕着这一理念，整个现代医学体系和护理伦理建立起来，医院、诊所和各种病患的避难所都是这种理念的表现形式。

中国医疗制度没有"托管"概念，在中国人看来，生病住院把

---

① 杨念群：《杨念群自选集》，广西师范大学出版社 2000 年版，第 415 页。

自己交给医院的医生和护士是不可想象的。中国人治病历来发生在家庭空间，聘请医生到患者家里，护理也是在家庭中完成的。晚清时期，当医院以一个新生事物进入中国后，传统的医疗习惯、医疗观念、医患关系都发生了改变。这些改变强化了医生群体的权威，削弱了病人的主体性，就医形式也从家庭走向医院。为了使现代医学在中国扎根，西医师们必须训练中国人如何做病人。而随着西医现代技术在中国应用，西医逐步建立了他们的文化权威，他们也逐渐教会了中国人如何扮演一个"现代病人"的角色。① 所谓现代病人既要能接受医疗空间的转变，又要能忍耐医生的主导地位。习惯了指挥医生的中国病人及其家属被迫接受医院这种形式，与医生的"权利关系"发生大逆转，病人开始默受了医生对疾病治疗的决定权、对病人的控制权，病人也开始在一定程度上信任医生。②

中医一统医疗卫生保健体系的格局被打破，这对中国患者来说，是多了一种选择，但选择的代价是传统诊疗过程中的主导地位的丧失，并逐渐被推向了医院——这个陌生的公共空间。

（三）医师社会地位的变迁

古代中国以儒家学说为主导，儒家重人文轻技术，"修身、齐家、治国、平天下"是知识分子的人生首要目标。由于医学的技术性及某种程度类似商品的交换性，医生被视为"工"，社会地位不高，学而优则仕是唯一正途，这种观念一直延续到明清。社会导向如此，所以很多医者并非主动从医，大都因仕途不顺被迫行医。明代医药学家李时珍生于医学世家，祖父及父亲都是当地名医，但因医生社会地位不高，其父希望他考科举走功名之路。李时珍 14 岁时即中秀才，但乡试三次不第，不得已随父亲学医。华佗乃东汉名医，

---

① 雷祥麟：《负责任的医生与有信仰的病人——中西医论争与医患关系在民国时期的转变》，李建民：《生命与医疗》，中国大百科全书出版社 2005 年版，第 490 页。

② 尹秀云：《从历史演变看医患关系恶化的症结》，《中国医学伦理学》2007 年第 4 期，第 57 页。

医术高超，但仍因行医而后悔，"佗之绝技，凡此类也然本作士人，以医见业，意常自悔"①。大多数时期，相对考取功名的士人，医师很难得到与其同等的尊重。达官贵人"役医如吏，藐医如工"②，面对皇族，稍有差池，便株连九族，人头落地。

鸦片战争后，面对危机，满清政府和统治阶级中的有识之士开始向西方学习，他们提倡既要学习西方的科学技术，也要学习其各种制度。期间，西方现代医学知识、医学教育体系、医院管理制度以及公共卫生制度等前所未闻的知识体系走进他们的视野，社会上视医学为"小道"的观念开始改变，医师的社会地位也随之发生了变化。

现代医学在中国的传播，使医学成为知识分子实现自身社会价值的理想途径之一。政府开始重视医学人才，学习西方开设高等医学堂，派遣留学生学习西方现代医学。北洋政府、南京国民政府相继颁布了一些教育改革的方针和政策，封建教育体系逐渐被废除，近代教育体系逐步确立，医学教育纳入了正规的教育系统。高等医学教育正规化和制度化的确立，使医师的声望和社会认同在制度上得到保障。中华医学会、中华民国药学会、各地医师公会等专业组织机构的出现，提高了医师群体的职业意识和社会声望。医学救死扶伤的社会功能，以及医师数量的有限性，再加上医疗职业本身的权威，带给医师除了较高的社会地位外，还有优厚的经济收入。

医师再也不必为自己的职业感到自卑，而是因其身份而自豪，并深感责任重大。任何人在专业权威面前，没有权势，只有病人，任何阶层都应尊重和服从医生。对于病人，医师也不满足于仅为其治疗疾病，还要指导其预防与愈后，割除封建思想，灌输卫生知识，等等。医生的治疗范围从身体扩展到心理，从治病向预防而努力。

① （晋）陈寿：《三国志》（卷二十九），中华书局1982年版，第802页。
② 段逸山、孙文钟：《新编医古文》，上海中医药大学出版社1998年版，第156页。

在新的医患关系中，医师处于启蒙者的主导地位，病人处于被启蒙、被拯救的地位，医师与病人在地位上的转变，成为现代医患关系重构的一个重要因素。

（四）　日渐加深的医患隔膜

辛亥革命前，民众饱受庸医之苦，但医患纠纷不常发生，即使是医生原因把病人治死，至多医生登报致歉解决，或病家痛骂庸医一顿。民国期间，受医疗水平的限制，无论是中医，还是西医，抑或外籍西医，都程度不同地存在水平不一的问题。医界的混乱，降低了医生在病人心目中的地位。民国时期存在的各种报刊小说中，医生常以草菅人命、为富不仁的面貌出现，面对贫病无动于衷，社会上对医师的指责不绝于耳，"无罪亦可杀"①。患者不信任医生，频繁换医择医，"大抵今天看中医，明天看西医，三日进教会医院，四日请中国德医"②。民国医界的芜乱使医患双方的冲突不断，引发了众多的医患纠纷或诉讼案件。

造成民国时期医患冲突增多的原因如下：

第一，民国时期，医生水平良莠不齐，整个医界业务能力不高是医患矛盾增多的重要原因之一。这一时期，中、西医并行且论争不断，正规科班医生与江湖游医同期执业，许多江湖游医仅读过几本医书便开始行医。曾有人就 1937 年医界的业务水平进行了如下评论："医非无真过失者，寻其源，其过不在行医业之时，而在求医学之际。无真学问者，贸然行医，剽窃成方，以图混世。"③ 很多医者没有行医资格，却在"治病救人"。政府虽然对医界的这种状况进行了管理，但效果并不明显，仍然存在大字不识的江湖骗子领取行医

---

① 《妓女律师医生》，《益世报》1933 年 6 月 15 日。
② 陈方之：《诊余随笔》，《申报》1933 年 10 月 30 日。
③ 李荣：《医师之过失杀人论》，《社会医药报》1934 年第 1 期，第 1 页。

执照的现象。① 民国医界整体水平堪忧，成为近代医患关系恶化，医疗诉讼增多的最重要原因。

第二，进入民国后，引起医患冲突增多的另一原因是诊金问题。医院收费制度的建立使医生在病人眼中成为了商人，医疗费用由主动给变成了被动支付。传统社会中，病人的谢金是医生的收入来源，在病人眼里，支付谢金主动权在自己手中。但随着医生的职业化，医院收费的制度化，在医院里，催收诊疗费用成为医生的工作内容之一。培养西医成本较高，西医医院医疗设备先进，收取的费用相对较高。病人支付较高的医药费用后，理所当然地希望获得满意的治疗结果，一旦有意外发生，归还诊金往往成为讼因之一。

第三，医术水平的时代局限性与患者期望值过高的矛盾。客观地讲，西医技术的进步，使得很多外科手术能够顺利开展，一些患者能够在短时间内摆脱病痛的折磨，医学的有效性得以呈现。民国整体医学发展水平呈提高的趋势，但患者对医生心存怀疑的态度基本没变。这主要与中国民众习惯把治疗结果作为评判医生医术水平高低的标准有关。中国人讲求实效，重生，认为死是一件恐惧的事情，对疾病和死亡讳莫如深。而西方人受基督教影响，他们对待疾病和死亡要积极得多，认为死亡就是皈依天父，就是进入天堂。所以中国人对医疗结果抱有较高的期望。虽然当时医界一再呼吁，很多疾病，在当时医疗水平下，医生是无能为力的，即使在今天仍是如此。但病人意识不到医疗行为的风险性与疾病的不可预见性，他们把更多的关注放到西医立竿见影的神奇效果，看不到潜在的术后并发症。而且，愈演愈烈的中西医之争使得中医、西医格外关注对方的潜在风险与失误，常常拿对方失败的医疗方法和措施互相攻击，激化医患纠纷。

第四，西方文化的冲击与舆论宣传引起思想观念的解放。民国

---

① 民国时期医界情况在本书"中国近代西医群体素描"一章"近代西医群体发展状况及特点"中有详细的描述。

时期，民众的传统观念发生改变，持"命由天定"这样的患者已逐渐减少，生病到医院治疗已被患者普遍接受。尤其在一些开埠较早的大城市，民众的权利意识和主体意识开始觉醒，将疾病导致死亡的原因不再简单地归结为鬼神，而将更多的原因归咎于医生，认为医生玩忽职守，未尽全力。医院门诊收费和医疗行为收费被当作消费和服务，医院和医生被赋予了更多的责任。

民国时期报刊担当了医疗知识宣传和普及的角色，民众通过各类报刊刊登的医学信息、卫生习惯、医患关系等内容掌握了一定的医学常识。有些患者与家属凭借自己掌握的医学信息甚至能够发现一些一望可知的错误，自然会去追究医生的责任。还有一部分患者盲目自信，自以为掌握了一些医学常识，对医生的医疗行为指手画脚，更有甚者擅自更改医嘱，依从性极低。"余每见一般不守规则之病人，往往一知半解，自命知医，受诊之际，则妄与医辩，既诊之后，又故违医言，卒致病生变化，甚至有不起之危险，此不能服从之过也。"①

新闻记者"握舆论之权威，足以转移社会之视听"②。有些新闻记者在报道医患纠纷时掺杂个人主观好恶，在法官判决之前，记者们主观臆断地做了评判，将卷入诉讼的医生定为庸医，如果发现医生的一点失误，就大肆鼓吹"庸医杀人""玩忽职守"，激起医患矛盾，诱发民众指责医师。当时阅读量大的一些报纸如《申报》《大公报》影响面宽，"庸医杀人"之类的言论就经常出现在这类报纸中，从而使民众对医生医术及医德的信任度不够，造成庸医泛滥的社会氛围。当时的医生对此充满了无奈与不满，"每采有闻必录之态度，不待其是非之大明，而即为不实记载"③。

第五，西医法律法规的落实和民众维权意识的增强。1922年北洋政府颁布了《管理医师暂行规则》《管理医士暂行规则》，南京国

---

① 恪三：《良好之病人》，《医药评论》1936年第134期，第7页。
② 宋国宾：《医讼之面面观》，《医药评论》1935年第129期，第91页。
③ 同上。

民政府颁布实施了《医师暂行条例》和《西医条例》，这些法律法规使民国执业医师许可制度的形成有了法律上的保障。1943 年《医师法》的颁布与实施标志着我国执业医师许可制度的形成。抗战胜利后，《医师法细则》等法律文件又对《医师法》做了补充说明。这些法律法规虽然是中西医之争之下的产物，不完善且部分流于形式，但这些规则制度的制定和实施，增强了民众的法律观念和维权意识，他们开始懂得以法律的方式维护自己的权利。通过所见所闻，个别医生败诉的案例增强了民众医讼的信心。刚刚兴起的律师制度，使得诉讼更为方便快捷，部分律师"以营业之故，不惜以煽动离间之手腕，以遂其私者"①。

　　民国时期引发医患纠纷的原因众多，无论是医生业务水平问题、诊金问题、态度问题，还是法律法规的落实、民众维权意识的增强、中西文化的差异以及新型媒介的传播、医学常识的普及，皆有一个共同的背景：时代在发展，社会在进步，民众的认知在提高。但医患冲突居高不下不是社会发展之必然，其原因在于政府面对西方先进器物、制度、文化的冲击，对患者和医生的引导和政策支持不够，使得医患双方只能从各自的立场出发。作为医生，对弱势群体关注度不够，毕竟庸医误人是当时普遍存在的社会事实。作为病人，既没有任何一个团体来维护自身利益，也得不到政府稳定的支持和保障，因此当医患之间发生纠纷时，只能求助法律，这也是当时医患纠纷众多的原因之一。日益紧张的医患关系成为医师群体专业化进程中未能解决的遗留问题。

三　近代中国医患纠纷解决机制

　　医患纠纷，从古至今，一直存在。在原始社会，肉搏、战争等

---

① 宋国宾：《医讼之面面观》，《医药评论》1935 年第 129 期，第 91 页。

武力方式是解决纠纷的主要方法。随着社会的进步，氏族、国家出现之后，这些公权力机关开始承担解决纠纷的责任。在中国封建社会，医患纠纷分为皇家纠纷和民间医疗纠纷两类，皇家纠纷的处理结果主要取决于皇帝的心情，民间医疗纠纷因为法律的缺失大部分私下和解，较少由衙门官府解决。直到清末及民国司法体系改革，在法律中才有行政机关干预医患纠纷案件的记载。

（一）从晚清"息讼"风气到医疗谣言引发民教冲突

中国传统社会以伦理和礼法为中心，礼教纲常被奉为立法和司法的指导思想，即使法的成分得到加强，也往往视为达到社会和谐的补充手段。① 中国人历来将法律看作是维护社会稳定的补救手段。② 在这种环境下，"息讼"和"和谐"成为中国传统司法体系的显著特点。"无讼"成为中国社会的价值取向和终极目标。地方父母官，维持社会秩序的理想手段是教化，而非折狱。③

在司法社会实践方面，诉讼的多少不仅是官员是否教化有方，治内民风淳朴的直接反映，也是地方官员行政能力的体现。因此，地方官为了营造治理之地有序和谐的局面，常常想方设法规劝乡民"息讼"。正所谓"州县官为民父母，上之宣朝廷之德化，次之奉朝廷之法令，以劝善惩恶。明是非，剖曲直，锄豪强，安良懦，使善者从风而向化，恶者革面而洗心，则由听讼以训致无讼，法令行而德化亦与之俱行矣"④。民间也存在浓厚的息讼风气，百姓认为打官司便是招惹是非，绝非普通百姓所愿。打官司意味着教化不够。⑤

医患纠纷与其他刑事案件和民事案件不同之处在于，患者大多持有宿命论的观点，不会追究医方责任，在很大程度上降低了医患

① 龙伟：《民国医事纠纷研究（1927—1949）》，人民出版社2011年版，第24页。
② ［美］莫里斯：《中华帝国的法律》，朱勇译，江苏人民出版社1995年版，第31页。
③ 费孝通：《乡土中国·生育制度》，北京大学出版社1998年版，第54页。
④ 韩秀桃：《司法独立与近代中国》，清华大学出版社2003年版，第66页。
⑤ 费孝通：《乡土中国·生育制度》，北京大学出版社1998年版，第56页。

纠纷的可能性。医患纠纷发生后，除民间调解外，也会在调解失败的情况下走法律程序，这类案件较少。龙伟教授以清代巴县档案①及《刑案汇览全编》② 中所包含的医讼案件为对象，统计分析了清代基层衙门和清代刑部医疗诉讼及处理。巴县档案中医事诉讼案件数量不多，仅有 9 例，详见表 1。《刑案汇览全编》涉及医疗事故的诉讼案件也不多，有 19 例，其中《刑案汇览》15 例，《续增刑案汇览》4 例。这些案件主要发生在清中期乾、嘉、道三朝，其中，乾隆朝 2 例，嘉庆朝 9 例，道光朝 8 例，清末期间案件记录居多，详见表 2。

表 1 　　　　　　　　清代巴县档案中医疗诉讼案件整理表③

案件名称	案情	时间
桑正明为人放痘病故被控案	王副爷控医生桑正明为其子放痘致其病故	道光十三年二月
朱奎控任正大等案	朱奎以子被殴伤请医遭张草药乱加药味害子昏毙性命难保等情控任正大等	道光廿五年四月
李张氏告熊代纤案	李张氏告熊代纤欺张氏女医治病不给谢资银	道光三十年
余才贵告宇文氏案	余才贵告宇文氏因患病医治无效病亡	咸丰三年
李春芳控王吉士案	李春芳控王吉士用错药杨定干身死	同治四年
张天祥与刘张氏互控案	张天祥控刘张氏借刘润连病故骗其出城私压索银并凶殴。刘张氏控张天祥庸医杀人	光绪五年正月

---

① 清代巴县档案是我国现存时间最长、最完整的一部地方历史档案，约 11.3 万余卷，上自乾隆二十二年（1757 年），下迄民国宣统三年（1911 年），巴县档案中有相当大一部分的卷宗是关于各种诉讼案件的，生动地反映了清代地方基层衙门司法审理的情况。

② 清代刑部将保存的档案资料进行整理，编纂了六种主要的案件汇编。在这些案件汇编中，《刑案汇览》篇幅最大，最为引人注目。法律出版社 2006 年将其出版，名为《刑案汇览全编》，这部全编实际上包括了三种各自独立的汇编，即《刑案汇览》《续增刑案汇览》和《新增刑案汇览》。《刑案汇览》由清人祝庆祺编辑，收集案例 5650 件，起于乾隆元年（1736 年），下迄道光十四年（1834 年）。《续增刑案汇览》共 16 卷，祝庆祺编辑，鲍书芸补充并作序，收集案件 1680 件，起于道光四年（1824 年），下迄道光十八年（1838 年）。《新增刑案汇览》16 卷，潘文舫、徐谏荃编，收集案件近 300 件，道光二十二年（1842 年）至光绪十一年（1885 年）间。三本汇编所收案件大多出于道光年间。

③ 龙伟：《民国医事纠纷研究（1927—1949）》，人民出版社 2011 年版，第 36 页。

续表

案件名称	案情	时间
李观成与刘子荣互控案	李观成控刘子荣借子病故强勒钱财,刘子荣控李观成庸医误伤孩命	光绪十四年五月
李明堂与肖金铺互控案	李明堂控肖金铺借出痘小孩病死百般凌辱,肖金铺控李明堂为其子出痘致其身死	光绪十五年三月
钟声明与曹学东互控案	曹学东以子病,给钱让钟声明包医,子病故要钟还钱产生口角。钟声明控曹学东勒索钱财	光绪十七年正月

表2 　　　　　　清《刑案汇览》医事案件表①

案情	判案结果	案情	判案结果
医生采买药石不精误毙两命	庸医杀人	为人用药打胎致人堕胎身死	斗杀罪
庸医治病毒弊三命	庸医杀人	扶占治病	拟绞律
针刺治病姜汁点眼汗涌身死	庸医杀人	为人治病受谢私参夹带进关	偷刨人参
铺户卖药辨认不真误毙人命	庸医杀人	听从兄带回私参为父治病	偷刨人参
妇女瞧香治病针扎误毙人命	违制律	为人治病画符针刺致毙人命	斗杀律
妇女假托神灵涂画假符治病	红阳教供奉飘高老祖拟军例	收生妇女不谙逆生致毙人命	庸医杀人
妇女诓称蛇精附身焚香治病	邪术医人未致死拟流例	图与妇女通奸代为画符求子	异端法术医人未致死例
描画通书丁甲符箓骗钱治病	邪术医人未致死拟流例	妇女念咒书符给人治病	异端法术医人未致死例
令人朝天磕头数日唱歌治病	异端法术医人未致死例	照玉匣记画符治病骗钱	异端法术医人未致死例
学习圆光治病骗钱	异端法术医人未致死例		

---

① 龙伟:《民国医事纠纷研究(1927—1949)》,人民出版社2011年版,第39页。

　　记录在巴县档案中的医事诉讼案件很少，但这些案件也基本能反映清代尤其是晚清地方处理医疗纠纷的原因及过程，局部反映当时的医疗观念。第一，九例案件中，起诉原因几乎都是"病故""身死"，这说明只有在出现很严重的结果时，病患家属才会拿起法律武器维护自身利益。第二，即使因医生治疗不当导致病人死亡，但首先采取民间调解方式，调解失败后才会上诉官府。第三，医患互控，患者控告医生庸医杀人，医生控告患者敲诈勒索。第四，病患家属常以钱财赔偿为诉求目标，医生是否犯有刑事责任不是其控告的重点。《刑案汇览》所载的19起案件概览如下：一、有患者在医治过程中发生意外的。二、被告对象复杂，有药铺店主、有普通妇女、有符箓治病者，其中通过巫术、符箓等非医药手段引发医事诉讼的比例较高。需要说明的是，一方面，清代以中医为主的治疗环境中，"医疗事故"的认定非常困难，即便是医生责任医死了病人，病患家属也往往无计可施，只有较强硬的病家，才以"以私人的资格和医生捣乱一番。出出闷气罢了"①。另一方面，病人已死，调解过程充满了火药味，病患家属与医生的"协商"变成"胁商"，甚至发生家属谤医、辱医的事件。《医界镜》就记载了一药师，先是医死一张姓产妇，赔了大女儿以息医讼，后又医死一李家媳妇，李家是当地大家族，便邀请同族三十余人，到药师家医闹，最终将二女儿赔偿做媳妇才完结此事。② 还需注意一点的是，巴县档案中记录的医患互诉案例，很多是医生因患者家属恶意勒索而率先发起控告，这反映了医患冲突已开始形成了一种新的形态。这种形态在西医进入中国以后形式更多。

　　随着教会医学传教事业的发展，西医在华得到广泛传播，不同的医疗观念发生接触，从而引发民教医疗冲突。苏萍根据《清末教案》《教务档》《清季教案史料》《教案史料编目》等文献，梳理出

---

①　龙伟：《民国医事纠纷研究（1927—1949）》，人民出版社2011年版，第32页。

②　（清）儒林医隐：《医界镜》，内蒙古人民出版社1998年版，第84—85页。

344 起教案，其中因谣言而起的教案有 202 起，而在这 202 起教案中，因怀疑教堂迷拐幼童挖眼剖心的有 48 起，占总教案的 23.7%，约四分之一，在所有原因中排名居首。[1]

传教士挖眼剖心的谣言，据王宏超考证最早的记载出现在梁章钜《浪迹丛谈》中，1724 年针对湖北耶稣会教会的控诉中，记录了传教会挖取中国人的眼睛用来炼丹。[2] 魏源在《海国图志》中也提到道光二十五年（1845 年）广东总督的奏议，允许华人入教，严禁"奸诱妇女，诓骗病人眼睛"。社会上流传的关于种种西医挖眼、剖心、蒸食小儿、摄魂等谣传，在民间造成了极大误解。"历观报刊所记，皆因谣言而起。往往称教士迷拐民间子女，挖眼剖心。民间偶或失去小孩，即向教堂索取。一传十，十传百，百传千，顷刻之间，乱民蜂起。"[3]

这类由"采生折割"引发的民教冲突反映了国人对西医文化的误解，也反映了中西文化的冲突，成为西医传入中国的一个障碍，甚至引发中西医之争。因为，中国人认为"身体发肤，受之父母"，而西医重视外科，截肢手术司空见惯。教会医生或由于研究或由于教学，有时会存放手术剩余物制作标本。这种对西医的误解直到 1929 年爆发的中西医之争中，仍有不少中医以此攻击西医。由此可以看出，尽管西医以科学为指导，使中国人逐渐接受，但传统观念根深蒂固，不同医疗环境难免会遇到新的冲突。

但是，无论是清末的民教冲突还是民国时期的中西医之争，都可以视为广义上的"医事纠纷"。[4] 不同之处在于，这些纠纷并非因个别医疗事故引发，而是因为在特殊的时代背景下，教会医院被作为侵华工具而受到冲击，或是一套外来医疗制度的介入与中国的社

---

① 苏萍：《谣言与近代教案》，上海远东出版社 2001 年版，第 217 页。

② 王宏超：《巫术、技术与污名：晚清教案中"挖眼用于照相"谣言的形成与传播》，《学术月刊》2017 年第 12 期，第 163—164 页。

③ 《预禁止谣言论》，《申报》1891 年 6 月 1 日。

④ 龙伟：《民国医事纠纷研究（1927—1949）》，人民出版社 2011 年版，第 52 页。

会文化、民族心理等因素之间的冲突而形成。陶炽孙在《中国新医受难史序论》中曾以国民革命为界，将西医医患纠纷分为两期，即国民革命之前，新医受难的特点大多为外籍医师、医院被捣毁。后期的特点是医院被捣乱少而诉讼增多。① 此分法虽然简单，但抓住了国民政府前后西医医患关系的主要特征。他还预见，诉讼方式被打开之后，将来的医讼案件会愈来愈多。解决医患纠纷，也是新医发展之中的一个重要任务。

（二）近代医患纠纷解决机制

辛亥革命之前，受"息讼"之风影响，百姓虽饱受庸医之苦，但医患纠纷不多，总体上较为和谐。随着新文化运动、"五四"运动和社会的进步，病人的信仰发生了动摇，对医生开始怀疑，频繁择医、换医和医药杂投，这并不利于疾病的治愈，反而加剧了医患矛盾，报纸上频繁刊登医讼相关新闻，到 20 世纪 30 年代，医患关系几乎水火不容。而且，随着各类西医医院的增多，西医群体人数也逐年增加，西医成为自由职业群体，被赋予了更多的责任，希望通过职业优势在医患关系中树立自己的权威。因此，一旦医患之间存有矛盾，就会引发医疗纠纷甚至形成医讼案件。根据张斌统计，1929—1949 年医事纠纷案件共 74 例，其中 1930—1933 年 5 例，1934 年 21 例，有"医事纠纷年"之说。② 据尹倩统计，1929—1936年间有百余起医病纠纷刊登在《申报》上。③ 龙伟在其专著《民国医事纠纷研究（1927—1949）》中，从各种史料中统计出 169 个医事纠纷案例。不可否认，这些案件只是民国时期医事纠纷的"冰山一角"，但我们试图从这些材料中以管窥豹，总结出和解、调解、行

---

① 陶炽孙：《中国新医受难史序论》，《中华医学杂志（上海）》1936 年第 11 期，第1135 页。

② 张斌：《浅析民国时期的医事纠纷》，《中国医学伦理学》2003 年第 6 期，第 22 页。

③ 尹倩：《民国时期的医师群体研究（1912—1937）》，博士论文，华中师范大学，2008 年，第 216 页。

政处罚、诉讼这四种民国时期医患纠纷解决机制。

1. 和解

和解，在法律上，指诉讼双方在自愿互谅的基础上为尽快结束诉讼而达成的妥协或协议。和解分诉讼前和解和诉讼中和解。

医患纠纷与其他纠纷一样都可以通过和解方式解决，不同之处在于医患纠纷是否选择和解，医生具有较大的主动权。因为医生掌握着技术，对于纠纷中自己的行为是否存在过错比患者及家属更加清楚，所以如果医生确定患者死亡与其治疗方法无关，一般不会主动赔偿钱财，只有医生在医疗过程中确实存在过失，或患者手中持有对自己不利的证据，才愿意选择和解以息事宁人，破财免灾。对于患者来说，因为知识不对等，即使医生在医治过程中存在错误，除非明显的病情加剧、死亡等，否则很难发现医生的过错，所以比较被动，一般情况下不会主动控告医生。宋国宾《医讼案件汇抄》①统计所记载的案例中，其中 18 起病人在治疗过程中死亡的案件，病人家属以故意杀人罪或过失杀人罪予以起诉。② 如果不是患者死亡，病人家属或由于"无知"，或畏惧医生而忍气吞声。

医疗事故一旦发生，私下和解是最常用的手段。这不仅受上文中提到的"息讼"风气之影响，也与诉讼成本相关联。诉讼前可以和解，在进入司法程序后医患双方也能达成和解。1947 年上海市杨文瀚孙媳妇难产，杨海钧为其接生。在杨海钧全力救治的情况下，产妇得救，但新生儿夭折。杨文瀚以杨海钧业务不精致人死亡为由，对其业务能力提出质疑，要求卫生局审查其行医资格，"杨君是否为

---

① 《医讼案件汇抄》是由中华医学会业务保障委员会宋国宾编辑，1935 年 9 月出版《医讼案件汇抄第一集》，1937 年 3 月出版《医讼案件汇抄第二集》，《医讼案件汇抄》所呈现的医讼案件为我们探究民国时期医讼情况提供了宝贵的素材。

② 这些案例分别是：沈克非案、尹乐仁案、吴旭丹案、张湘纹、葛成慧案，王颐、王幼梅案，邱邦彦案、林惠贞案、赵光元案、邓青山案、俞松筠案、葛成慧、朱昌亚案、刘恋淳、叶力动案、郑信坚案、江明案、洗家齐案、张哲丞案、陈泽民案、欧阳淑清案。转引自刘成久《民国时期医事纠纷的解决机制》，硕士学位论文，西南政法大学，2015 年，第 21 页。

合格医师，是否为产科医师，小儿露顶时头顶穿孔是否为合法手术"①。上海市卫生局调查核实后，发现杨海钧无行医执照，属擅自开业，勒令其停业。但当此案移交司法程序时发生了逆转，医病双方不仅私下和解，杨文瀚反而盛赞杨海钧妙手回春。

中国传统以礼法为中心，到了民国在广大内地和农村地区依然存在。而且，私下和解的案件中，绝大部分的患者都以追求某种公理或者更为直接的利益为目的。此外，和解的方法和手段多种多样，但多半都以金钱为目的，与承担败诉风险和诉讼成本相比，得到赔偿金更具有实际意义。对于这种以得到赔偿金为目的的和解方式，医生颇为担忧，担心滋长病家上控之风，夏苍霖就建议惩戒这种以金钱私自和解的办法，否则无异于鼓励患者控告之风。②

2. 调解

调解一般是指在中立的第三方主持下，争议双方相互妥协，化解矛盾，达成统一，最终以和平方式解决纠纷。调解与和解最大的区别是中立的第三方是否参与解决纠纷。中国人历来把法律看做维持社会稳定的补救手段。在这种意识形态影响下，德高望重的"族长"等权威之人成为了法官，民间调解取代了法庭。可以这样说，调解人的参与，缓解了剑拔弩张的医患关系，避免了暴力和直接冲突。调解人通常包括：乡民邻里、社会名流、医师公会。

乡民邻里调解多存在于清末及民初，《申报》刊登"庸医杀人"案件中就有很多采取乡民邻里担任调解员而和平解决的例子，苏州一理发匠的儿子患病聘请医生治疗，后医治无效身亡，向医生发难，经调解处医生三十元，完结了事。

社会名流调解，社会名流是在一定时间和生活范围内具有权威的人，他们通常会给人信服感，因此经常充当调停人。1934年尚贤堂妇孺医院李石林告张湘纹、葛成慧医师案就是当时社会名流陈景

---

① 上海市档案馆：《上海市卫生局关于中医被控》，案卷号：Q400-1-2569。
② 夏苍霖：《防止医事纠纷之管见》，《医药导报》1934年第9期，第2—3页。

熙、马相伯等成功调解医患纠纷的案例。

医师公会调解，民国时期，医师公会既是国家管理医界的辅助
性团体，又是医界维护医师权益的重要组织。医师公会的兴起，尤
为重要的一条在于维护医师权益，"保障会员权利"基本上是任何地
方医师公会的宗旨。上海医师公会是成立最早、会员最多、最为活
跃的医师公会。1946 年上海医师公会成立医务保障委员会，明确规
定将处理医患纠纷为其主要任务，1947 年 6 月至 9 月，医务保障委
员会就调解了 10 起医患纠纷案件，详情见表 3：

表3　　　　上海医师公会医务保障委员会处理医事纠纷事件①

时间	案件	处理情况
六月十七日	黄克芳医师诊治病人杨鲁川身死纠纷一案	
六月十九日	南洋医院医师郭志德诊治柯培耀身死纠纷一案	全体理监事及医务保障委员出席旁听并提供意见，判决无罪
六月下旬	唐少云会员六月十日诊治凌润生身死纠纷一案	业经宣判不起诉处分
	饶有勋诊治病婴死亡纠纷一案	派员亲观检验尸体案已判决不起诉
	西门妇孺医院对于诊治病人俞沈氏身亡一案	医务保障委员会处理
八月二十七日	会员陆坤豪医师诊治产妇潘吴氏，因在家雇佣稳婆滥施手术送请仁爱医院救治由陆医师经治后即告死亡引起纠纷案	检验尸体时由金问淇理事出席，参观检察官宣告不起诉处分
	上海时疫医院为诊治病人致使滑稽界利用电台对该院进行恶意宣传	经翟总干事调解了结
	中山医院医师李家忠会员割治病人顾康龙（因血小板减少症）脾脏不治身死纠纷一案	医务保障委员会数度召集专门委员会开会研讨，与医院联合会专家会同讨论，最后出具对于检察官判决全文中三点提供学理上意见，藉供参考

---

① 《秋季会员大会秩序册》，《医讯》1947 年第 4 期，第 5 页。

时间	案件	处理情况
九月三十日	会员胡顺庆因诊治病孩吴弟弟腹泻死亡一案	检验尸体有王副干事出席参观
	响应南京市立医院刁案纠纷钱明熙医师判处徒刑一案	表示愤慨，通电各部院外并发表宣言

通过表3，可以看出医师公会对医事纠纷的参与方式有提供医学上的鉴定，有参与尸体的解剖，有为被告医师提供舆论方面的支持等，形式多样。虽然未必都以调解结案了结，但不可否认医务保障委员会积极斡旋医患双方的调停作用。

民国时期，思想观念落后的地方，打官司依然是一种不愿为之的事情。如若调解人能客观公正，医患双方都会受益。首先，提高医患纠纷解决效率，病人家属能够在短时间内拿到赔偿，医生"破财消灾"不影响其口碑；其次，了结案件，减少诉讼费用，免受诉讼之累，"庆于农民好讼，往往因些微事故，不惜经年累月，涉讼不结，因之倾家荡产者，比比皆是"①。所以，在法治还处于起步阶段的民国时期，调解机制在医患双方之间很受欢迎。

3. 行政处罚

行政处罚是指行政主体依照法定职权和程序对违反行政法规、尚未构成犯罪者给予行政制裁的具体行政行为。② 从古至今，我国地方官吏便具有行政与司法两种权力。所以，老百姓在中国近代社会政体、法律等近代化的转型中并不清楚行政与司法的区别。老百姓似乎也并不在乎两者的差别，哪里能解决他们的纠纷，他们便去哪里。

医患纠纷发生后，诉讼经常是当私下和解、调解不能解决纠纷时，不得已而为之的方法。近代中国病患家属行政控告医生的理由通常为"庸医杀人"和非法行医、虚假宣传两种。"庸医杀人"本

---

① 《劝导民众讼治家书：关于息讼方面》，《绥远民政刊要》1933 年第 1 期，第 44 页。

② https://www.sogou.com/sgo，2020 年 2 月 17 日。

是《大清律例》中的一项罪名，到了民国在法律上已经被"过失杀人""故意杀人"所取代，但在当时传媒业、法律界和医疗界仍有以"庸医杀人"为标题的报道。"庸医杀人"之所以在民国新闻端出现，除旧文化影响外，还有一原因是病方医学法律知识欠缺，既无法精确地描述病因，又不能简要概述医生诊治过程，故意夸张描绘医生形象，以博取同情。

民国时期卫生领域的管理与处罚主要由卫生行政机关和警察机关执行。卫生行政机关处理医事纠纷的主要职权范围就是审查医生的准入资格和吊销其资格。警察机关的工作范围要宽泛得多，有禁售毒品、堕胎药、春药；禁止用巫术治疗疾病；未经允许医士或助产师、产婆等不得行医等。

当卫生行政机关接到控告后一般会联合警察对相关人员进行调查，再在各自职权范围内处理。控告分实名控告和匿名控告两种，针对不同控告内容，卫生机关处理方法也会不同。如匿名控告，首先看其是否有证据，若没有一般不会受理。若实名控告，卫生行政机关会联合警察机关共同问询调查，在听证中观察，以证据判断是非，最终把纠纷解决在诉讼之前。需要说明的是，行政权仅是干预，不具有终结性。如果任何一方对处理结果不满意，依旧可以向法院起诉。

4. 诉讼

诉讼是指人民法院依照法律规定，在当事人和其他诉讼参与人的参加下，依法解决讼争的活动。为详细了解民国时期的医疗纠纷法律诉讼过程，本书以中华医学会业务保障委员会所编《医讼案件汇抄》27 起案件为基础资料，详见表4。其中孙廉、郑祖穆案、刘宝荣案、王兰孙案，并不是患者指控医生的案件，不属于医患之间的诉讼，故本书不对其研究；王约翰夫妇告胡惠德案件发生在香港，其审判属英美法律体系，也不属本书研究对象。所剩 22 个案例为本书考察研究对象。这 22 个案件收录信息比较详细，有起诉书、鉴定书、各级法院判决、控辩双方辩词等，相较于报刊刊登的案件，这些案件提供了较为完整的诉讼信息，便于考察民国司法过程。①

表4　　　　　　　　　　《医讼案件汇抄》一览表

序号	被告人	原告人	控诉理由	受理法院	医学鉴定	本会处置	讼案终结
1	孙廉 郑祖穆	孙伟	妨害公务及自由	江宁地方法院		呈请司法部转秉公办理	被告无罪原告撤职
2	恩格尔 engle	廉新小姐	乳房手术后有碍美貌	上海第一特区地方法院	法医魏立功鉴定无业务过失	致函该地方法院辩护	被告无罪
3	尹乐仁	吴小泉	因患脑膜炎注射血清针段脊椎内病人隔日而死	南通地方法院及江苏高等法院	法医研究所及同济大学	出证明书及致函高等法院	地方法院判一千元罚金高等法院判被告无罪
4	沈克非	陈左贞一	因患急性盲肠炎而施手术因使用重麻醉剂而致身死	江宁地方法院		致函该地方法院辩护	地方法院判决无罪上诉后未详
5	吴旭丹	石松生	病者患伤寒已廿六日命送医院以致肠出血身死	上海第二特区地方法院		致函该地方法院辩护	和解
6	张湘纹 葛成慧	李石琳	产后翌日发热第四日出院另延陈景熙医治一周后亡	上海第二特区地方法院	法院函询本会关于学理上数点	居中调停并致函该地方医院答复所询诸点	和解
7	王颐 王幼梅	朱三友	重性肺炎住院三日即死原告认为该护士误将火酒予病人服所致	芜湖地方法院及安徽高等法院		函致高院解释	地方法院判二人各处有期徒刑一年高院判王颐无罪王幼梅处罚金四百元在上诉中

---

① 民国时期，百废待兴，就医疗卫生事业而言，缺医少药，疫病流行，人口的死亡率在30%以上。南京国民政府把医疗、防疫、戒烟作为主要医事内容加以规定，实行医事革命，建立了一整套医疗卫生管理体制。1927—1937年间政府还成立中央立法、行政主管立法和地方政府立法三个层面的立法机构，以法律和行政法规的形式制定了一系列医师法规，包括医事行政立法《全国卫生行政系统大纲》和《县各级卫生组织大纲》、医疗主体立法接生之准入制度、助产士准入制度、医师准入制度、医士准入制度、牙医师准入制度、药师准入制度、医院管理立法、药品管理立法、防疫制度立法、医事鉴定立法、禁止性医事行为立法，这些医师法规涵盖了医事生活的各个方面。民国政府和医界组织在不断的对话中，不断调整各自的意愿，合作逐渐加深，使得当时的立法既有现代法制理性又能适应社会现实需求。尽管这一过程被战事和国家分裂不断破坏，但仍然被延续下来，成为中国医事法制发展史不可或缺的一页。

续表

序号	被告人	原告人	控诉理由	受理法院	医学鉴定	本会处置	讼案终结
8	林惠贞	徐冬生	处方硝酸银四分之一厘和鸦片二分之一丸剂内服以治胃病原告认为致死之由	上海第一特区地方法院江苏高等法院及最高法院		出证明书言硝酸银内服无碍	初审二审最高法院尚未判决
9	赵光元	董道南	病者患猩红热已四日入院注射浓缩血清二十毫升六小时后身死	宿县政府	叶天德惠克德医师证明该血清注射无误	致函宿县政府为证明被告无过失致人死之嫌	撤销
10	邓青山	彭武扬	病者患白喉注射血清后身死	九江地方法院江西高等法院最高法院			刑事部分因大赦撤销民事部分被告罚两千元在上诉中
11	汪元臣	裔瑞昌	病者两股关节不能活动入院施摇腿手术左腿骨折愈后身体强直不能起做行动	镇江地方法院江苏高等法院最高法院	镇江弘仁医院赵琴伯医师苏州张卜熊医师两次鉴定	致函江苏高等法院陈述意见	刑事部分因大赦撤销民事部分最后判决未详
12	刘宝荣		医院本人捣乱			函呈医生署	由江苏民政厅查办
13	俞松筠	田鹤鸣	入院生产后患痫原告认乳部用冰敷及灌肠皮带不洁为出院数日后身死之理由	上海第一特区地方法院高等法院最高法院		致函该法院陈述医院	被告无罪

续表

序号	被告人	原告人	控诉理由	受理法院	医学鉴定	本会处置	讼案终结
14	葛成慧 朱昌亚	沈文达	入院生产死	上海第二特区地方法院			和解
15	政信坚	吴玉符	患脑膜炎症施用过期血清病者身死	合肥地方法院安徽高等法院最高法院	十余专家鉴定谓过期未久之血清注射无碍	致函该地方法院	不起诉处分原告上诉驳回
16	刘恋淳 叶力动	南昌地方法院检察官	死者刘一平患横痃入院割治二重麻醉后手术尚未施病者身死检察官认为麻醉药用极量所致	南昌地方法院	江西卫生处谓两重麻醉药用近极量致死		在拘押中
17	江明	余以海	死者余年福患鼻瘤入院割治二重麻醉后手术尚未施病者身死检察官认为医治不良所致	南昌地方法院	江西卫生处谓该瘤有切开之必要	致函江西高等法院	尚未结束
18	邱邦彦	江则珍	死者江家明因疝气入院割治后腹痛呕吐两日后送福州协和医院即死	连江法院	福州协和医院谓创口染菌毒疝未割除患者乃因肠阻塞而死		连江分庭两次不起诉处分福建高等法院指令侦查故尚未结束
19	北平协和医院	H. a. raider 雷德	雷德妻于一九三三年三月入院治子宫癌经久无效身死原告认为玩忽业务	美国驻华按察使署			被告无罪原告担任讼费

续表

序号	被告人	原告人	控诉理由	受理法院	医学鉴定	本会处置	讼案终结
20	冼家齐	江延之	江受之患疖来诊方在检视间病者忽昏厥施强心针终不救而死	苍梧地方法院广西高等法院	梧州医院鉴定谓系因按疮而致脑出血强心针处置失当因以致死		地方法院判有期徒刑一年在上诉中
21	胡惠德	王约翰夫妇	病者患痢疾经被告医治无效原告商请外医会诊被告不允又强劝原告将病者送入该地法国医院以致身死	香港中央地方法院	Dr. montgomery 医师鉴定		被告无罪
22	亚信斯克	立凡诺夫	病者脚部骨折经被告治疗无效	江苏第二特区地方法院上海江苏高等法院第三分院	法医魏立功鉴定谓插塞型折断	两次致函被告律师	被告无罪
23	张哲丞	王圣城	王恢华肺病治疗期间被看护生误服甘汞死亡	陕西长安法院		致函长安地方法院	被告无罪
24	陈泽民	冯汉文	病者患疥疮开刀抢救无效死亡	山海地方法院检察官			检察官不起诉
25	欧阳淑清	姚赘我	患者因肛门狭窄痔疮手术治疗而死	汉口地方法院湖北高等法院	法医王思俭鉴定司法行政部法医研究所	致函湖北高等法院	被告无罪

续表

序号	被告人	原告人	控诉理由	受理法院	医学鉴定	本会处置	讼案终结
26	王兰孙	苏州地方法院检察处	妨害公务	江苏吴县地方法院		本会致函苏州高等法院	尚未结案
27	张秀钰	唐立文	大狮子患蛲虫与口腔炎治疗出现皮肤溃烂	江苏上海第一特区法院		复函劳工医院	被告无罪

诉讼模式包含民事诉讼和刑事诉讼两种。医事诉讼在当代世界各国包括我国多为民事诉讼模式。但在民国时期我国的医事诉讼一般以刑事诉讼处理，部分案件在审理后转化为民事诉讼。原因如下：（1）中国传统民法、刑法不分；（2）民国司法体系借鉴日本，而日本医事诉讼以刑事诉讼为主；① （3）以刑事方式发起诉讼，病方可以借助检察官行使侦查权，比较容易获得对自己有利的证据，从而获得更多的补偿。而且，一旦发起民事诉讼，原告需要承担举证的责任，病家作为原告举证能力有限，取证困难，所以一般不采取民事诉讼。

民国时期，刑事诉讼有公诉和自诉两种方式。自诉与公诉的差异在于检察院的介入，检察院对案件证据收集及审理都有重要影响。《医讼案件汇抄》中的 22 个案件，自诉 10 起，公诉 12 起。不过即使是公诉案件，检察官也是在病家以医生"故意杀人"或"过失杀人"为由向检察官控告后，被动介入。而且，大部分公诉案件均以患者死亡为由。从这一特性，我们可以得出：只要病人没有死亡，家属主要以索赔医药赔偿为目的，一般不会向检察官控告；而且医事纠纷专业性强，而当时的鉴定机构和技术不成熟，只要情节不是十分恶劣一般不会走到公诉程序。公诉案件中，检察官首先要进行侦查，如侦查结果显示医师治疗过程中存在犯罪行为，就会制作起

---

① 王春南：《民国司法黑暗之管窥》，《人民论坛》2004 年第 12 期，第 79 页。

诉书，如认为医师行为违法情节轻微，不构成犯罪，就会制作处分书。① 自诉需要原告自写诉状，自诉一般由被害人、被害人的委托人或亲属提起。自诉人还可以委托律师代理诉讼，为其诉讼撰写诉状。法院受理诉状后，若不同意起诉，还可驳回诉状。

　　无论自诉还是公诉，指控医师的罪名除过失杀人罪和过失伤害罪外，也有少数以庸医杀人罪名起诉的，比如俞松筠案、赵光元案。庸医杀人是中国古代社会法制的罪名，民国时期，这一罪名已经改变，但以上两案均是自诉，表明自诉者法律知识的欠缺。

　　法庭审理。医事诉讼的审理程序与其他刑事诉讼审理程序一样。医事诉讼的难点在于证据的收集以及检察官、法官对证据的认定，所以，医事鉴定成为整个案件最核心的环节。可以这样认为，医事案件的胜败从某种角度上说是由医事鉴定决定的，而医事鉴定既专业又复杂。所以，民国期间的医事纠纷案件中，经常会出现同一案件有多份不同机构作司法鉴定的现象，如上述第 20 号冼家齐案就有广西省立梧州医院、广西省立医院、司法行政部法医研究所、上海法医研究所、国立上海医学院、中华医学会六家司法鉴定机构六种鉴定结果。

　　从《医讼案件汇抄》中的讼案结果可以发现，81.8% 的案件没有追究医师的刑事责任。如尹乐仁案中，尹乐仁在法院初审时被判有"过失杀人罪"，但仅处罚一千元。事实是在民国业务过失犯罪的刑罚要重于普通过失犯罪，尹乐仁"过失杀人罪"仅处罚一千元结案离不开中华医学会的支持，有了这种支持，医师在判决中就会处于有利的地位。原因如下：其一，民国时期存在大量对医家无理控告的案件，"近年来医病纠纷，耳闻目睹，不知凡几。而大半是不合逻辑的，伺权欺人者有之，无理取闹者有之，藉端敲诈者亦有

---

　　① 彭浩晟：《民国医事法与医事诉讼研究（1927—1937）》，博士学位论文，西南政法大学，2012 年，第 111 页。

之"①。其二，民国时期，政府并未指定权威的医学鉴定机构，各医院、医学研究所出具的鉴定书，不排除对医生有些许倾斜。尹乐仁医生被诉一案的鉴定书即为同济大学制定，同济大学鉴定意见则主要采用该校医学院教务长伯德及校医唐哲的意见。

近代中国，医生主导医疗过程的新型医患关系是在中国近代化过程中实现的。随着西医大规模进入中国，大量的医患纠纷也纷至沓来。为及时解决医患纠纷规范医疗市场，北洋政府和南京国民政府颁布了大量医事法规，并形成了一套包括诉讼在内的医患纠纷解决机制。虽然我们不能从个别纠纷中窥见近代医患关系的全貌，但是透过这些纠纷，我们却不难从中找出近代中国医患关系的脉络，进而理解国家制度如何渗透到医界并对医疗环境产生重大影响。

自从德国医学家威尔和发现病菌是一切疾病的病原体以来，患者的地位就逐渐发生了变化。医生在对待患者的时候，逐渐地将其视为一个被病原体感染了的肌体。这如同我国远古的巫医，没有将患者当作"人"来看待，不同的是，巫医在患者身上看到了恶魔，而现代西医在患者身上看到了病菌。西医东传后，中医与患者原来那种"和谐"的医患关系不见了，取而代之是一种对立状态。国民政府为了防止这种对立的医患关系愈演愈烈，最终形成了和解、调解、行政处罚、诉讼等解决机制。

近代中国大众对司法的信仰还没有完全建立，国人既希望通过法律给自己带来公平，同时又不完全相信司法的公信力，最后借助行政力量、民间组织等来维护自己的利益。医师公会在医患纠纷中承担的角色让人眼前一亮。医师公会本就是保障医师执业权益的专业团体，发展到后面变成调解医患纠纷，医事鉴定的主要机构，在民国时期医患纠纷解决中的作用不容小觑。回望历史，面对当今的医患关系，一方面医生劳累猝死，另一方面患者行凶伤医，今天的医师公会团体能否有所作为？这是一个值得探讨的问题。

---

① 《中国医学进步的一大障碍》，《申报》1935 年 5 月 16 日。

第九讲

抗战时期的中国公共卫生事业

民国时期是中国历史上相对多灾多难的一个阶段，内战持续不断，社会屡遭摧残，日本发动侵华战争，更是使半壁江山沦于侵略者的铁蹄之下。同时，这一时期各种自然灾害频繁肆虐，给老百姓的生产生活也带来了巨大的影响。而民国时期又是中国社会近代化转型的重要时期，在深重的民族危机之下，中国近代化的探索始终因应着救亡图存的时代主题，在困难中摸索前进，同时也走出了一条兼蓄中西的道路。

至 19 世纪下半叶，随着中西交流的增多，近代公共卫生理念①从西方传入，中国的公共卫生事业开始近代化的萌芽。而公共卫生事业的发展，也是中国近代化探索的一个重要组成部分。但由于卫生观念落后与卫生事业发展的迟滞，近代中国的公共卫生问题长期较为突出，特别是随着近代城市的兴起，城镇规模的扩大，环境肮脏、水体污染、居民卫生习惯不良、疫病蔓延等公共卫生问题日益

---

① 关于公共卫生的概念，经历了漫长的历史演变，至今医学界尚未有统一的定义。1920 年，美国耶鲁大学公共卫生学院社会学教授温思络（Charles Edward A. Winslow）将公共卫生定义为："通过有组织的社区努力来预防疾病、延长寿命、促进健康和提高效益的科学与艺术。这些努力包括：改善环境卫生，控制传染病，教育人们注意个人卫生，组织医护人员提供疾病早期诊断和预防性治疗的服务，以及建立社会机制来保证每个人都达到足以维护健康的生活标准。以这样的形式来组织这些效益的目的，是使每个公民都能实现其与生俱有的健康和长寿权利。"这是目前世界卫生界引用得最多的一个定义（见王宇、杨功焕主编《中国公共卫生·理论卷》，中国协和医科大学出版社 2013 年版，第 2 页）。

凸显。这些突出问题影响了国人的健康，也使中国人被扣上了"东亚病夫"的帽子。而发展公共卫生事业是一个全面系统的工程，但中国地域辽阔，不同地区之间的自然环境与社会发展程度大不相同，同时由于国家积贫积弱以及政治上四分五裂的状况，中国近代公共卫生事业在酝酿萌芽之后仍长期处于迟滞落后的状态。即便到了 20 世纪 30 年代，姑且不论乡村"多半是芜秽不治的"，就是武汉、重庆等一些都市，也"没有所谓公共卫生"①。到全面抗战时期，基于战时救护、疫病防控、兵源补给等需要，发展公共卫生事业的重要性和迫切性进一步显现，也直接与国家生死存亡紧密联系起来。抗战期间，东部沦陷地区的公共卫生体系遭受到严重冲击，而西部内陆省份的公共卫生事业却迎来了难得的发展机遇。从整体上看，这一时期中国公共卫生事业的近代化历程是在曲折中前进的。

一　抗战时期的卫生事业管理

战争与公共卫生之间有着十分密切的关系，卫生管理与卫生政策的得失对战争的走向有着至关重要的影响。抗战时期，中国的政治、经济情势相对较为复杂，各个地区之间的具体社会状况也有所不同，在卫生管理机构与政策上也存在差异。在国民党政府领导下的国统区和中共领导下的抗日根据地，均根据战时自身情况，建立了相应的卫生管理机构，确立了相对完善的战时卫生组织体系，为抗战胜利奠定了重要基础。②

① 黄尊生：《中国问题之综合研究》，天津启明书社 1935 年版，第 94 页。
② 除国统区与抗日根据地之外，在沦陷区，日本侵略者和伪政权，一方面为了防止恶性传染病危及日本侨民和侵华日军，另一方面为了缓和社会矛盾，顺利推行殖民统治，在环境卫生、医疗救护、疾病防控等方面开展了一些工作。但与此同时，侵略者在沦陷区奸淫掳掠，大肆破坏，甚至故意发动细菌战，人为传播疾病与瘟疫以消耗抗日力量。日伪在沦陷区所做的卫生工作与他们对沦陷区卫生事业造成的破坏相比，是不及十一的，本章未再专门讨论。

（一）国统区的卫生事业管理

在北伐战争结束之后，国民政府为了加强卫生管理，于 1927 年 4 月在内政部之下设置卫生司，负责管理卫生行政事宜。1928 年 11 月改设卫生部，下辖总务、医政、保健、防疫、统计五司，另设中央卫生委员会为设计审议机构。其后国民政府又改隶或增设了中央防疫处、中央医院、中央卫生试验所、西北防疫处、蒙绥防疫处、麻醉药品经理处、公共卫生人员训练所及各海关检疫所等机构，中央卫生行政体制渐形完备。

1931 年 4 月，南京国民政府撤销卫生部，改设卫生署，隶属于内政部，内设总务、医政、保健三科；1932 年 9 月全国经济委员会设中央卫生设施实验处（后改称卫生实验处），在经济委员会的统筹下还设立了中央卫生实验区与中央医院，创立了医科专门学校，发展了海港检疫机构；内政部与教育部还合设医学、助产、护士教育委员会；教育部设有卫生教育设计委员会，规划并推进医学教育工作；此外，在军政部下设置有军医司，后整并成为军医署；在铁道部设有卫生处。[①]

1937 年"七七"事变发生后，日本侵华进一步加剧，沿海省市渐次沦陷，各项建设均遭到严重破坏，原有的卫生事业在战争的破坏下，也基本陷于停顿。而随着全面抗战的爆发，全国进入了战时状态，1938 年 3 月国民党临时全国代表大会通过了《抗战建国纲领》，规定了政治、经济、军事、外交等方面的政策，使之"适合战时需要"[②]，国民政府的各项管理体制与政策据此进行调整，卫生管理体制也开始转化到战时体制。随着卫生管理与研究机构跟随国民政府向大后方迁移，战时卫生体制在抗战大后方各省市渐次铺开，

---

① 王书城主编：《中国卫生事业发展》，中医古籍出版社 2006 年版，第 103 页。

② 《中国国民党抗战建国纲领》，摘自徐辰《宪制道路与中国命运——中国近代宪法文献选编（1840—1949）》（下卷），中央编译出版社 2017 年版，第 126 页。

国统区的公共卫生事业也因此得到了进一步发展的机会。

全面抗战爆发后，卫生署从南京先后迁往汉口、重庆，1941 年改隶行政院，扩大了组织，内设医政、保健、防疫、总务等四处。同年，在卫生署统筹下，原卫生署公共卫生人员训练所与中央卫生实验处合并，在重庆组建了中央卫生实验院，该机构围绕疾病防控、卫生教育、卫生调查等领域开展了一系列工作。

在地方层面，为了因应战时体制的需要，各级卫生管理组织进一步设置健全。在省一级层面，依照国民政府建立之初颁布的《全国卫生行政系统大纲》，省应设卫生处，市县设卫生局，各大海港及国境冲要地设海陆检疫所。1940 年 6 月，国民政府行政院又颁布了《省卫生组织大纲》，规定设省立医院、卫生试验所、初级卫生人员训练所、卫生材料厂等机构，使省一级卫生制度进一步趋于一致。① 同时，各省原设隶属于民政厅的卫生实验处改组为直接隶属于省政府的卫生处，全面负责各省的卫生工作，② 保障了医疗卫生管理在政府各项工作的地位。在市一级，抗战前已有南京、上海、北平、天津、广州、杭州、南昌等七市设立了卫生局，抗战爆发后，在大后方的重庆、成都、自贡、贵阳、昆明、西安、兰州等七市也设立了卫生局，③ 加强了对重要城市公共卫生的管理。在县一级，为了提高各县的医疗卫生水平，重庆国民政府先后制定了《县各级卫生组织大纲》（1940 年 5 月）、《县卫生工作实施纲领》（1940 年 12 月）《各省市县地方卫生行政机关组织大纲》（1941 年 9 月）等政策法规，规定在县一级设立卫生院，区设卫生分院，乡（镇）设卫生所，保设卫生员。④ 国民政府通过一系列政策与法规的制定，将县一级的

---

① 朱潮等编：《中外医学教育史》，上海医科大学出版社 1988 年版，第 96 页。

② 朱云翔：《抗战时期湖南医疗卫生政策研究》，硕士学位论文，湖南师范大学，2009 年 5 月，第 9 页。

③ 王书城主编：《中国卫生事业发展》，中医古籍出版社 2006 年版，第 105—106 页。

④ 《县各级卫生组织大纲》（1940 年 5 月 10 日行政院公布），陈明光主编《中国卫生法规史料选编（1912—1949.9）》，上海医科大学出版社 1996 年版，第 506 页。

卫生事业管理纳入了政府体系，为国统区战时各县卫生事业建设提供了制度保障。

为了强化医务人员的管理与培训，重庆国民政府先后制定了《内政部卫生训练所医师训练班招考学员简章》（1940 年 7 月）《内政部直辖卫生训练所招考高级护士班学员简章》（1940 年 7 月）《医师法》（1943 年 9 月）《助产士法》（1943 年 9 月）《医士暂行条例》（1943 年 11 月）等。① 另外，国民政府还制定完善了一些具有明显战时特色的法规，如《非常时期药剂生领照暂行办法》②（1938 年 9 月）《修正卫生署医疗防疫队组织规则》（1940 年 10 月）等。③ 这些法令的制定和颁布，使国民政府对医事人员培训和管理的制度更趋完善，基本做到了有法可依。

为了坚持抗战，夺取胜利，国民政府将大量的人力、物力、财力投入到战时卫生体制中，四川、重庆、云南、贵州、陕西、甘肃、宁夏等国统区的医药卫生事业较战前均有了明显的发展。以四川与贵州为例，在四川，据 1946 年的统计数据显示，四川省县级卫生机构总数达 124 个，居全国首位；县级卫生机构工作人员共计 1714 人，居全国第二位；县级卫生机构病床 1046 张，居全国第三位。客观地讲，从县级公共卫生医疗资源的数量上看，经过抗战时期的发展，四川已经基本改变了在全国公共卫生事业落后省份的地位，跟上了全国的发展步伐，迈入了全国公共卫生事业大省的行列。④ 在贵州，抗战之前，一般群众"几不知现代医药为何物"。1938 年，全省只有县卫生院 5 所，到 1945 年县卫生院已发展到 78 所，区卫生分院 21 所，乡镇卫生所 69 所，卫生员 416 人。1938 年贵州全省卫

---

① 宗淑杰主编：《世界医药卫生 100 年》，航空工业出版社 2006 年版，第 84 页。

② 药剂生，旧时从事药品调剂等工作的初级专业技术人员。

③ 朱云翔：《抗战时期湖南医疗卫生政策研究》，硕士学位论文，湖南师范大学，2009 年 5 月，第 10 页。

④ 张玲：《抗日战争与西部内陆省份公共卫生事业的现代化——以四川省为中心的考察》，《抗日战争研究》2011 年第 2 期，第 75 页。

生经费为 87176.32 元, 到 1945 年已增长为 44274189.00 元。① 关于战时卫生事业的发展, 在 1945 年 4 月卫生署署长金宝善与善后救济总署署长蒋廷黻的书信中有详细总结:

> 抗战以前吾国公共卫生事业之发展均在东南沿海各省, 一九三七年之统计, 设有卫生院者 242 县, 公私立医院 658 所, 病床 34377 张; 县卫生院之在苏浙赣闽四省者达 194, 占总数 80%; 医院之在沿海各省市者为 422 所, 计 21882 病床, 亦占医院病床总数的 63% 强; 嗣后沿海以及东南各省相继沦陷, 卫生机构破坏无遗; 二七年来经中央与地方努力之结果, 至一九四四年卫生院数达 938, 增设者占 665, 新增医院 82 所计病床 6559。②

在战争的影响之下, 东南沿海各省的医疗卫生事业遭到了严重破坏, 也使全国医疗卫生资源分布进行了重新调整, 而随着人才与物资向后方转移, 后方国统区各省份的医疗卫生事业得到了宝贵的发展机会。当然, 在各种客观历史条件的制约下, 战时国统区各省公共卫生事业发展还存在着覆盖面窄、发展不平衡、质与量发展不协调等缺陷,③ 远不能满足当时民众和社会的需要。但不可否认的是, 国民政府推行的战时卫生体制, 改善了大后方各省份的医疗卫生条件, 增强了民众的卫生意识, 也为战时社会的稳定与抗日战争的胜利提供了重要保障。

(二) 抗日根据地的卫生事业管理

在抗日战争时期, 为了适应全民抗战的需要, 在中国共产党领

---

① 何辑五:《十年来贵州经济建设》, 南京印书馆 1947 年版, 第 385—387 页。

② 《关于善后救济计划金宝善与蒋廷黻的来往磋商函件和有关材料》(中华民国卅四年四月), 中国历史第二档案馆藏档案, 全宗号: 372, 案卷号: 8。

③ 张玲:《抗日战争与西部内陆省份公共卫生事业的现代化——以四川省为中心的考察》,《抗日战争研究》2011 年第 2 期, 第 75 页。

导下的抗日根据地，针对自身实际，确立了以"预防为主"的卫生工作方针，不断健全卫生组织机构，建立了一套具有战时特点的卫生管理体系，为抗战的胜利起到了有力的支援作用。

陕甘宁边区是抗战时期中国共产党的后方中枢，有其特殊的环境与条件。在当时驻延安的卫生管理机构，主要分为三个系统：中央卫生系统、军委卫生系统及边区卫生系统。

中央卫生系统是指由中共中央卫生处直接领导下的卫生组织机构。在1937年1月中共中央进驻延安之后，当时的卫生工作均由中央军委卫生部统一管理，随着第二次国共合作的实现，延安和陕甘宁边区成为了中共领导抗战指挥中心和总后方。为了加强中央机关的卫生管理工作，1938年中共中央决定成立中央卫生处，下设医政科、保健科、药材科。此外，在中央卫生处下还设有中央直属门诊部、中央医院等机构。抗战期间，中央卫生系统在中央卫生处的领导之下，在中央机关卫生保健、卫生宣传、卫生防疫、环境卫生及群众性的卫生工作等方面开展了一系列卓有成效的工作。1945年，随着中央卫生处并入中央军委卫生部，中央卫生系统的运作也暂告一段落。

军委卫生系统是指由军委总卫生部领导下的各级卫生组织。军委总卫生部前身为1931年苏区时期成立的中央革命军事委员会军医处，1932年改为总卫生部，下设政治部、医政局、保健局、药材局、保卫局、医院管理局、总务处等机构，负责管理后方医院，组织战役后方的伤病员收容治疗，以及卫生业务骨干的教育训练，统一管理药材采购、生产、供应，并负责红军各部队卫生人员的管理。红军长征时期，军委总卫生部机关缩小，直属单位只有一所野战医院和两个干部休养连。1936年11月，红军三大主力会师，全军统一整编，在军委后方勤务部下重新组建了军委总卫生部。[①] 1939年5月，军委总卫生部根据中央组织部召开的卫生会议精神，制定了

---

① 徐平主编：《中国工农红军通览（1927—1937）》，解放军出版社2017年版，第15页。

《卫生部门暂行工作条例》，对军委总卫生部的职权作了明确的规定："军委总卫生部为卫生部门工作最高行政指导机关，凡党、政、军属各级卫生机关之工作概受其指导或管辖之。"军委总卫生部"设医政保健、材料、供给、总务五科，另设秘书室、医疗巡视团"。在《条例》中还规定，第八路军卫生部暂由军委总卫生部兼管。师设军医处，直辖一所野战医院。旅设军医处，直辖两个收容所。团设卫生队，营设医生，连设卫生员。新四军组设军医处，直辖后方医院，各支队设军医处，团设卫生队，营设医生，连设卫生员。① 同时，在军委卫生系统之下还设有白求恩和平医院、联防军医院、中国医科大学等医疗卫生与教育机构。②

边区卫生系统是指在陕甘宁边区人民政府领导下的各级卫生组织机构。1937 年 9 月，陕甘宁边区政府成立，但暂未成立专门的卫生管理机构。1938 年 1 月，在边区政府民政厅成立第三科，专管卫生行政工作。1939 年 7 月，陕甘宁边区政府颁布了《陕甘宁边区卫生行政系统大纲（草案）》，规定："陕甘宁边区卫生事业，概属边区政府民政厅管理之；陕甘宁边区政府民政厅设立卫生处，执行全边区卫生计划。"③ 根据这一规定，边区政府开始筹备设立卫生处。1941 年 1 月，边区政府卫生处在延安正式设立，至 1942 年初，机构已初步完善，下设有医政科、保健科、药材科、保育科、总务科，此外还设有门诊部、医校、干休所、光华制药厂、疗养院等机构。除边区卫生处外，边区各县市甚至乡镇一级都建立了一定数量的卫生管理机构。边区政府先后在"安塞、边中、边府及各分区设置诊疗所，由各地的保安部队卫生所监理，县设卫生科，乡设卫生监督

① 朱克文、高恩显、龚纯主编：《中国军事医学史》，人民军医出版社 1996 年版，第 200—201 页。
② 王书城主编：《中国卫生事业发展》，中医古籍出版社 2006 年版，第 116 页。
③ 《陕甘宁边区卫生行政系统大纲（草案）》，甘肃省社会科学院历史研究室编：《陕甘宁革命根据地史料选辑》第一辑，甘肃人民出版社 1981 年版，第 458—459 页。

员负责其事"①。1944 年 5 月，毛泽东在延安大学开学典礼上讲话，表示要"提倡卫生，要使边区 1000 多个乡每乡设立一个小医务所"。为了落实毛泽东讲话精神，边区各级政府做了大量工作。1944 年成立的卫生合作社，是颇受欢迎的民办公助的小型医疗机构，遍布边区各地农村。② 在边区政府各级卫生管理机构的努力下，环境卫生管理、卫生防疫、卫生宣传、卫生下乡、卫生教育等工作有序开展，保障了边区人民的身体健康。

在陕甘宁边区之外，在其他八路军、新四军、东北抗日联军及华南抗日武装领导的根据地，大多实行党政军合一的卫生管理方式。在地方政权机构中，卫生工作多由军队负责管理，在一些地区虽设有卫生部门，但基本上也是军队帮助建立的。

在有效的卫生管理体系之下，抗日根据地的医疗卫生事业蓬勃发展，卫生面貌有了极大的改善。据相关资料统计，1942 年陕甘宁边区卫生处所属各医院、卫生所共接诊病人 43000 余人，治愈的占诊病总数的 99.8%。卫生处门诊共诊治病人 16418 人（内科 9368 人，外科 3857 人，五官科 3275 人）；1943 年该处所属院、所门诊和住院的病人数为 35730 名，比上年减少病员近万名。另外，据中央医院 1941—1943 年上半年接收伤寒病例情况显示，1941 年，医院所接收伤寒病例为 102 例，至 1943 年上半年，这一数量下降到 22 例，伤寒这一可怕的传染病已得到了有效控制。③ 在广大的农村根据地，由于卫生合作社的设立和巡回医疗队的深入，医疗卫生条件也得到了极大改善，一定程度上破除了原有的卫生陋习和迷信习俗。

抗日根据地各大卫生系统，贯彻"预防为主"的方针，在卫生事业管理与疾病防控等方面开展了大量工作，有效遏制了抗日根据

---

① 张小军：《试论陕甘宁边区政府的卫生建设》，李清凌、田澍主编《史学论丛》（第 11 集），甘肃人民出版社 2005 年版，第 269 页。

② 温金童：《抗战时期陕甘宁边区的卫生工作》，硕士学位论文，河北大学，2006 年 6 月，第 18 页。

③ 同上书，第 32 页。

地疾病的发生与蔓延，有力助推了抗日根据地公共卫生事业的发展。

二　疫病防控与卫生改善

中国自古以来便是一个疫病多发的国家，进入 20 世纪上半叶后，内忧外患的动荡局面，更是加剧了疫病灾害的蔓延。据统计，自 1912 年到 1948 年这 37 年间，全国共爆发大规模疫情 114 次，平均每年便有 3.08 次，是近世以来瘟疫爆发频率最高的一个时期。[①]至全面抗战时期，从政府到民间皆开始逐步认识到发展卫生事业之于抗战胜利的重要性，特别是在后方各省份，全面抗战的爆发启迪、教育、激励了国人对国民身体素质的关怀意识，各级政府为因应抗战胜利的需要大力发展公共卫生事业，特别是在疫病防控与卫生条件改善等方面系统性地开展了大量工作，进一步加快了中国公共卫生事业近代化的历史进程。

（一）瘟疫问题与卫生防疫

瘟疫问题是民国时期非常严重的社会问题之一，一年四季春夏秋冬，各个地区都有不同的疫情发生。而能否有效地控制疫情的蔓延，直接考验着国家政府的应变能力与社会救济机制。战争的影响使人们的生活环境更趋恶化，疫病流行加剧，加之短时期高密度的人口迁徙，更是使疫病传播速度加快，影响区域扩大。在抗战期间，"列入全国卫生主管部门统计的传染性疾病主要有霍乱、鼠疫、赤痢、伤寒、天花、流行性脑脊髓膜炎、白喉、斑疹伤寒、回归热、猩红热、疟疾、黑热病等 12 种，另外还有结核病、血吸虫病、雅司

---

① 余新忠等：《瘟疫下的社会拯救：中国近世重大疫情与社会反应研究》，中国书店 2004 年版，第 24 页。

病等在局部地区流行"①。这些疫病的流行特征各不相同，但都使抗战时期中国人民的境遇雪上加霜。

以大后方的四川为例，1939 年"川东南各县及西北各县之大部，莫不有霍乱流行。仅以成都一市而论，是年七、八、九三月中死于霍乱者，即逾两千"②。1940 年川北霍乱大流行，"被灾区域达九县，死亡人数逾三万六千"③。在抗日根据地，各类疫情也是频繁发生。"1941 年至 1942 年初，府谷县刘家坪、麻地沟两村发现 10 多例鼠疫患者，1941 年至 1942 年府谷县死于鼠疫者有 52 人。"④ 1942 年，定边县各种传染病流行甚剧，共有 6 个区发生传染病，其中最重的是二、六、八、九区，在旧历四月中旬就死了 377 人，死亡的主要原因是流行性感冒、斑疹伤寒、赤痢、白喉等症。⑤

疫病的流行，既是天灾，也是人祸。为了消耗抗日有生力量，打击中国军民的斗志，日军从 1940 年下半年起，开始在中国使用细菌武器进行细菌战。所使用的细菌，以感染力强、传染迅速、杀伤力大的霍乱、鼠疫、炭疽、伤寒等菌种为主，也使用白喉、痢疾等细菌。在施放方法上，有的用飞机投放带菌的昆虫、杂物，制造病疫灾难；有的用人工毒化水源，制造人工疫区；有的用染菌的食物毒杀俘虏，借以传播瘟疫。⑥ 1939 年六七月间，日机在浙江萧山县头蓬、南阳、赭山、靖江、义盛、瓜沥、坎山等地投掷白色絮状物或棉状物，也曾直接向水中投毒，致使许多村民染疫，出现腹痛、上吐下泻、四肢麻木、抽搐等症状，且极易传染，当地人称"埭头病"，疑似霍乱。许多村民感染此疫死亡，如靖江镇伟南村余金木家染疫死亡 5 人，甘露村萧木鸡一家全部染疫死绝。日机还在萧山县

① 张海梅：《抗战期间的疫病救治述论》，《历史档案》2006 年第 2 期，第 119 页。
② 李仕根：《巴蜀灾情实录》，中国档案出版社 2005 年版，第 213 页。
③ 同上书，第 214 页。
④ 《新中国预防医学历史经验》编委会编：《新中国预防医学历史经验》（第一卷），人民卫生出版社 1991 年版，第 60 页。
⑤ 《定边疫病流行，防疫队赶往救治》，《解放日报》1943 年 8 月 29 日。
⑥ 肖凯主编：《日军侵华战争遗毒》，第二军医大学出版社 2015 年版，第 184 页。

进化镇杜家弄村扔下老鼠和跳蚤。村民一旦被咬就发烧,迅速死去,疑为鼠疫。该镇先后有 12 人染疫死亡。另外,调查发现,萧山县大范围流行过"烂脚病"。进化镇新垫黄村 40%—50% 的村民患有此病,浦阳镇横塘倪村患此病的村民占 80% 左右,许多村民因此死亡。① 1941 年 11 月 4 日黎明前夕,日军 731 细菌部队一架 97 式轻型飞机飞临常德城上空,投下大量染有鼠疫菌的跳蚤和养护这些跳蚤的棉花、碎布和谷麦等(将大量疫蚤和养护这些疫蚤的掺和物一齐投下),直接造成了 1941 年 11 月至 1942 年底的常德城乡鼠疫大流行,给当地人民带来了深重的灾难。②

为了应对疫病的流行,减轻疫情造成的损失,抗战期间,在国统区与根据地均采取了积极的防治政策与措施,设立了专门的卫生防疫机构,改进城乡公共卫生,加强医学教育与防疫宣传,在一定程度上控制了疫情的传播。

如前文所述,在国民政府的卫生管理体系下,主要的卫生防疫机构有中央防疫处、西北防疫处、蒙绥防疫处、中央卫生试验所、经济委员会卫生试验处、全国海港检疫管理处及中央医院等,在省一级的卫生处之下一般也设有防疫检验科,在县一级的卫生院直接办理本县的卫生防疫事项,形成了较为完善的卫生防疫管理体系。

在国民政府方面,虽然全面抗战的爆发严重破坏了原有的医疗卫生体系,给卫生防疫工作带来了极大的困难,但这一时期,政府主导下的卫生防疫工作仍突破种种困难,坚持运作。

中央防疫处是国民政府在国家层面的重要防疫机关。1937 年 8 月,日军进攻上海,首都南京危急,中央防疫处被迫疏散,迁往长沙,借湖南省卫生实验所的房子生产狂犬疫苗等部分产品,并在汉口设立办事处,负责生物制品的运输发送。武汉沦陷后,中央防疫

---

① 浙江省委党史研究室:《对日军在浙江实施细菌战的调研述略》,谢忠厚编《日本侵华细菌战研究报告》,中共党史出版社 2016 年版,第 380 页。

② 陈致、柳毅:《1941 年日军常德细菌战造成城区居民死亡人数的研究》,谢忠厚编《日本侵华细菌战研究报告》,中共党史出版社 2016 年版,第 381—382 页。

处又从长沙迁去昆明，"几经辗转迁徙，备尝艰辛，人员设备损失严重，抵昆明时只剩下 20 多人"。中央防疫处在无人员、无设备、无办公地点等诸多难题的严峻考验下，仍积极采取应急对策，"先借用云南省昆华医院的部分房屋生产少量急需制品，以解燃眉之急，同时努力自救，在昆明西山下高峣镇购买田地，短时间内就建造了生产楼、马厩、牛棚和职工宿舍，生产生活条件走入正轨"①。

在前哨阵地湖南，为了应对日军恶意发动细菌战传播，湖南卫生行政部门采取了一系列有力的措施，加强对日军投放鼠疫的监控，具体做法是：

第一，加强监视与报告；

第二，即时化验可疑物；

第三，地区监控；

第四，防止扩散；

第五，各县应该责令军警会同保甲长挨户晓谕民众厉行杀鼠灭蚤，隔断鼠疫的传染媒介；

第六，各公私立医院、诊所以及医事人员一经指派就必须立即协助防治，不得违反或拖延。②

除此之外，抗战时期湖南卫生行政部门还不断加强针对鼠疫的检验，开展防治鼠疫的宣传，同时还发动全省性的灭鼠运动。湖南卫生行政部门通过一系列的措施，构建起一张严密的鼠疫防控网络，一定程度上遏制了日军发动细菌战所造成的影响。

在大后方省份贵州，1942 年，霍乱疫情再次在贵州爆发，贵州省政府卫生处迅速成立了临时防疫委员会，"组织防疫队深入各县、

①　奚霞：《民国时期的国家防疫机构——中央防疫处》，《民国档案》2003 年第 4 期，第 138 页。

②　《湖南省防御鼠疫实施办法》，湖南省政府卫生处：《卫生法规汇编》，湖南省档案馆，全宗：74，卷号：57：255。

镇，在玉屏、独山、盘县、松坎等边界设置检疫口，并且建立了疫情报告机制，规范治理了饮水点，取缔了一些不合格药品的销售。通过这些措施，霍乱疫情迅速得到了控制，治愈的人数也大为增加"①。

同时，在抗战时期，国民政府对港口及水路交通要道的卫生检疫工作也比较重视。南京政府内迁重庆之初，汉口检疫所随政府西迁重庆，并更名为汉宜渝检疫所，负责控制长江上游检疫，以防止传染病的传播。在运输军事援助物资的海路被切断之后，中越、中缅之间的陆路交通加强，为防止传染病，在滇缅公路上设有流动医疗防疫队和公路卫生站。1939 年又设立蒙自、腾越检疫所。由于后方公路交通日趋重要，自 1939 年起，一些主要交通干线也先后设立了医疗防疫队和公路卫生站，吸收从沿海各省市后迁的医护人员，分别在防疫队和卫生站工作。其后印度—重庆之间空运渐次频繁，遂于 1943 年 7 月开始办理航空检疫。此项检疫工作由汉宜渝检疫所兼办。② 国民政府在各交通关卡实施的舟、车、航空检疫，一定程度上遏制了疫病在大后方的传播，避免了更加严重的后果。

在共产党及抗日根据地方面，疫病的肆虐给根据地带来了较大的损失，影响了发展生产、坚持抗战的大局。中共中央与根据地军民逐步认识到卫生防疫工作的重要性。1939 年 4 月 7 日，《新中华报》发表社论指出："我们以后必须更广泛有计划的在全边区来热烈地进行卫生运动。把这一运动和抗战与生产更密切地联系起来，使之有更大的收获。"③ 社论将卫生工作与发展生产和坚持抗战联系在了一起，指出了做好卫生防疫工作的重要性。

在防疫的组织机构上，以陕甘宁边区为例，1940 年 3 月，中共

---

① 李娇娇：《抗战期间贵州现代医疗卫生事业的发展》，《徐州师范大学学报》（哲学社会科学版）2009 年第 5 期，第 74 页。

② 王书城主编：《中国卫生事业发展》，中医古籍出版社 2006 年版，第 108—109 页。

③ 温金童、李飞龙：《抗战时期陕甘宁边区的卫生防疫》，《抗日战争研究》2005 年第 3 期，第 158 页。

中央在陕甘宁边区召开了防疫会议，同年 5 月成立了延安防疫委员会，负责延安市、县境内的卫生防疫工作。1942 年 4 月，陕甘宁边区成立防疫总委员会，负责筹划和管理全边区的防疫工作。同时，为贯彻"预防为主"的方针，更好地做好卫生防疫工作，陕甘宁边区防疫委员会在防疫治病实践中逐步建立起一套行之有效的防控传染病的预警机制。在 1942 年 5 月 13 日通过的《预防管理传染病条例》中，将传染病共分为两类：

> 指定鼠疫、霍乱、天花为第一类，此类传染病经诊断后，于 24 小时内用电话电报报告本会；伤寒及副伤寒、赤痢、斑疹伤寒、回归热、流行性脑脊髓膜炎、白喉、猩红热为第二类，此类传染病应按周报告。遇第一类传染病发生，经委员会确实诊断后，得即时限期断绝发病区域之交通，实行病人隔离等，病人应即送医院，无医院设备处，必要时得由防疫会协同地方设立隔离病院。[1]

在中共和根据地政府的领导下，经过广大医务工作者持续不懈的努力，根据地的卫生防疫工作取得了极大的进展。边区分别按系统和行业建立了各种类型的医院、医疗站、疗养所，各分区均设有较大的卫生院和医疗点，各县设有保健药社和卫生合作社，至抗战胜利每区实现了有一个卫生所；防疫、妇幼保健等机构均得到了完善；八路军旅、团也设有医院，连队有卫生员。广大根据地在抗战期间从上到下构建起一个较为完整的医疗网，有力地支援了抗战，并为后来的卫生防疫工作积累了宝贵的经验。[2]

---

[1]　陕西省地方志编纂委员会编：《陕西省志·卫生志》，陕西人民出版社 1996 年版，第 114 页。

[2]　温金童、李飞龙：《抗战时期陕甘宁边区的卫生防疫》，《抗日战争研究》2005 年第 3 期，第 171 页。

（二）卫生人才培养

民国时期，各大医学院校应运而生，培养了一大批各类医疗卫生领域的人才。在医学教育的主体方面，主要有政府、私人及教会办学，三者之间相互补充，构建起了一个较为完善的医学教育体系。

全面抗战爆发之后，国家原有的医学教育体系受到冲击，直接影响了全国医学院校的布局。政府包括学界不甘心数十年积累的医学教育成果付诸东流，青年学子报国无门，于是为在非常时期延续保存医学教育资源，众多医学院校纷纷内迁，而大后方的四川则是主要目的地。

抗日战争时期医学高校内迁四川情况如下表：

表1　　　　　　　　抗战时期医学高校内迁四川一览表①

校名	原址	迁川时间	迁川经过	复员时间
国立中央大学医学院	南京	1937 年 10 月	借读于成都华西协和大学	1945 年 10 月迁回南京
国立牙医专科学校	南京	1937 年 10 月	原附设于中大，随中大医学院迁成都，假华西大学开校	1945 年 10 月随中大迁回南京
国立药学专科学校	南京	1938 年 2 月	先迁武汉，复迁重庆，假四川教育学院校舍开学，1940 年在歌乐山自建校舍	1946 年 7 月迁回南京
山东省立医学专科学校	济南	1938 年春	1937 年冬西迁，翌年 2 月抵四川万县	1946 年在济南复校
私立齐鲁大学	济南	1938 年秋	1937 年秋部分学生来华西借读，翌年全校迁成都，假华西大学校舍复课	1946 年迁回济南
私立医药技术专门学校	武昌	1938 年	迁重庆	1946 年迁回汉口
江苏省立医政学院	镇江	1939 年 1 月	初迁湖南，不久迁贵阳，复迁重庆，购北碚医院为院址	1946 年迁回镇江

---

① 黄茂、曾瑞炎：《论抗战时期医学高校的迁川》，《抗日战争研究》2005 年第 1 期，第 37—38 页。

续表

校名	原址	迁川时间	迁川经过	复员时间
私立南通学院医科	南通	1939 年春	初迁扬州，后迁湖南与江苏省立医政学院合并为国立江苏医学院一并迁川	1946 年迁回南通
国立上海医学院	上海	1940 年夏	1939 年夏将医科四、五、六年级迁昆明，1940 年夏昆明部分迁重庆，在歌乐山中央医院附近建临时校舍，1941 年 12 月留沪员生迁渝	1946 年 8 月迁回上海
国立同济大学	上海	1941 年 3 月	1937 年起先后迁浙江、江西、广西及云南，1940 年迁川，1941 年在四川宜宾的李庄开课	1946 年迁回上海
私立湘雅医学院	长沙	1944 年 12 月	1938 年 6 月迁贵阳，1944 年 12 月迁重庆	1945 年迁回
国立贵阳医学院	贵阳	1944 年冬	迁重庆歌乐山	1945 年迁回

如表所示，抗战期间迁川医学高校计有 12 所，这些学校辗转千里，数易校址，损失惨重。在迁川之初，各医学院校办学条件均相当艰苦，资金、校舍、教学仪器等都十分缺乏。尽管如此，各校仍坚持克服困难，努力建设，有些学校还采取了联校办学的模式，取得了不少的成就。

全面抗战爆发之后，在前线十分需要医卫救护人才，而随着 12 所医学高校在四川的稳步发展，培养的学生人数也逐步增加，一定程度上保障了军医署和红十字会等机构能够较为顺利地在川征用医疗专门人才。仅在 1944 年冬，同济大学就有 364 人奔赴抗日前线，而这其中很多人便来自于医学相关专业。①

医学高校的迁川，在帮助前线医疗救护输送有生力量的同时，也促进了四川及大后方各省卫生事业的发展。据战后 1947 年的资料显示，整个四川的医事人员达 2492 人，位居全国第一，从战前医疗

---

① 惠世如主编：《抗战时期内迁西南的高等院校》，贵州民族出版社 1988 年版，第 68 页。

卫生资源匮乏的省份到全国卫生大省，这其间的变化不得不说与 12
所医学高校的迁川有着一定关系。① 医学是一门非常重视实践性的学
科，所以迁川的医学院校也多在四川设有附属医院，一方面能够满
足学生的实习要求，同时也为改善四川的医疗卫生条件带来了积极
的影响。在 1938 年夏，中大、华大、齐大医学院签订三年协议，将
成都市内四圣祠北街的仁济医院（男病人医院）、牙症医院和惜字宫
街的仁济妇产科医院，与陕西街的存仁医院（设眼、耳、鼻、喉科）
合并，作为三大学联合医院，共设病床 422 张，其中男病床 215 张、
女病床 121 张、眼耳鼻喉 86 张，为病人就诊提供了很大的方便。②
另外，如中大医学院在成都建立的公立医院于 1946 年交由四川省政
府卫生实验处接收，发展成为今天的四川省人民医院；位于重庆的
中央医院，在战后继续发展，成为今第三军医大学附属医院（西南
医院）的前身。

　　迁川的医学高校还普遍承担起社会责任，积极参与社会工作。
1945 年 7 月，成都霍乱大流行，中大医学院临时在公立医院旁的政
府监狱内，成立了一个霍乱病房，医师、护士日夜奋战救人。同时，
华西齐鲁大学联合医院也在四圣祠北街礼拜堂楼下附设临时霍乱隔
离医院治病，到 9 月 15 日结束该院时共收容病人达 600 人之多，而
死亡率只有 10%，创了成都市的最低记录。③ 抗战时期，在成都的
齐大、华大、中大等高校组成了五大学战时服务团，"他们写壁报宣
传抗日，去壮丁营为壮丁诊病、治病等。1939 年夏，五大学还组成
暑期乡村服务团，前往简阳、内江、荣县、五通桥、乐山等地进行
抗日宣传和霍乱预防注射。在李庄，同济大学医学院、法学院成立

---

① 黄茂、曾瑞炎：《论抗战时期医学高校的迁川》，《抗日战争研究》2005 年第 1 期，第
50 页。

② 徐诵明：《医学院》，《教育通讯》1940 第 3 卷第 27—28 期，第 27 页。

③ 《编辑后记》，《华西医讯》1945 年第 2 卷第 3、4 期，第 96、144 页。

了'野火文艺社'，他们以出壁报《野火》来宣传抗日救亡思想"①。在抗战的艰难岁月中，内迁四川的医学高校得以延续和发展，也为抗战事业和四川建设作出了重要贡献。

在抗日根据地，同样十分重视医疗卫生事业人才的培养，而自主培养则是抗日根据地医疗卫生队伍最主要的来源。自主培养主要包括创办医科院校、举办各种类型的卫生训练班及在实际工作中以师带徒等。抗战时期，各根据地先后成立了延安中国医科大学、新四军医学校等一大批高等医药院校，共培养了3000多名医药卫生干部。② 但由于受战事等因素的影响，除陕甘宁边区外，其他抗日根据地条件更为有限，以师带徒的方式成为培养医疗卫生人才的重要渠道。如在晋绥军区，1944年现有卫生干部中，"从实际工作中锻炼出来的占38.95%，由本师卫生学校毕业出来的占50%"③，也由此可以看出根据地在培养卫生人才方面的特殊性。据相关数据统计，1944年，晋察冀边区卫生人员达到1872人，而1945年，陕甘宁边区的卫生人员则有1336人，④ 这都体现了抗日根据地在医疗卫生人才培养上的成果，也保障了根据地军民能够得到及时的救护，为推动根据地公共卫生事业发展输送了中坚力量。

（三）卫生宣传与群众卫生运动

加强对民众的卫生教育，改善公共卫生环境，是推进公共卫生事业发展不可或缺的组成部分，而公共卫生又直接关系国民健康。随着全面抗战的爆发，民族危机加深，国民健康之于抗战胜利的重要性日益凸显，公共卫生与民族生存、国家兴亡间的关系也更加密

---

① 黄茂、曾瑞炎：《论抗战时期医学高校的迁川》，《抗日战争研究》2005年第1期，第50页。

② 陕西中医学院主编：《中国医学史》，贵州人民出版社1988年版，第132页。

③ 《总卫生部关于卫生干部之报告》，陈孝文主编《中国人民解放军后勤史资料选编·抗日战争时期》第4册，金盾出版社1991年版，第64页。

④ 同上书，第63页。

切。而无论是在国统区，还是在根据地，加强对民众教育进而改善公共卫生环境，增强国民体质，都成为一种普遍的共识。

早在"九一八"事变爆发后不久，全国各地便已经掀起轰轰烈烈的抗日救国运动，国难教育由之兴起，而学校卫生教育便是国难教育的重要组成部分。面对日益密布的战争阴云，必须加强战争动员，而学生群体在战争中可起到防御敌人在后方施毒和救护伤员等重要作用，因此救护训练在学校教育中得到了大力提倡。同时，学校卫生设备问题也开始受到了国民政府的高度重视，国民政府教育部在1936年4月还核定公布了《学校卫生设施标准》，"从目标、组织、人员、经费、工作纲要（卫生课程、健康检查、传染病预防、环境卫生、诊疗）和设备等方面作了详细的规定"①。国难教育的兴起，增强了卫生教育在学校教育中的地位，有利于增进学生群体的公共卫生意识，进而促进整个社会公共卫生意识的提高。

1934年2月19日，蒋介石在南昌行营发表题为《新生活运动之要义》的演说，在国统区掀起了一场以提倡"礼义廉耻"规律生活为主旨的新生活运动，蒋介石在演说中特别强调，在新生活运动中要从教育民众不随地吐痰开始，学习"注重公共卫生的知识和习惯"，"使一切受教的人，能从这一件事情开始，养成爱清洁，讲卫生的习惯"②。可见这场运动一开始，便将增进公共卫生作为重要的诉求。新生活运动从1934年开始一直延续到1949年，抗战期间也不曾间断，而新生活运动也是抗战期间在国统区规模最大、影响最为广泛的卫生宣传教育运动。

全面抗战爆发之后，新生活运动强调以服务抗战为基本宗旨，在理论与实践上都与抗战时期的国情相结合，卫生清洁是这一时期新生活运动中的中心工作。

---

① 叶科：《民国时期学校卫生教育研究——以浙江公立中小学为例（1927—1937）》，硕士学位论文，浙江师范大学，2010年5月，第50页。

② 中国国民党中央宣传部编：《新生活运动言论集》，正中书局1938年版，第26页。

　　抗战期间，各地各级新生活运动开展了包括节约献金、战地服务、伤病慰问、空袭救护、抢救难童、新运医疗、伤病之友等在内的多种多样的以服务抗战为中心的工作，取得了不同程度的成效。1937 年 8 月，新运总会发起了历时 11 个月的"输财救国一日一分运动"，收到中外捐款 7 万余元；1938 年"七七"事变周年纪念时发起献金运动，总额超过 100 万元；1939 年举办为时半月的重庆各界节约献金竞赛，献金总数达 229 万元；1942 年昆明发动新运献金运动，"昆市各界人士，莫不争先解囊，踊跃捐款，数日之间，共得献金 142 万元"①。

　　武汉会战之后，新生活运动总会在重庆发起成立医务委员会，在其协调组织下，从 1939 年 1 月到 1940 年春的一年时间内共有八支医疗队分布在豫、鄂、川、滇、桂、赣、粤等地工作，为战时卫生防疫作出了积极贡献。统计显示，这些医疗队自 1939 年春到 1942 年底共治愈 72879 人，敷伤包扎 424661 次，施行大小手术 5420 次，治疗骨折 839 人。②

　　受历史大环境的制约，新生活运动在推行的过程中还存在着一些误区，也未能彻底改善近代中国社会的公共卫生状况，但在新生活运动中，特别是全面抗战时期，广大医务工作者不辞劳苦，艰辛跋涉，深入到大后方边远地区，为抗战士兵和贫苦民众普及卫生知识、提供医疗服务，他们的努力为改善城乡公共卫生环境，推动中国公共卫生事业的近代化是有积极贡献的。

　　重视发动群众是中国共产党的优良传统，毛泽东强调："任何工作任务，如果没有一般的普遍的号召，就不能动员广大群众行动起来。"③ 在抗日根据地，群众的思想观念还比较落后，迷信和不讲卫

　　① 《新运十年》，肖继宗编：《革命文献》第 68 辑（《新生活运动史料》），中国国民党中央委员会党史委员会，1975 年版，第 259 页。
　　② 同上书，第 264 页。
　　③ 毛泽东：《关于领导方法的若干问题》，《毛泽东选集》第 3 卷，人民出版社 1991 年版，第 897 页。

生的习惯积弊已久，只有加强卫生宣传和教育，开展群众性的卫生运动，提高群众的认识，才能从根本上改善根据地的公共卫生状况。

　　共产党及根据地政府面向广大医务工作者和其他军民发行了《卫生通讯》《国防卫生》《边区卫生画报》《西北卫生》《卫生建设》等刊物，同时在《新中华报》《解放日报》等刊物上增设专栏或副刊宣传卫生知识，向根据地军民普及了大量的公共卫生常识，如《解放日报》在"大体上，对边区的主要传染病、多发病，都做了通俗说明，对普及卫生知识起了很大的作用"①。这些报刊的宣传，一定程度上在抗日根据地营造出重视公共卫生的舆论氛围。

　　除了通过报刊进行卫生宣传外，针对根据地部分军民文化程度不高的实际情况，如陕甘宁边区卫生处就充分利用当地农村庙会，分赴各地，组织秧歌、戏剧为群众宣传卫生常识，把卫生宣传和文艺表演有机结合在一起，同时还通过举办形式多样的卫生知识展览会以及广泛发动区乡干部、劳动英雄、变工队长、小学教员等开展卫生宣传，② 力求将公共卫生的观念渗透进根据地军民的生活习惯中。

　　为了切实推进公共卫生事业，在抗日根据地还广泛开展了群众性的卫生运动。1942 年延安整风运动后，各根据地开展了反对巫神、迷信的斗争。在八路军和新四军中开展卫生竞赛、健康检查和预防接种等活动。不少部队还帮助自己的驻地群众开展卫生运动，派出士兵帮助打井，改善饮水条件，清扫村里垃圾，大搞环境卫生。③ 各根据地还根据自身情况开展了一系列如卫生运动突击月、清洁卫生周等活动。如延安的中央总卫生处一年内曾发动六次清洁大扫除运动。据延安部队机关 25 个单位统计，修建厨房 27 个，餐厅

---

　　① 武衡：《延安时代科技史》，中国学术出版社 1988 年版，第 315 页。
　　② 温金童：《抗战时期陕甘宁边区的卫生工作》，硕士学位论文，河北大学，2006 年 6 月，第 13—14 页。
　　③ 丁名宝、蔡孝恒主编：《毛泽东卫生思想研究》，湖北科学技术出版社 1993 年版，第 30 页。

20 个，改造水源 19 个，建立开水房 29 个，修建厕所 67 个，污水池 40 个，垃圾坑 205 个，猪圈 80 多个。① 群众性卫生运动的开展，增强了根据地军民的卫生意识，有力地推动了抗日根据地公共卫生事业的发展。

三　战时卫生服务中的红会与教会

在抗日战争时期，有两"会"在卫生服务中开展了大量卓有成效的工作，一个是红十字会，另一个便是基督教会。各级红会与教会所开展的战时卫生服务工作，在一定程度上减轻了战争所造成的伤亡，弥补了政府卫生工作的不足，同时体现了国际人道主义精神。

（一）红十字会与战时卫生服务

抗日战争能够最终取得胜利，一方面靠的是中国军民的顽强斗争，另一方面也离不开各国政府与人民的积极支援。在轰轰烈烈的国际援华浪潮中，医疗援助是不容忽视的一个部分，在抗战期间，各国政府纷纷派遣医护人员来华参与医疗救助，特别是国际红十字组织以及各国的红十字组织积极募款并派遣人员参与对华医疗援助，帮助中国减轻了因战争而造成的人员伤亡，有力地支援了抗战时期中国公共卫生事业的发展。

全面抗战爆发之后，美国红十字会是较早对华提供医疗援助的国家红十字会，1937 年 11 月，美国红十字会率先在广东成立分支机构，筹设财政、医务、救济、防疫四个委员会，以便开展援华工作。② 美国红十字会在募集医药物资等方面发挥了重要的作用，"仅 1943 年 11 月至 1944 年 5 月半年间，美红会援华医药用品已有 235

---

① 《1943 年中央总卫生处工作总结》，《解放日报》1944 年 4 月 1 日。

② 《粤美红会成立，分设四组开始工作》，《大公报》1937 年 11 月 6 日。

吨以上运到中国。至抗战胜利前夕，美红会在华工作人员已达 70 余人。另外，美红会还先后在中国设立战地服务所 7 处，从而成为中国战地救护体系的重要外援力量"①。

英国红十字会在对华医疗援助上也开展了积极的工作。1937 年 10 月初，在英国坎特白里大主教、威斯敏斯特大主教及伦敦市长的吁请下，中国协会、英国传道会联合会、英红会等团体共同发起募捐运动，"以作救济中国伤兵军民之用"②。1937 年 11 月 11 日，英红会特举行会议协商捐款进行事宜，据会议主席史丹莱爵士称："伦敦市市长救济中国伤兵难民基金已募集 7 万镑，所募款项已汇交中国者 15000 镑，用以购备药物器具者 2 万镑……第一批援华医药物资重 20 吨。"③ 英国红十字会除了募集资金外，还特别派遣医务人员来华协助，1942 年 10 月，英籍医师一行计 22 人抵长沙，队员包括医生 8 人，看护 12 人，X 光技术员 1 人，会计 1 人。该队除准备在长沙设立后方医院 1 所外，还计划在湘潭设立医院，以便在前线附近工作。④ 经过短暂筹备，至迟 12 月初，英红会救护队在长沙所筹设之医院已开始正式应诊伤兵及难民。⑤

德国红十字会也于 1937 年加入对华医疗援助的队伍，当年 10 月底当中国政府向欧洲各国发表救济伤兵难民呼吁后，德红会迅即募集大量医药器材、痘苗、绷带等救济用品，并表示将"在最短期内运往中国，捐赠中国红十字会，以助救济之需"⑥。据当时《申报》统计，德国红会所募集救助中国受伤军民的大宗药品可供十万人之用。

---

① 池子华、阎智海：《全面抗战时期国际红十字组织对华人道援助述论》，《史学月刊》2016 年第 1 期，第 72 页。

② 《英教会红会募捐运动》，《申报》1937 年 10 月 2 日。

③ 池子华、阎智海：《全面抗战时期国际红十字组织对华人道援助述论》，《史学月刊》2016 年第 1 期，第 68 页。

④ 《英籍医师来华服务，一行廿二人已抵长沙》，《新华日报》1942 年 10 月 15 日。

⑤ 《长沙英红会医院开始应诊》，《新华日报》1942 年 12 月 4 日。

⑥ 《德国红会助我医药》，《申报·临时夕刊》1937 年 10 月 31 日。

　　1937 年 12 月下旬，苏联红十字与红新月会也向中国捐赠 10 万美金，以便中国购买医药用品，救济"因战事而蒙伤害者"①。从医疗方面统计，从抗战爆发至 1938 年 1 月，苏联红十字会为救济中国难民和伤兵向中国红十字会捐助了 309840 元。"1939 年 9 月 8 日，中共驻共产国际代表任弼时致信时任共产国际执行委员会总书记的季米特洛夫，请求共产国际提供医疗援助，共产国际当即批准并委托苏联国际红十字会和红新月会的戈列波夫、卡拉罗夫负责此事，要求他们以国际红十字会和红新月会的名义在西安、兰州开办两家医院，专门用于接收共产党伤员。建成后的两家医院可提供床位600 个，配有先进的医疗设备和两架急救飞机，共有医生 23 名，护士长 16 名，均为共产国际从欧美国家招募，以参加过西班牙内战的人员优先，共产国际还专门选派了 25 名管理人员协助医院正常运行。"②

　　除美、英、德、苏外，加拿大、印度等国的红十字组织在抗战期间也通过援助医疗用品、派遣医疗队等形式，开展对华医疗援助。据不完全统计，全面抗战八年间，积极响应援华呼吁并付诸实际行动的国际红会组织多达 20 余个，遍及世界各地。从 1937 年全面抗战爆发开始，到 1945 年抗战胜利告终，几乎每一年每一月，国际红十字组织都有援华之举，也为抗战时期中国卫生事业的运作和发展作出了不可磨灭的贡献。③

　　除国际红十字会及国际组织的援助之外，抗战期间中国红十字会以"博爱恤兵、服务人群"为宗旨，在战地医疗服务和协助大后方空袭救护等方面也做了许多实际工作。

　　卢沟桥事变的爆发，掀开了全面抗战的序幕，中国红十字总会的全体员工和医务界的爱国人士，为配合全国军民的抗战热潮，发

　　① 《苏联红十字会与红半月会救助我战区难民》，《大公报》1937 年 12 月 24 日。
　　② 韩赟：《抗战时期国际医疗援华研究》，硕士学位论文，天津商业大学，2017 年 6 月，第 12 页。
　　③ 池子华、阎智海：《全面抗战时期国际红十字组织对华人道援助述论》，《史学月刊》2016 年第 1 期，第 73 页。

扬救死扶伤的人道主义精神，救助在前线负伤的抗日军民，于1937年10月在汉口成立了中国红十字总会战时救护委员会，随着战事的发展，先后迁往长沙、贵阳，并改组成立中国红十字总会救护总队。救护总队还与行政院卫生署合办战时卫生人员训练班，后扩大为战时卫生人员训练所，组编医护卫生队，派赴全国各战区担负救治伤兵及民众的工作。

救护总队在抗日战争时期的工作是随着战地救护的需要逐步发展起来的，其工作宗旨是以深入战地，辅助军医救伤医疗为入手，而以协助发展战区防疫保健保障部队战斗力为主题。1940—1942年是救护总队全盛时期，大小医疗队发展到150个，医务人员及各种辅助工作人员达到3420人（包括训练总所）。他们的足迹几乎遍及全国各地，除国民党正面战场的各个战区以外，同时也派出医疗队赴延安、太行、太岳、江西、皖南等共产党领导的敌后抗日根据地，协助八路军、新四军，为伤病员及群众服务。据统计，从1938年1月至1945年10月抗日战争胜利结束时止，共进行手术119836人，骨折复位35522人，敷伤8784731人，住院治疗2142997人，门诊军人2481685人，门诊平民2002996人，预防接种4632446人，X光照相5631次，X光透视52798次，灭虱人数792148人，检验226593人，特别营养934833人。①

在中国红十字会救护总队的旗帜下，众多爱国医务工作者不畏艰苦的生活条件，冒着生命危险奔赴前线，为救治抗日将士和战区群众作出了重大贡献，创下了可歌可泣的光辉业绩。

在大后方的各级红十字组织，针对空袭救护以及民众的医疗保健等也开展了大量工作。在四川，为了更好地开展救护工作，各红十字会积极培养救护人才，组建救护队。自1939年1月至1940年

---

① 贵阳市档案馆编：《抗战时期的中国红十字总会救护总队》，内部发行，1995年版，第2—4页。

11 月底止，重庆分会救护队及前救护担架队救治被炸伤人员达 1403
人。① 1941 年 7 月 27 日，敌机八十余架侵袭成都，共炸毁街巷四十
余处，投弹百枚以上。面对日军的轰炸，成都分会救护队未待警报
解除，即出发救护，对伤者包扎创口或转送医院，对死亡者施送棺
木。② 抗战时期，在中国红十字总会的指导下，四川各红十字会医院
及诊疗所不仅数量不断增加，而且人员、设备、医药技术也渐趋完
善。为更好地开展医疗救护，四川各分会或开设医院，或开设诊疗
所，或开设中医社，等等。随着日军轰炸的加剧及被难群体的增多，
川中各分会以医院及诊疗所为阵地，积极从事空袭救护。这些医院、
诊疗所使抗战时期的医疗救护事业得到了充实，从而使川中红十字
分会成为了救治伤兵、难民的主要力量。③

　　除空袭救护外，大后方各级红十字会还为偏远地区群众施医送
药，开展卫生宣传。1937 年 6 月《新新新闻》载，成都红十字分会
"特假定外北城隍庙大殿，设医药局，每逢旧历二、五、八各日，诊
药送人民，不取分文"④1942 年，成都红十字分会为预防天花传染
疾病，曾向卫生处函取牛痘苗浆，在城乡各医疗所，免费种放。⑤ 此
外，广安红十字分会还将痢疾、吸虫病、钩虫病、肺炎、流感性感
冒、脑脊膜炎、疟疾、绦虫病、结核症（痨病）、疥疮、伤寒、蛲虫
病、鼠疫、回归热、天花等传染病的传染方法、病原、潜伏期、初
患病时的症状及特征及如何救护等内容详细地制成表格，分贴街巷，
广而告知。⑥ 这在一定程度上普及了疫病知识，提高了老百姓的公共

---

① 《中华民国红十字会重庆市分会关于报送本会工作概况上中华民国红十字会总会的呈》，
重庆市档案馆藏，中华民国红十字总会重庆市分会档案，档号：00970002000010000013000，第
18—19 页。

② 《成都分会工作近迅》，《中国红十字会会务通讯》1941 年第 6 期，第 19 页。

③ 李娟娟：《近代四川红十字会研究（1911—1949）》，硕士学位论文，湖南师范大学，2019
年 5 月，第 42、44 页。

④ 《中华红十字会在北门外送诊》，《新新新闻》1937 年 6 月 25 日。

⑤ 《中红会蓉分会定期发放食米》，《新新新闻》1942 年 4 月 10 日。

⑥ 李娟娟：《近代四川红十字会研究（1911—1949）》，硕士学位论文，湖南师范大学，2019
年 5 月，第 96 页。

卫生意识。

（二）抗战时期教会的医疗服务

在近代中国一个很长的时间段内，传教士和教会都是中西方文化交流的重要媒介，对于西方文化在中国的传播起到了举足轻重的作用，如前文所述，随着传教士在近代中国活动的日益频繁，西方的医学技术和公共卫生知识也开始更大规模、更加系统地传入中国。教会所开设的医疗机构也是近代中国最早注重公共卫生的机构。在进入 20 世纪以后，随着西方公共卫生事业的进步，医学传教界也更加注重公共卫生。虽然教会的努力有限，但是仍然促进了近代中国公共卫生事业的发展。

至抗日战争前夕，教会在中国已建立起了一套较为完善的医疗体系，开设了专门的医疗机构，教会所创立的医学高等院校也不断蓬勃发展。全面抗战爆发之后，东部沿海地区的医疗卫生事业遭受到严重冲击，其中也包括教会所创办的医疗机构和医学院校。在战争的严重冲击之下，部分教会和基督教徒仍坚持"博爱"的信念，参与到战时卫生服务的工作中。

早在"九一八"事变后，上海等地基督教青年会便设立难民收容所，许多会友都积极参加难民服务。1933 年长城之役，1936 年的绥远之役，各地基督教青年会都协同组织战区服务部，分遣干事赴前方从事战地救护、行军招待、部队娱乐、伤病慰劳等工作。①

随着抗战局势的不断发展，教会的抗战活动也越来越多，上海、广州、南京、香港等各大城市的基督徒，自发成立了一些抗战救国的组织，在卫生服务等诸多方面开展了一系列的工作。1937 年上海"八一三"事件后第五天，香港基督徒就成立了"香港基督教联合国难筹赈会"，号召信徒同心救国。上海基督教青年会立即安排许多

---

① 中国三自爱国运动委员会、中国基督教协会编：《基督教爱国主义教程》，宗教文化出版社 2006 年版，第 155 页。

工作人员在五处伤兵医院服务，教会医院及著名医生都参加救治伤兵的工作。① 一些全国性的基督教组织更是利用其活动范围广、信众多的特点，成立了一些全国性的抗战救国组织。如中华基督教总会组织了"负伤将士服务会"，以"奉献自己，服务困苦的义胞和忠勇卫国的将士"为口号，奔走于晋、豫、川、湘等省战地，照料公路上被撤弃的伤病员。后来又改为"边疆服务部"，在云贵地区为内地流亡学生服务。基督教青年会全国协会成立了"军人服务处"，组织青年出入于前线后方，慰劳作战的将士，慰问伤病员，大大鼓舞了部队的士气，有力支援了前线抗战。②

　　在抗战期间，部分教会还利用基督教国际性的特点，帮助中国寻求国际援助。如"八一三"淞沪会战发生后不久，美国纽约教会即汇来援华捐款。英国各教会团体联席会议决定，在中国抗战期间，要增加在华教会医院的设备。③ 宋庆龄曾以个人名义在美国募捐到大批药品，为顺利运往延安，曾用"全国基督教青年会军人服务部"的名义包装，平安运抵西安，转交给八路军西安办事处，并在青年会军人服务部西安办事处主任辛志超的掩护下顺利运到了延安。④ 这些都体现了基督教的国际性在支援中国抗战中的特殊作用。

　　在大后方，基督教会在推动医疗卫生的发展上也做了大量的工作。教会在大后方组织慈善团体，开设医院，协助政府开展难民救济、医疗服务等工作。如陕西大荔教区的广慈医院，"不但面向当地群众和难民，而且救助和治疗了大批前线受伤将士"。医院从开业到抗战胜利"共约接待伤病人员并给予治疗的近 2000 人，难民约 1000 多人"⑤。

---

　　① 姚民权、罗伟虹：《中国基督教简史》，宗教文化出版社 2000 年版，第 238 页。
　　② 同上。
　　③ 张存信：《基督徒抗战救国略记》，《天风》2015 年第 10 期，第 24 页。
　　④ 中国三自爱国运动委员会、中国基督教协会编：《基督教爱国主义教程》，宗教文化出版社 2006 年版，第 157 页。
　　⑤ 陕西省地方志编纂委员会编：《陕西省志·卫生志》，陕西人民出版社 1996 年版，第 79、80 页。

抗战时期，在成都华西坝办学的教会五大学，① 积极参与了中华基督教会的边疆服务运动，这其中就包含卫生服务工作。如齐鲁大学曾计划辅助中华基督教会边疆服务部建设医疗设施，双方拟定"齐鲁大学医学院辅助边疆服务部完成卫生设施，第一年在川康各设中心保健院或医疗院一处，第二年每区添设分院两处，第三年每区添设分院两处，保健院若干，设施双方负责，经费由边疆服务部筹措，院长共同商选"。每年暑期由医学院选择高年级学生组织卫生医疗队，由教授带队到川康两区作"开荒式卫生教育及医疗工作"。对于地方疾病的调查和研究，边疆服务部商请医学院选派专家前往办理，而这些专家从事研究时得商请边疆服务部协助搜集标本材料。每年还要合作开设卫生训练班，选取优秀分子予以训练。② 边疆服务部开展医疗卫生工作，凡遇到"疑难杂症"，也多请齐鲁大学、华西大学等医学专家介入调研和指导。③

基督教与近代中国的影响是双重性的，一方面基督教传入中国，带来的是文化侵略，但与此同时，基督教的传播也将西方一些先进的医学理念带入了中国，特别是在促进中国公共卫生事业的进步上，有其特殊的作用。抗战期间，部分基督教会在帮助前线及大后方地区开展卫生服务、争取国际援助等方面作出了有益贡献。

总的来讲，抗日战争时期是中国公共卫生事业面临大冲击的时期，也是迎来大发展的时期，战争的爆发使国人对发展国家医疗卫生事业的迫切性和重要性有了深切的认识。将卫生问题与抗战能否取得胜利，以及民族的生死存亡、国家间的竞争联系起来。④ 战争在冲击着原有医疗卫生体系的同时，也给国家医疗卫生事业的发展带

---

① 华西坝教会五大学包括：金陵大学、金陵女子大学、齐鲁大学、燕京大学和华西协和大学。

② 孙秀玲：《近代中国基督教大学社会服务研究》，山东人民出版社 2013 年版，第 92 页。

③ 汪洪亮：《抗战时期华西坝教会五大学与中华基督教会边疆服务运动》，《中国边疆史地研究》2019 年第 2 期，第 184 页。

④ 张玲：《抗战时期国人对国家医疗卫生事业的评议——以抗战时期卫生期刊上的言论为例》，《北方民族大学学报》（哲学社会科学版）2009 年第 2 期，第 114 页。

来了特殊的机遇，特别是在中西部地区，承接了东部沿海地区的部分医疗卫生资源，迎来了近代以来卫生事业发展的黄金期。在广大的抗日根据地，同样也依靠自身特点，建立了一套扎根人民群众的公共卫生体系。抗日战争的洗礼，使中国的公共卫生事业淬火弥坚，在近代化的进程中继续向前迈进。

后　记

　　2018 年 6 月，我们申请的国家社会科学基金项目"近代中国公共卫生意识变迁研究"（18BZS153）获得立项。历时两年有余，在团队成员的共同努力下，该项目的阶段性研究成果——《中国近代医学社会史九讲》在庚子鼠年深秋得以完成。虽然该书仍有诸多不足，研究尚需进一步深入，项目离结题也还有相当长的路要走，但该书的出版，团队成员也可稍感欣慰，增加了大家继续前行的信心和勇气。

　　本著作由项目研究团队成员集体完成。张玲提出该著作写作思路，负责全书整体设计，以及全部书稿的修改、统稿与定稿工作。本书第五、六、八讲由司丽静撰写，第二、七讲由王容撰写，第一、九讲由杨涵撰写，第四讲由司丽静、李禄峰撰写，第三讲由方惠、吴敏撰写。

　　感谢中国社会科学出版社热情相助和支持，特别感谢编辑郭鹏先生。郭老师是我们的良师益友，他的督促、鼓励和指点，给我们完成本书提供了很大的帮助，也避免了许多技术性的错误。

　　需要特别说明的是，由于著者学养、水平、时间和精力所限，疏漏之处在所难免，对于本书的不足和缺点，敬请学界同行和方家不吝赐教、批评指正。

张　玲

2020 年 11 月